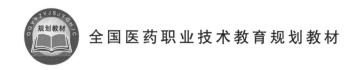

全国医药职业技术教育规划教材

实用药品调剂技术

主编 ● 王新杰

第 2 版

郑州大学出版社

图书在版编目(CIP)数据

实用药品调剂技术／王新杰主编. — 2 版. — 郑州：郑州大学出版社，
2022. 1(2023. 3 重印)

ISBN 978-7-5645-8186-2

Ⅰ. ①实… Ⅱ. ①王… Ⅲ. ①调剂学 – 中医学院 – 教材 Ⅳ. ①R942

中国版本图书馆 CIP 数据核字(2021)第 191656 号

实用药品调剂技术

SHIYONG YAOPIN TIAOJI JISHU

策划编辑	李龙传		封面设计	曾耀东
责任编辑	李龙传　杨　鹏		版式设计	曾耀东
责任校对	张　楠		责任监制	李瑞卿

出版发行	郑州大学出版社		地　　址	郑州市大学路40号(450052)
出 版 人	孙保营		网　　址	http://www.zzup.cn
经　　销	全国新华书店		发行电话	0371-66966070
印　　刷	河南龙华印务有限公司			
开　　本	787 mm×1 092 mm　1 / 16			
印　　张	16.25		字　　数	368 千字
版　　次	2022 年 1 月第 2 版		印　　次	2023 年 3 月第 10 次印刷

书　　号	ISBN 978-7-5645-8186-2		定　　价	48.00 元

作者名单

主　　编　王新杰

副主编　范振远

编　　者　(以姓氏笔画为序)

王新杰　邓　戈　龙萌萌

邵金治　范振远　龚子东

崔　璀

前言

药品调剂工作直接关系到病人的身心健康与安危,是确保用药安全有效的重要环节。随着"医改"进程的加快,医药流通领域的发展空间不断扩大,大量医药专业毕业生直接从事药品经营调配工作,药品调剂技术成为医药职业院校药学相关专业学生不可或缺的重要技能。为适应目前医药职业教育要求和学生特点,我们结合专业教育的实践经验,以素质教育和技能训练为教学目标,组织编写了这本《实用药品调剂技术》。

本教材以项目实施过程为主线进行编写,力求体现"做中学、做中教、实践中学理论"的医药职业教育特色,创新教材编写模式,以任务为引领,项目主导,体现岗位技能要求。以学生为主体,强调教学的互动性,给学生营造一个更加直观的认知环境。尽可能使用图片、实物照片或表格形式将各个知识点生动地展示出来,同时设计了很多贴近生活的导入和互动性训练,以拓展学生思维,激发学习兴趣,期望实现"现场教学课堂化、课堂教学现场化"的学习效果。

本教材共包括10章。每章都设置了学习目标、课堂互动、知识拓展、知识链接、目标检测、实训操作等多个模块,方便教和学,实用性较强。

在内容上,兼顾中、西药两个方面,并注意与"药品购销员、调剂员"国家职业资格标准相衔接,通过本课程的学习,学生应学会药品调剂的基本知识与技能,能适应药品调配、药品零售与导购、药品市场营销等职业岗位要求,具有一定的用药指导与咨询能力。

本教材由王新杰担任主编,范振远担任副主编。其中第一章、第七章由范振远编写;第二章、第五章由王新杰编写;第三章由龙萌萌编写;第四章、第八章由崔璀编写;第六章由邓戈编写;第九章由邵金治编写;第十章由龚子东编写;崔璀做了大量的资料收集和图片整理工作。参编人员均为执业药师或高级实验师,多年从事药学专业教学,其中多数曾从业于医院药房调剂或长期在药品经营公司进行社会实践。

1

在编写过程中,我们参阅了大量的文献资料,吸收、借鉴了其中的思路和观点,在此深表谢意!

限于编者的经验、水平及时间限制,书中难免存在不足和疏漏,敬请各位专家、广大师生、读者批评指正。

编者

2021 年 8 月

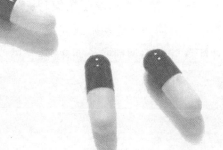

目录

2

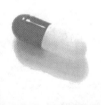
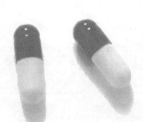

第一章　药房基本结构与工作规程

本章共完成四个任务。第一节通过两个活动的学习,使同学们知晓社会零售药房(店)和医院药房的基本布局,并熟知其主要设施;第二节使同学们掌握社会药房、医院药房的药品陈列与摆放规律;第三节学习掌握中药斗谱的排列及原则;第四节让同学们熟知药房工作规程及药学工作者有关礼仪、职责和制度。最后通过三个实训操作例子,使参加者熟知店内布置、中成药陈列及中药房斗谱编排、记忆等有关应知应会的实用技能。

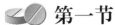

第一节
认知社会药房(店)和医院药房基本布局和设施

【学习目标】
1. 熟知社会零售药房和医院药房的基本布局。
2. 掌握社会药房和医院药房的主要设施。

活动一　熟知社会药房的基本布局和主要设施

无论社会药房还是医院药房,国家相关法规对其布局和设施都提出了具体的要求。对于社会药房来讲,总的布局原则应与公共大环境协调,设在方便顾客和患者购药的位置。同时内部又要拥有一个良好的操作空间,既要有足够的场地和设施设备摆放、销售药品,又要有宽敞的通道便于操作和运送药品。

(一)工作环境要求

药房应有适宜的温度、湿度、通风和照度条件。药架、桌面、地面及整体环境应保持整洁。有防虫、防鼠、防盗设施,有单独的员工休息区,便于更换工作服和餐饮;休息区应有洗手池。拆除的药品外包装应有存放空间并能及时清除。

(二)社会药房外部装潢

长期的经营实践使商家认识到,首先,一个药店成功的外部装潢设计,能让人一眼就能看出商店提供商品和服务质量的高低。其次,社会药房(店)的地理位置、环境、交通等因素也直接影响着企业的社会效益和经济效益。因此不少现代企业管理者特别注重以下问题。

1.科学选址

除了药店的外部特点要充分体现药店的人格魅力、店格魅力、价格魅力外,科学选址也至关重要。一般地处繁华"商业圈"地带,可满足不同消费者需求;客流量大,商圈优势突显,社会和经济效益就明显。

2.考虑地理环境和竞争对手的影响

如果环境脏、乱、差,交通不便,医药门店过于集中且恶性竞争不断,这不仅会给企业直接带来不良的社会影响,甚至会造成不可挽回的经济损失。

3.店面设计应突出特色

药店店面是一个企业的"脸面",顾客对药店的第一印象或许就决定了今后惠顾的多少。其中店面的招牌设计、橱窗设计、出入口设计等方面都要突出整体明亮、协调,注重传统与现代完美结合,体现企业文化与行业特点的统一,如图1-1。

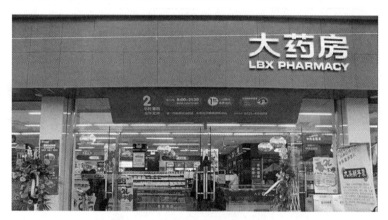

图1-1 社会药房整体外观示意

(三)社会药房(店)内部布局

随着现代物质文化生活水平的提高,消费者对其服务环境和服务人员也提出了更高的要求。其中除了药品质量、价格、服务竞争外,店面装饰是否给消费者留下美好印象,是否吸引并留住消费者,也是医药经营企业不可忽视的问题。

店内布局一般由药品空间、店员空间、顾客空间3部分构成。按其功能又可根据店面实际、经营特点及《药品经营质量管理规范》相关要求,划分为营业区、服务区、更衣准备区、其他办公区等(图1-2,图1-3)。但店内布局总的要求应做到适用合理、整洁明亮、美观大方,并配备通风、照明和调温等配套设施,使顾客和从业人员置身于舒适优雅的环境中,从而为企业赢得更大效益(表1-1)。基本原则:①要有符合药品经营质量管理规范要求的营业面积。②营业、办公、生活场所要分开或隔离。③以品牌、标示等荣誉牌和优质服务、优良的品种吸引顾客进店。④尽量延长消费者在店内停留的时间,并能最快找到自己需要的药品。

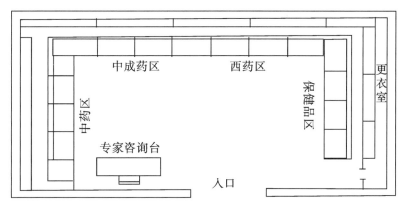

图1-2　中小型零售药店布局平面示意

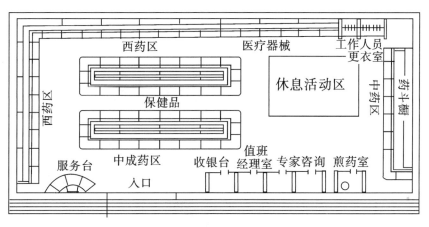

图1-3　大型零售药店布局平面示意

表1-1　社会零售药房(店)内部布局和要求

功能分区	主要布局	要求
营业区	西药柜组、中成药柜组、中药饮片组、医疗器械组、保健品柜组及收银台、休闲区等	适用、美观、舒适。标志醒目,货架柜台与商品相适应、陈列符合要求
服务区	收银台、执业药师服务台、存包处、咨询导购台	方便顾客,出入通畅,安全合理
更衣准备区	更衣、上下班整理存放个人物品	管理规范并与营业区分开,防止串岗,注意安全
办公及其他区	大中型药店设有值班经理室、会计室、司机、采购、质量管理等人员办公室。小型药店隔开设一个办公区	安静、整洁,办公信息、通讯设备完好畅通

(四)社会药房(店)的设施设备

设备设施是药品零售企业的硬件(表1-2,图1-4,图1-5),各个岗位的医药工作者要对其功能、应用全面熟悉,使其在经营中发挥更大作用。

表1-2 社会药房营业场所使用设施、设备种类

设备分类	设施设备品种
保管设备	冰箱、冷藏柜、特殊药品专柜、温度计、湿度计等
陈列展示设备	饰柜、柜台、货架(开式、闭式、单面双面、活动式)、层架格等
多媒体、收银设备	电脑、收银机、打印机、信息电视等
休息区设备	免费测血压、身高、体重设备,存包柜、饮水机、空调、椅凳等
饮片调剂设备	中药柜、调剂台、戥秤、电子秤、托盘天平、切药刀、碾船、小型粉碎机、研钵、包装用品等
安全设备	防火设备(灭火机、消防器械等),防盗、防雨、防冻等设备

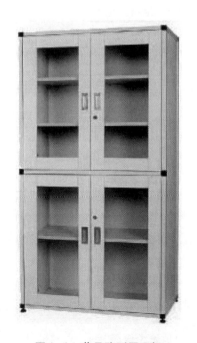

图1-4 药品陈列展示柜

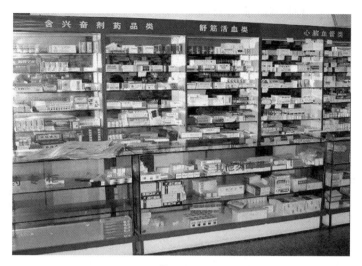

图 1-5　药品陈列展示货架

课堂互动

★ 分组讨论,代表发言:对社会药房(店)的外部装潢设计的想法。
★ 每人根据药店内部布局原则和经营特色,设计一张平面图。
★ 举手发言:社会零售药店营业场所常见设备有哪些?

活动二　熟知医院药房的布局和设施

医院药房是医疗服务及患者用药安全的重要环节,它主要分为西药房、中药房。西药房、中药房又常设有门诊药房和住院药房两类。因此,医院药房应与医疗机构和公共大环境协调并符合自身专业服务的要求及安全保障。设在方便患者和临床取药的位置,利于为患者和临床提供优质服务。由于处方来源和业务职能不同,门诊药房和住院药房在布局和设施设备的配置方面又有所不同。

(一)医院西药房的布局及设施

1.门诊药房与住院药房总的要求

门诊药房外应有环境舒适的患者等候区,配备坐椅等方便患者的设施及用药宣传栏。调配区与发药区分开,保持调配区安静。发药区应尽量接近患者,便于交代患者合理用药。发药区应设置相对隔离的咨询台或药学服务处,便于与患者交流、指导用药和保护患者隐私。

住院药房应设置在领药人员核对药品及接收、审核处方和医嘱的区域。此外,药房要设置与病区护士站畅通的联系电话。口服药品调配室应有环境、器具的清洁消毒措施并做好记录。非药房工作人员不得进入药品调配区、发药区。

2. 医院西药房布局原则和平面设计图

如表1-3,图1-6,图1-7。

表1-3 医院西药房布局原则和位置

药房	布局原则	位置
门诊药房	1. 以患者为中心,方便患者就医 2. 便于药品请领、调剂、发药,提高工作效率 3. 卫生、整洁、光线充足,水电正常 4. 与其他诊疗科室相对隔离,保证药品供应 5. 室内卫生,布局合理,药品摆放科学 6. 做到签方、划价、调配、发药流向一致	1. 多设于门诊楼一层大厅中心走廊两侧,与各诊室相对较近 2. 与收费、划价相邻,便于交费取药 3. 发药划价窗口明亮、卫生 4. 急诊、传染病、医保患者单设窗口
住院药房	1. 环境安静、卫生、无污染 2. 建筑、色调、指示牌符合要求。光线充足,水电气正常,温、湿度及调剂场所面积符合要求 3. 发药窗口设计可采用柜台式,上方安装大面积透明玻璃,利于调剂和沟通 4. 室内调配、分装、电脑操作紧凑合理 5. 药品按规定合理定位,存放于药架及操作台	1. 宜设在病区中心位置 2. 便于医护人员取药 3. 室内布局根据工作性质,分若干个室,连贯相邻,如储藏室、分装室、取药室、核对室等

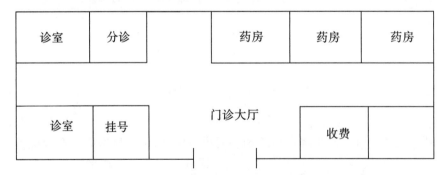

图1-6 门诊药房位置平面示意图

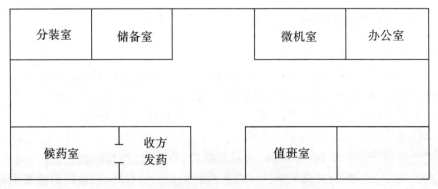

图1-7 住院药房位置平面示意图

（二）医院西药房主要设施设备

医院西药房在整个医疗过程中，担负着救死扶伤、治病救人的主要作用。其工作中的主要设施设备是必备的物质条件，因此作为药学工作者在工作中一定要对其设施设备的管理、使用更加重视。正常工作中医院西药房常用的设施设备如表1-4，图1-8，图1-9所示。

表1-4 医院西药房设施设备分类

设备分类	设备种类
通用设备	药架、配药台、保险柜、冰箱、冷藏柜、分装药品器具、温度计、湿度计、办公设施等
专业设备	天平、量筒、研钵、小型粉碎机、净化工作台、恒温干燥箱、计量设备（电子秤、天平等）
信息设备	通讯设备、网络系统、终端设备、软件、光盘、影像设备等
安全设备	灭火器、消防设施、防盗安全监视、报警系统设备等

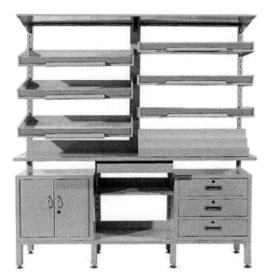

图1-8 西药房药品摆放药架实例

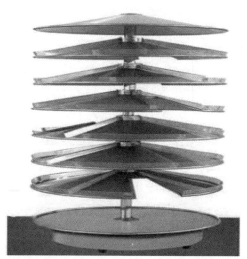

图1-9 西药房药品旋转调剂台实例

（三）医院中药房布局及设施

1.中药房布局

中药房又称中药调剂室，是中药调剂服务于患者的主要部门。它的位置应以方便患者、便于管理、提高效率与医院整体布局协调、美观为原则（图1-10，图1-11）。根据医院规模、门诊患者多少及药品品种数量，中药房应有符合规定的调剂操作空间及优美的环境、必备的设施。与各诊室、贮存室、炮制室、煎药室、收费室等保持相通以便于工作。中药房窗口设计要体现人性化，便于医院工作者与患者、医护人员的沟通交流或提供药学咨询服务,体现"以病人为中心"的服务理念。

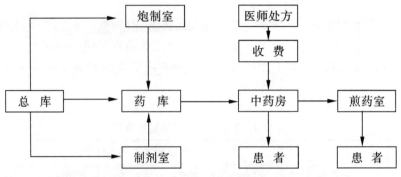

图 1-10　中药房布局平面示意图

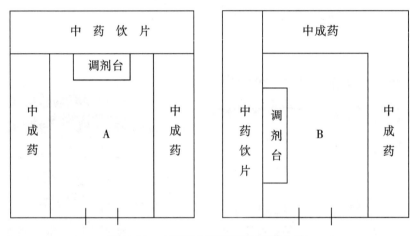

图 1-11　中药房内部布局示意图(A、B)

2. 医院中药房主要设备设施

如表 1-5,图 1-12。

表 1-5　医院中药房调剂常用设备分类及种类

设备分类	常用设备种类
存放设备	调剂台、调剂柜、药架、组合式药柜、陶瓷药罐、药瓶、保险柜、冷藏柜、电冰箱
临床加工设备	铁碾、切药刀、干燥箱、小粉碎机、冲筒、乳钵
计量用具	戥秤、台秤、架盘天平、包装用纸、药袋、漏斗、量筒等
其他设备	通讯设备、网络系统、计算机、打印机、影像设备、宣传设施、办公用品等

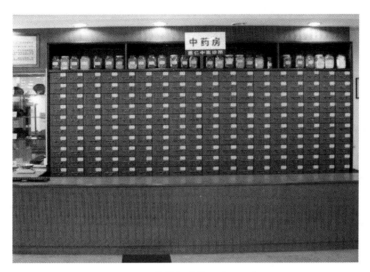

图 1-12　中药调剂柜(台)示意图

课堂互动

★ 社会药房内部布局的原则(学生发言)。

★ 医疗门诊药房与住院药房位置布局有何不同(讨论,代表发言)?每组讨论画一个中药房布局图。

★ 中药房常用的存放设备、计量设备有哪些(举手发言)?

知识拓展

医院按收治范围可分为综合医院、专科医院、康复医院、儿童医院、中医医院、传染病医院、职业病医院等。按所在地区,可分为城市医院(省、市、社区医院)、农村医院(县、乡、镇医院)。按所有制,可分为国家所有制医院、股份制医院、个体民营所有制医院。国家有关部门按照医院的功能和相应规模、技术、管理及服务质量等综合水平,将医院划为一定级别和等次。中国医院共分为三级十等,即一级甲、乙、丙等;二级甲、乙、丙等;三级特、甲、乙、丙等。

知识链接

社会药房:社会药房又称社区药房或零售药店,具有直接面向社会患者、分布广泛、经营范围多样且带有企业性质的特点。目前主要有零售药店和零售连锁药店。

医院药房:医院药房又称医疗机构药剂科,它是医疗机构中从事诊断、治疗疾病所用药品的供应、调剂、配制制剂、提供临床药学服务的一个部门。

门诊药房:门诊药房担负着请领、调配发药、保管及对门诊患者进行药学咨询服务的任务。它对提高临床疗效和医院综合水平有着重要作用。

住院药房:住院药房是药房调剂的一个组成部分,承担着住院病人用药调配及管理。依据法规调配住院病人处方和临床医师请领单,保证病人用药准确,优良无误。

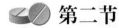

第二节
掌握药品的领取与摆放技能

【学习目标】
1. 熟知中西药品的领取程序。
2. 了解药品摆放的基本原则。
3. 知晓化学药品、中成药的摆放方式。

活动一　熟知中西药品的领取程序

医院药房或社会零售药房(店)的中西药品储存于药品中心仓库,均需要通过部门间办理请领手续方能获取药品。

1. 医院药房领取药品常根据医院基本用药目录及调剂室(门诊药房、住院药房)需求确定请领品种,填写"药品领用单"(表1-6)。

2. 社会零售药店领取药品由专人根据缺货登记填写"药品领用单",提前交药库保管员备药。

3. 领药人对所领药品按领药单所列品种、数量逐一与实物核对无误后,复核人再复核。

4. 待药品领取复核完毕,药库发货人、药房领取人、复核人都要在"药品领用单"规定项下签名以示负责。特殊药品按国家相关管理办法单独编号、列单领取。

表1-6　药品领用单

编号:　　　　发货部门:　　　　收货(领用)部门:　　　　年　月　日

品名	规格	单位	数量		单价	金额	备注
			请领数	实发数			

发药人签字:　　　　收药人签字:　　　　复核人签字:

注:一联,领用科室存查;二联,发药部门存查;三联,会计核算留用。

课堂互动

★ 讨论后学生选代表发言,阐述"药品领取程序"。

★ 如何填写"药品领用单"? 教师事先将印制的"药品领用单"发给各组一名学生,学生介绍填写内容。

活动二　中西药品的摆放

医院药房的药品摆放在社会零售药房(店)又称陈列。药品的摆放不仅在医院药房讲究美观、整洁、科学高效,在社会药店的陈列展示也要做到科学合理,有效利用资源创造理想的销售空间,以便更好服务于顾客,实现销售功能和效益最大化。

工作实践中不少医药经营企业总结出药品陈列原则:美观、洁净符合 GSP 要求的原则;分区分类管理,定位标准化的原则;易见易取,品种丰富的原则;体现企业特点,陈列醒目的创新原则,从而达到了降低差错发生率,美化改善店容店貌,全面提升企业综合实力的效果。

(一)化学药品摆放基本方法

1. 按药理作用分类摆放

如按消化系统用药、呼吸系统用药、心脑血管用药,抗感染、抗病毒用药等。此类摆放在工作中较多,也可在此基础上再细分。

2. 按药品剂型分类摆放

按照固体制剂、液体制剂、半固体制剂等剂型摆放具有多种优点。其中注射剂、片剂品种数量最多,应注意留有空间余地;其次口服液、丸剂等根据单位业务实际进行合理摆放。

3. 按使用频率摆放

工作中常将销售频率高的"热货"摆放在显眼易取的位置,以降低劳动强度,提高工作效率,方便消费者。

4. 按内服与外用分开摆放

摆放外用药物时,在外用药的货架摆放处,要贴上醒目标识的红字白底的"外用"字以警示人们注意。

5. 其他类别摆放

除处方药与非处方药分开摆放外,特殊管理药品要按法规管理存放;西药与中成药、药品与非药品都要实行分类摆放等方法。但需要注意的是非药品、保健品、消杀药械摆放不适用于在医院药房。

(二)中成药摆放基本方法

中成药是指生产企业按照国家法定处方和工艺生产供临床病人或消费者直接使用的现成制剂。由于中成药品种多、剂型多利于患者选择,而且功效确切备受患者青睐。

当今无论医院药房还是社会零售药房(店)在营销或供应药品时,常采用以下科学简便实用的摆放方法以提高工作效率。

1. 按功能主治摆放

此类方法概念清晰,便于与西药结合,有利于减少差错和提高效率。如按功能分类摆放的,清热类、解表类、理气类、补虚类等;按科别、病名分类摆放陈列的,内科如感冒类、咳喘类、消化不良类、胃病类、肝胆类、实火类、头痛类、郁病类、不寐类、眩晕类、虚证类等;妇科用药如月经不调类、痛经类等;另有儿科类、五官科类、外科、骨伤类等。

2. 按中成药剂型分类摆放

近年来随着中医药现代化进程不断加快,中成药剂型和品种日益增多和发展。目前各类药房(店)在营销和调剂时,常采用按丸剂、散剂、颗粒剂、片剂、胶囊剂、煎膏剂、糖浆剂、口服液、外用膏药等剂型分类摆放。

3. 按处方药与非处方药摆放

工作中在社会药房和医院药房柜台或药架,药学工作者按处方药(RX)和非处方药(OTC)标示来分别摆放。在分区分类后再按照前分类方法细分摆放,其中,注射剂、心脑血管类用药划分在非处方药中分别摆放。

案例1-1 陈先生日前在一家大药店购买"妈咪爱"散剂时,才惊讶得知原来这种药是应该冰箱保存的,在此前他光顾多家药店都是随便摆在货架上,甚至在一些促销活动中,有的营业员摆到街头路边销售。此外,还发现有些治疗胃病的双歧杆菌制剂,以及糖尿病患者使用的胰岛素针剂都有放在店前门口摆摊促销的先例。执业药师告诉大家,这种双歧杆菌按说明需要冷藏在2~10 ℃冰箱中。上述其他的药物也有它们的储存和摆放要求。不能随便露天常温摆放销售,否则会降低或失去疗效。

(案例来源:广州日报)

课堂互动

★ 通过上述案例,分组讨论并发言指出药品摆放错误。
★ 分组总结:GSP如何规定药品摆放陈列?
★ 教师在学生代表发言的基础上进行指导和评价。

知识链接

GSP第七十七条规定:药品应按剂型或用途以及储存要求分别陈列和储存。药品与非药品、内服药与外用药应分开存放,易串味的药品与一般药品应分开存放。处方药与非处方药分柜摆放。特殊管理的药品应按照国家的有关规定存放。此外,中药饮片装斗前应做质量复核,不得错斗、串斗,防止混药。

第三节
掌握中药斗谱排列方法

【学习目标】
1. 熟知中药"药斗"设置的基本知识及特殊中药饮片的装斗要求。
2. 掌握中药"斗谱"编排原则和方法。

活动一　中药"药斗"及设置基本知识

药斗即装饮片的斗架,又称"百眼橱"、中药柜,主要用于分装饮片供调剂处方使用,是中药调剂不可缺少的工具。

(一)药斗的组成和设置

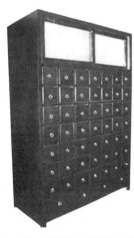

药斗传统多采用优质木材订做,现代也有采用金属或其他材质加工制成多格式组合柜。传统的药斗规格一般高约2 m,宽约1.4~1.7 m,厚约0.6 m。配备60~68个斗格成"横七竖八"或"横八竖八"排列(图1-13,图1-14)。每个斗格又分成2格、3格或不分格的大斗,格内分别可装2种、3种或仅装1种饮片的大斗。随着我国医药经营、电子商务、药品物流等行业的快速发展,许多企业在中药柜、调剂台的使用、设计、斗谱排列等方面,都有很多创新和独到之处,值得借鉴和学习。

图1-13　中药柜(斗架)实物

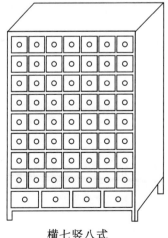

横七竖八式

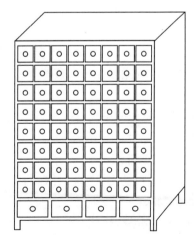

横八竖八式

图1-14　传统中药斗谱排列(横七竖八、横八竖八)图示

(二)中药柜"斗格"的排序

中药柜在抽屉"正脸"表示中药"斗格"的顺序称为排序。也就是说,在中药柜中一般一个抽屉有 1~3 个"斗格",每个"斗格"内的饮片名都要在中药抽屉的正面前脸标示出来。按照传统的方法,一个抽屉有 3 个"斗格"时,前"斗格"标示在上方,中"斗格"标示在右方,后"斗格"标示在左方。一个抽屉有 2 个"斗格"时,前"斗格"标示在右方,后"斗格"标示在左面。一个抽屉有 1 个"斗格"时,标示贴(写)在中上方(图 1-15)。

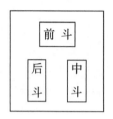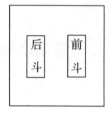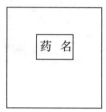

图 1-15 3 格、2 格或 1 格斗示意

课堂互动

★ 想一想:与中药斗架(柜)调配处方时配套的还有何设备?中药柜"横七竖八""横八竖八"什么意思?

★ 药斗上的标签与斗格内的饮片如何对应?

(三)中药斗谱及编排方法

中药工作者通过工作实践,总结出一套存放调剂中药饮片顺序的科学规律,即"斗谱"。"斗谱"的设置既方便调剂操作、减轻了劳动强度、易于统计盘点,又避免了差错事故,提高了调剂效率,为确保患者用药安全发挥了重要作用。斗谱的编排方法常见如下。

1. 按常用方剂编排法

将临床使用频率高的处方中的中药,存放在同一斗或邻近药斗的不同格内,以便于调配,如四君子汤中的党参、白术、茯苓等。

2. 性能类似编排法

将药物性能相类似的中药饮片编排于同一斗中。如金银花、连翘;桃仁、红花;"焦三鲜"中焦神曲、焦麦芽、焦山楂等。

3. 处方"药对"编排法

按常用处方中的"药对"又称"姊妹药"编排,同放于一个斗的不同格中,如苍术与白术;麦冬与天冬;陈皮与青皮等。

4. 同药不同炮制品编排法

同一药物不同炮制品,常同放于一个斗中,如生地、熟地;生大黄、制大黄;生甘草、炙甘草;生麦芽、焦麦芽等。

5. 药用部位编排法

如根、茎、叶、花、果实、种子、动物、矿物等,分类装入相同一斗或邻近的斗格,如金银花、菊花;车前子、白芥子;桑叶、苏叶等。

(四)中药饮片斗谱编排基本原则

1. 常用药物存放于斗架中、下层斗格中。实例:黄芪、党参、甘草;金银花、连翘、板蓝根、黄芩、黄连、黄柏等。

2. 质地轻,用量少的饮片存放于斗架高层斗格中。实例:五加皮、地骨皮;月季花、白梅花等。

3. 质地重的矿石、贝壳及易污染的饮片,存于斗架较下层斗格中。实例:龙骨与牡蛎;石决明与珍珠粉;大黄炭等。

4. 质地松泡且用量较大饮片,宜存放于斗架低层大药斗中。实例:茵陈与金钱草、竹茹与丝瓜络、芦根与白毛根等。

🔲 课堂互动

★ 什么是斗谱? 中药柜、斗、格之间的关系如何理解?

★ 在药店实训室,学生针对斗谱排列讨论,举手发言,教师指导。

★ 在中药斗谱看到:麻黄与桂枝、陈皮与青皮、生地与熟地各是何种编排法?

📖 知识拓展

2007 年 2 月 14 日中华人民共和国卫生部发布《处方管理办法》(2007 年 5 月 1 日起实施)中规定:取得药学专业技术职务任职资格的人员方可从事处方调剂工作;具有药师以上专业技术职务任职资格人员负责处方审核、核对、发药及安全用药指导;药士从事处方调配工作。

活动二　熟知特殊中药饮片的装斗要求

在工作中一些特殊中药的饮片装斗时必须科学、合理,按照原则进行操作对中药调剂配方的安全高效,避免差错和医疗事故的发生起着重要作用。

案例 1-2　河南省洛阳某县医院曾发生一起医院中药房工作人员将中药车前子错抓成马钱子致人死亡的恶性医疗事故。农村王老太到该医院中药房抓车前子 15 g 治疗眼病,中药房药学人员调配处方时错抓了马钱子。马钱子是一种毒性很强的中药,按规定每次用量必须控制在 0.3 ~ 0.9 g,结果 15 g 马钱子导致了重大医疗事故发生。

🔲 课堂互动

★ 分组讨论案例:生马钱子为医疗毒性药品如何保管?

★ 马钱子与车前子均为种子果实类药材,请问马钱子能与车前子装于邻近的药斗吗?

通过学习讨论,大家除对活动二的常用中药斗谱编排有了熟悉和认识,而对那些特殊中药饮片装斗时的要求还要有所了解。工作实践中中药工作者总结出如下原则:

★ 属配伍禁忌的中药饮片——不能装于一斗或上下斗中。实例:甘草与大戟;甘遂、芫花;乌头类与半夏、瓜蒌、天花粉;丁香与郁金;肉桂与赤石脂等。

★ 形状类似、功效不同的药物——不能装于一个药斗中。实例:山药与天花粉;炙甘草与炙黄芪;当归与独活;菟丝子与苏子等。

★ 易招灰尘和污染的药物——不宜放一般药斗,宜放加盖瓷罐中存放。实例:龙眼肉、玄明粉、生蒲黄、乳香、没药、血竭等。

★ 有恶劣气味的药物——不能与其他药物装于同一药斗中,如鸡矢藤、鱼腥草等。

★ 名贵细料药品——不能存放一般药斗内。实例和方法:牛黄、西红花、西洋参、珍珠粉、冬虫夏草等,应设专柜存放,专人管理。每天清点账物,出入双人复称校对。

★ 毒性中药和麻醉中药——不能存放于一般药斗内。实例和方法:生马钱子、生半夏、雄黄、千金子、罂粟壳等,按照管理办法需专柜、专锁、专账、专人管理,保证用药安全。

📖 知识链接

麻醉药品是指连续使用后易产生依赖性、能成瘾的药品,如阿片类、可卡因类、合成麻醉药、药用原植物(如中药罂粟壳)等。医疗性毒性药品是指毒性剧烈、治疗剂量与中毒剂量相近,使用不当会致人死亡的药品,包括毒性西药如阿托品、洋地黄毒苷等 11 个品种;毒性中药如生马钱子、生半夏、生南星等 27 种。

第四节
熟悉药房工作规程

【学习目标】
1. 熟知药房工作人员应具备的职业素养、仪容仪表及服务礼仪要求。
2. 掌握药房工作人员岗位职责和工作制度等相关内容。

活动一　　熟知药房工作人员应具备的职业素养

案例 1-3　某医药职业学校 2020 级药营班实习生周某,到北京某药业公司一家药店实习。一日和同事从药库领货回来,双手搬着药品一脚踢开店门进去,被经理看见后按照企业规章制度取消了该生的毕业实习协议对其退回学校。

案例 1-4　2020 级化制××班窦某应聘到江苏××药业原料车间工作,公司不仅管吃管住,工资福利也不错,要说对于走出校门刚参加工作的学生每月除了吃住能拿到一千多元已经不错了。然而该生因戒不了烟在上班期间偷偷跑出来吸烟而被企业开除。

(案例来源:作者实践调研报告)

案例 1-5 2009 年 11 月 10 日,济南××分局工作人员在一次例行检查中发现,当事人山东某药业有限公司为增加业务量与业务收入,提高公司效益,送给其销售单位济南市某医院药剂科主任 500 元购物卡,并将 500 元记入公司招待费达到了增大销量的目的。当事人的上述行为违反了《中华人民共和国反不正当竞争法》,已构成商业贿赂行为,责令当事人立即改正违法行为,并给予处罚。

(案例来源:济南红盾信息网)

课堂互动

★ 结合上述活动,教师指导学生发言:指出当事人在职业素养上违反了哪些原则?

★ 个人谈一下,药学工作者职业岗位中职业素养的重要性有哪些?自己如何提高职业素养?

教师导言:职业素养指医院药房和社会零售药房(店)药学工作者在执业过程中表现出来的基本素质、修养和道德。具体体现在职业岗位中的言行,当个人与患者、同事、其他卫生人员、国家和集体发生利益联系时,能否做到以下几个方面。

(一)面对患者或顾客

1. 注重自我修养

树立为患者服务的意识,展现良好的医德医风和精益求精的职业风范。"想病人所想,急顾客所急",尊重患者,一切行为和活动应将患者利益放在首位。

2. 礼貌接待患者

热情大方,说话和气文明,耐心解释患者的问题,使患者清楚无误地知道药品用法、有关注意事项,为患者安全、有效、经济实用药品提供科学的优质服务。

3. 规范操作

按照调剂原则及有关规定,从事技术操作并正确无误地配发质量合格的药物。充分尊重患者的权利和用药习惯。药学工作者不得私人向患者推销药品或提供不真实、不公正的宣传。

4. 医患互信

不得议论或冷落患者,应充分体现对患者的关爱,建立相互信任的医患关系。

5. 尊重、保密

一视同仁,坚持做到对患者的病情或隐私理解、尊重,保守秘密。

（二）面对同行医务人员

1.同心协力

工作中做到以患者和集体利益为重，发扬真诚合作精神，力争把工作做得更好。同事之间坚持做到互助互爱、取长补短，体现团队精神。

2.协作信任

应主动将药物信息和动态告知药学同事、下级药学技术人员或医师、护士，彼此协作科学合理地选用药物，以达到为患者服务的共同目的。

3.交流互学

在临床治疗和"问病荐药"方面虚心向同行学习，尊重药、医、护师意见，相互合作、交流，不断提高自身工作综合素质和实际工作能力。

4.反省提高

对于他人工作中的失误应及时改正补救，忌轻视怠慢或推卸责任，重视团队合作的意义。

（三）面对自己

1.遵纪守法

认真执行药品管理的各项法令法规，坚决抵制药品购销活动中的不正之风和违法乱纪行为，不参与有损于药学工作者形象的任何活动。淡泊名利，廉洁自律，靠自己的诚信劳动和聪明才智获得成果；坚持"以病人为中心，生命大于天"的工作理念。

2.敬业爱岗

具有主人翁意识和集体荣誉感，对工作敬业负责，妥善处理工作中出现的非常规问题。不在患者或消费者面前评说处方质量，不谈论医师医疗水平、私生活及其他人员事项。

3.规范执业

药学工作者在执业过程中，严格执行药品调配规程和技术操作要求，防止差错和医疗事故发生，保证企业和医院"两个效益"的实现。药品摆放整齐，及时补充货位，严格药品质量管理，维持一个优美、整洁、安静的工作环境。

4.勤奋好学

联系实际不断学习新理论、新技术，提高自身专业水平适应工作发展需要。坚持以人为本，做到为临床或消费者提供科学合理的用药指导。

5.热爱医药事业

积极参加健康科普知识及有关公益活动，爱护公共财产，维护国家和集体利益。

📖 知识拓展

医药商业企业文化用语

1. 守法经营：是医药商品经营活动的基础。
2. 诚实守信：是药品经营者的道德核心。

3. 公平合理:是药品经营活动的基本要求。

4. 爱岗敬业:是管理者的基本道德规范。

5. 优质服务:是药品经营活动的最终目标。

6. 文明经商:是医药工作者的职业守则。

活动二　熟知药房工作人员仪容仪表及服务礼仪要求

案例 1-6　田××,女,22 岁,于 2020 年 6 月毕业于河南某医药职业学校,现任九州通郑州某大药房店长。该生勤奋好学,业务熟练,文明待客,百姓爱戴,业绩显著,上下称赞。被公司聘任的几年里,仪容仪表严格要求,接待顾客文明、和蔼可亲、百问不厌;问病荐药疗效好、价格低,与某中医院校的几个喜欢夸大宣传、推荐新药贵药的同事相比,更受当地社区一些老年患者的喜爱。不少家属院退休的老年人结伴而来,致使经理看着兴旺的生意和人气,直夸这个青年人是个人才!

（案例来源:作者实践调研报告）

案例 1-7　小李从某医药职业学校毕业到公司工作两年了,口头表达能力不错,对药店商品的介绍也得体,人既朴实又勤快,经理对他抱有很大期望,可销售业绩总上不去。问题出在哪儿呢? 原来,发现他接待顾客时说话太快,经常没听懂或没听完客户的意见就着急发表看法。还是个不爱修边幅、衣着不整的人。脖子上的白衣领经常是又脏又黑,有时候脏兮兮的手上还记着电话号码。他还喜欢吃生葱卷大饼,吃完后不知道去除异味,大多情况下顾客根本对他就没有好感。

（案例来源:作者实践调研报告）

课堂互动

教师:上述两个真实案例值得我们好好想一想? 它们各具有什么特点呢?

学生:第一个姑娘在职业岗位上注重仪容仪表,做到礼貌待人,既用心服务又和蔼可亲,优良的服务得到了消费者尤其是老年人的欢迎! 第二个实际案例告诉人们仪容仪表对药品营销活动的重要意义。

教师:说得好! 一个药品营销人员或者调剂员,不仅要做精通业务的好手,还要在仪容仪表、文明言行方面起着表率作用!

学生:老师,实际工作中我们还不知道如何做,希望您能指导一下!

教师导言:企业大量的发展经验告诉我们,医药经营企业的营业员或调剂员,在工作中仪容仪表和服务礼仪与企业发展有密切关系。工作中应做到以下几点。

(一)早点儿到岗、不紧不慌

一般提前 20 min 左右,尽早清洁、整理好地面、柜台,穿好工作服,戴好胸卡,精神饱满地开门迎接新一天的工作。切忌上班迟到、闲聊、吃东西,不修边幅、慌张上岗。

(二)仪容仪表端庄大方

上岗着装应符合职业服务特点,做到得体、协调、整洁、悦目。穿着规范统一定做或定期换洗整洁的工作服;佩戴清晰的工作牌。男士应穿长裤,不可穿露趾鞋或简便凉鞋,不可不穿袜子。站姿、坐姿要符合工作场地和服务对象的要求。

女士宜化淡妆,不宜穿领口过低的衣服。上班时间不戴戒指、项链、耳环等饰物,不穿拖鞋、凉鞋。注重卫生习惯,不随地吐痰。

(三)适时招呼、热情主动

把握接待顾客的时机,当顾客走进店门口时营业员要主动打招呼问好。忌反应迟缓、呆板拘谨、愁眉苦脸、神情淡漠或热情过度、矫揉造作、点头哈腰等不正常情绪和表现。

站位要恰当,站在便于观察顾客和接近顾客最佳的位置接待顾客或患者。做到自然微笑,端庄大方,真诚沟通。手势、职业行为力求专业规范,做到热情接待尽心服务。

(四)精神饱满、举止文明

接待顾客要态度诚恳、反应迅速,使顾客或患者感觉到你的真诚帮助和用心服务。

(五)语言准确、和谐动听

讲普通话标准生动,语言文明,态度和蔼亲切自然。不使用让人感觉不尊重的语言。坚持提倡礼貌用语,做到"五声":顾客进店有招待声,挑选药品有介绍声,提出问题有解答声,收款找零有交代声,顾客离店有道别声。"五忌":忌信口开河,忌生硬唐突,忌声音低轻,忌伤顾客自尊,忌以牙还牙。"五不讲":不讲脏话、粗话,不讲讽刺挖苦话,不讲欺骗哄瞒话,不讲催促埋怨话。热情耐心地回答患者或服务对象的问题,真情实意帮助他(她)们解决实际困难。

活动三　　熟知药房组织结构、岗位职责与相关制度

(一)社会药房和医院药房组织结构

🔲 课堂互动

★ 请同学们认真"看一看、想一想"下面图 1-16 社会零售药店组织结构图和图 1-17 医院药房组织结构图。

★ 根据社会零售药房医院药房的服务职能,同学发言:说一说它们组织结构各自的特点。

★ 老师提问:经理、店长、营业员、药剂科主任、药房调剂员等主要岗位的职责是什么?

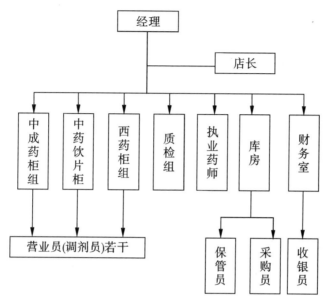

图1-16 综合社会零售药店(房)组织结构

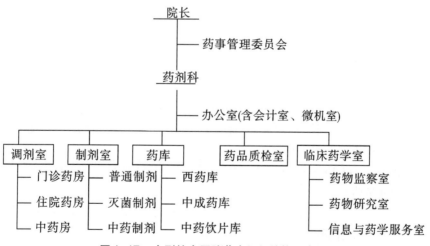

图1-17 中型综合医院药房组织结构示意图

(二)药房主要岗位职责

案例1-8 某医药中职学校 2020 届中制某班毕业生高某,应聘到开封××大药房。工作半年后该生竞聘组长不成而落选;另一名一起参加工作的女校友成功竞聘为组长。当店长和高某同学谈话时他竟提出一个让人哭笑不得的要求:"以后工作只能你店长管我,她不能管我,俺一块来的她为啥管我啊?"结果他失聘回家待业。

（案例来源:作者实践调研报告）

🔲 课堂互动

教师导言:上述案例中高某的言行和后果说明了什么? 说明药房制定并认真履行岗位职责对企事业的发展有着不可低估的作用。

学生发言:老师您好,请结合上述案例介绍一下药店的岗位职责和调剂制度好吗?

教师:好的,给大家介绍一下与调剂岗位密切相关的岗位职责和药房调剂制度!

1. 药店经理职责

(1)组织职工学习党和国家的政策法规,业务技能,为职工物质、文化生活提供、创造优良条件。

(2)制订本药店的销售利润、纳税计划,计划实施药店质量管理工作目标责任制。制定实施企业岗位责任制和文明经商、服务公约等规章制度。

(3)合理安排调配好岗位人员,根据有关规定确定职工的奖金分配。审批药品购销计划、费用开支使用计划。

(4)按照 GSP 标准和优良药房规范要求,完善服务项目,开展优质服务,提供合格药品及优质服务。

(5)认真抓好药店质量、安全、卫生、物价、计量等基础管理和现场管理,加强监督考核,搞好企业人事、人才培养和组织建设等。

2. 店长岗位职责

(1)执行国家有关法规和方针政策,落实上级主管领导和部门下达的各项质量、责任目标。协助经理完成质量监督、账物、核算、促销等标准化作业及日常事务管理。

(2)对药品的补货、打价、退换货、理货等流程进行管理。负责药品陈列检查、清洁卫生检查及门店单据报表等领发审核。

(3)处理协调好员工、科室之间的工作关系,调动和发挥员工的工作积极性,做好上下级和部门的业务沟通。

(4)负责对营业员进行标准、流程作业和销售技能的培训。对药店营业状况、顾客服务质量、药店作业规范化负责。

3. 药店营业员职责

(1)在经理和店长、组长领导下,执行国家药品管理相关法规和有关规章制度,全面完成质量管理目标和经济指标。

(2)接待顾客主动热情、仪表端庄,诚实向顾客推介药品,熟悉精通业务。经商文明、礼貌,上岗穿工作服、戴工作帽、服务证,做到服务优良规范。

(3)认真做好中西处方的调剂工作,严格执行"接方、审方、划价、收费、调配、复核、包装、发药"等系列调配工作程序及操作规程,做到"四查十对"。

（4）做好柜台药品陈列,明码标价和补货、清洁、货物清点、盘货、记账、交接等工作,保持柜(组)药品账货相符。

4.医院药房调剂员职责

（1）具有一定理论知识和实际操作能力的药剂士及以上药学专业技术人员担任本岗位工作。在药房主任领导下进行工作并接受上一级技术人员的指导。

（2）上班着装整洁,礼貌、优质服务。严格工作制度,做到上班期间不接待客人、不吃东西、不干私活,坚守岗位不得擅离职守。

（3）认真执行有关药事法规和门诊、急诊、住院药房的各项规章制度。严格执行麻醉药品、精神药品、医疗用毒性药品及处方管理制度。药品调配认真执行"四查十对"制度。对错误和不规范的处方拒绝调配并及时与处方医生联系,说明错误原因进行更改,处方医师应在更改处签名。

（4）药品发出前应认真复核。调配人与核对人在处方上签名后方可发药。调配人员发药时应主动向病人或家属交代药品用法及注意事项、饮食禁忌。

（5）下班前做好药品补充、清洁、交接班工作。

除上述岗位职责外,社会药房还有执业药师、质量管理员、验收复核员、保管、养护员岗位职责;医院药房还有药剂科主任、主任、副主任、主管药师等岗位职责。

（三）药房(店)调剂工作制度

（1）从事调剂工作岗位必须是药学专业技术人员。收方后应对处方按调剂程序依次审方、划价、调配、复核、发药。

（2）配方时按照"处方管理办法"执行。遇有药品用量用法不妥或有禁忌处方等错误时,由配方人员与医师联系更正后再行调配。

（3）配方时应细心谨慎,遵守调配技术常规和操作规程。调配西药方时禁忌用手直接接触药物。

（4）加强效期药品管理,严禁过期失效药品发出。处方药、非处方药及含有特殊药品管理的处方,按国家相关规定执行管理和调剂并做好处方分类统计。

（5）处方调配严格执行"四查十对",并经严格复核。发药时必须向患者或临床医护人员交代清楚用法、用量、注意事项及饮食禁忌。调剂完做到收场整洁、规整。

除上述管理制度分别适用社会药房和医院药房外,还有一些管理制度应根据单位特点和岗位实际学习掌握。它们是岗位责任制度、药品分装管理制度、药品不良反应报告制度、交接班制度、药品领发制度、首营企业和首营品种审核制度、药品验收、保管养护制度、药品入库、出库制度,服务质量管理制度、药品差错登记制度、药品分类管理制度等。

📖 知识拓展

按国家有关规定:依法经过资格认定的药学专业技术人员方可从事药学专业技术工作,即具有中专职业教育以上学历和专业技术药士以上职称的人员方能有从事药品调剂的资格;具有药师、主管药师以上技术职称的技术人员方能承担审方、复核工作。

实操训练

实训 1-1 社会药房店内布置

【实训目的】

1. 熟悉药房店内布置的要求。

2. 根据适用、美观、舒适的原则，掌握店内布置技术。

【实训场所】

模拟药店。

【实训用品】

1. 准备 40 m² 以上且建筑设计、光照、温湿度符合要求的空房间做模拟药店。

2. 柜台 2 个；空药架 4 个；标价卡多张、室内广告多张、顾客意见簿 1 本；桌子 2 张、椅子 4 把；灯笼、彩色气球多个，称重秤 1 台。服务承诺牌、制度、职责牌若干；经营许可证（模拟）一张，彩笔、彩纸、彩塑纸、大白纸多张、剪刀多把。另有胶水、不干胶、尼龙草等自备创意型使用道具。

【实训内容】

1. 全班通过多媒体观看从网上查找且师生熟悉的知名社会药房的店内布置图片。

2. 全班分成两大组，每组推选出店长、设计师、工程美工各一名。

3. 每组针对照片进行讨论并找出布局特色，店长总结，讨论拿出布置计划草图。

4. 准备、检查设备用品等道具和有关材料是否完好、齐全。

5. 两组分工各占一半空间进行布置，分工负责、团结协作，店长指挥组员进行布置操作。

6. 教师除负责指导点评外，和店长、设计师、工程美工还要打分评价，7 人总分之和分最高者胜出。

【考核标准】

1. 着装整洁、分工明确、合作默契。 （10 分）

2. 设备、用品准备齐全，完好、到位。 （10 分）

3. 色调和谐、统一，布局美观、舒适。 （20 分）

4. 总布局合理，空间实用、敞亮。 （20 分）

5. 设备摆放合理、定位科学。 （10 分）

6. 材料搭配合理、不浪费。 （10 分）

7. 在规定时间内完成，不拖堂。桌、地面整洁。 （10 分）

8. 文明操作、礼貌无违纪，全组整体设计、布局效果好。 （10 分）

【实训说明】

1. 整个实训时间为 90 min。其中教师简要介绍 5 min，学生讨论计划 10 min，70 min 学生布置完成。教师点评、打分、小结 5 min。

2.所有设备、物品必须事先根据人数、操作项目精心计划准备好。

3.教师及每组打分人员可根据评分标准逐项适当扣分后直接得分。7人之和后总分最高组胜出。

实训 1-2 社会药房(店)中成药的陈列

【实训目的】

1.熟悉零售药店药品陈列的原则和操作要求。

2.掌握中成药陈列操作方法。

【实训场所】

模拟药店(证、制度、职责设备设施、布置等齐全)。

【实训用品】

1.药柜、货架、标价牌等设备。

2.中成药多种(也可用中包装、小包装盒代替)相同备用两份。

3.药店内各区货位布局设计图每组一张。

【实训内容】

1.实训学生全班分成两组并推选组长一名。抽签确定一组按功用陈列(如清热解毒类、活血化瘀类、感冒类、肝胆类等);另一组按剂型陈列。

2.每组根据抽到的类型(功用或剂型),参考消费者购买习惯、冷热货情况及相关法规,讨论设计出中成药所在区域的货架上细分定位图。

3.根据陈列原则按设计图对中成药的陈列具体进行操作。

4.教师及组长对按时完成陈列工作进行检查。按陈列原则、要求及考核标准打分。

5.教师除负责指导点评外,与2个组长打分后总分之和最高者胜出。

【考核标准】

1.着装整洁、分工合作好、文明守纪。 (10分)

2.设备、用品准备齐全,完好、到位。 (10分)

3.中成药按功用或剂型细分定位迅速准确。 (20分)

4.上架陈列美观、实用、方便。 (20分)

5.符合GSP要求,处方药与非处方药、内服药与外用药分开。 (10分)

6.按时间完成。收场及时,地面、桌面整洁。 (10分)

7.全组整体设计、布局陈列效果好。 (20分)

【实训说明】

1.模拟药店从设施设备到制度、职责、经营许可证、标牌等硬件软件都要准备到位、齐全。整个布局、设计布置要具药店特点并基本符合GSP要求。

2.中成药事先准备相同的两份,其中包括非处方药、处方药、外用药等。

3.整个实训时间为90 min。其中教师简要介绍5 min,组长组织讨论计划10 min,用约70 min时间完成陈列。教师点评、打分、小结5 min。

4.教师及每组打分人员可根据评分标准逐项适当扣分后直接得分。教师和2组长打分之和总分最高组胜出。

5.教师实训介绍基础知识要强调 GSP 规定:药品应按剂型或用途以及储存要求分类陈列和储存。其中药品与非药品、内服药与外用药、易串味药与一般药品应分开存放。处方药与非处方药分柜摆放。

6.药品陈列要注意突出特点、保持量感。采用醒目陈列、艺术陈列、重点陈列、季节与节日陈列等多种方便、实用、受消费者欢迎的陈列方法。

实训 1-3 中药斗谱排列记忆练习

【实训目的】

1.熟悉中药斗谱排列规律。

2.掌握中药饮片斗谱排列区域和定位记忆。

【实训场所】

模拟药店。

【实训用品】

1.准备 40 m^2 以上的空房间做模拟药店。温度、湿度、照明及其他服务承诺牌、制度、职责牌、经营许可证(模拟)等按 GSP 布局药店。

2.老师事先复印中药斗谱图表(横七竖八、横八竖八各 4 张,表 1-7,表 1-8 各 4 张)。

3.中药柜 2 个(横七竖八、横八竖八各 1 个。上贴标签与老师复印准备的斗谱表上的名字一致)。调剂台 2 个、桌子 2 张、椅子 4 把、剪刀 2 把,胶水、记号笔、不干胶若干。

【实训内容】

1.每组 10 多人,全班分成 4 个组。每组领取中药斗谱图、表 1-7,表 1-8 各 1 张。

2.每组对照斗谱或图表,对编排方法和原则进行讨论。

3.各组选择表 1-7,以横坐标和纵坐标对应的"字母数字"填入表 1-7 的相应位置。如纵坐标 A、B、C、D、E、F、G、H 行的"A"和横坐标 1、2、3、4、5、6、7 行的"4"相对应,就是 A4,可以直接填上。

4.填完后各组推选两名代表。老师每组提问 2 个字母代号各是那几位饮片的名字?如 B6、D4 在那个位置? 各代表哪些饮片? 然后两人分别在对应的横七竖八"中药柜"上找出是什么中药饮片名字。(记分员掐表计时间)

5.教师负责指导点评,每组推荐一名记分员。

【考核标准】

1.着装整洁、分工合作、配合默契。　　　　　　　　　　　　　　　　　　　(10 分)

2.用品准备齐全,完好、到位。　　　　　　　　　　　　　　　　　　　　　(10 分)

3.表格字母和数字填写快速、正确。　　　　　　　　　　　　　　　　　　　(10 分)

4.说对一个字母数字对应的饮片名称给 20 分。　　　　　　　　　　　　　　　(40 分)

5.在规定时间内完成,不拖堂。　　　　　　　　　　　　　　　　　　　　　(10 分)

6.收场及时,桌、地面整洁。　　　　　　　　　　　　　　　　　　　　　　(10 分)

7.文明礼貌、无违纪,全组整体效果好。 （10分）

【实训说明】

1.整个实训时间为90 min。其中教师简要介绍活动具体操作方法10 min。

2.学生讨论写出字母数20 min。教师提问四组每组10 min,共计40 min。

3.教师点评10 min,打分、小结10 min。

4.所有设备、物品必须事先根据人数、操作项目精心计划准备好。

5.教师及每组打分人员可根据评分标准逐项适当扣分后直接得分,总分最高组胜出。

表1-7 中药斗谱实践编排记忆表(横七竖八)

组别:		组长:			组员:			
编排方法		横坐标						
		1	2	3	4	5	6	7
纵坐标	A							
	B							
	C							
	D							
	E							
	F							
	G							
	H							

表1-8 中药斗谱实践编排记忆表(横八竖八)

组别:		组长:			组员:			
编排方法	1	2	3	4	5	6	7	8
纵坐标 A								
B								
C								
D								
E								
F								
G								
H								

目标检测

一、判断题(对的打"√",错的打"×")

1. 社会零售药房(店)所处地理位置、交通、环境,与企业的社会效益和经济效益有密切关系。　　　　　　　　　　　　　　　　　　　　　　　　　　　　　　(　　)

2. 药店门面设计要特别注重现代元素,不必考虑传统文化。　　　　　　(　　)

3. 药店布局的基本原则是尽量缩短顾客在店内的停留时间。　　　　　　(　　)

4. 药店营业面积要符合GSP要求,具有足够大的空间。　　　　　　　　(　　)

5. 医院药房与社会药房的处方来源、业务职能与社会药房基本相似。　　(　　)

6. 医院药房发药区应设置相对隔离的咨询台(室),便于与患者交流并保护隐私。

　　　　　　　　　　　　　　　　　　　　　　　　　　　　　　　　(　　)

7. 门诊药房布局原则应体现"以病人为中心",方便患者就医。　　　　　(　　)

8. 医院中药房的整体设置要考虑与各诊室、炮制室、收费室等相对较远距离。

　　　　　　　　　　　　　　　　　　　　　　　　　　　　　　　　(　　)

9. 药品领取时若发药与领药人工作繁忙,可以不经过复核进行发药。　　(　　)

10. 非药品、消杀药械的摆放不适用于医院药房。　　　　　　　　　　　(　　)

11. 中药药斗的设置一般成"横七竖八"或"横八竖八"的排列。　　　　　(　　)

12. 中药斗谱的编排方法和原则没有什么规律可循。　　　　　　　　　　(　　)

13. 中药斗谱编排时,一般将质地轻、用量少的药物存放于斗架的低层。　(　　)

14. 一般常用的饮片存放于斗架的中上层。　　　　　　　　　　　　　　(　　)

15. 中药饮片在"斗格"存放时,常将形状类似、功效不同的药物装于一个药斗中。

　　　　　　　　　　　　　　　　　　　　　　　　　　　　　　　　(　　)

16. 名贵细料药品不能存放于普通药斗内。　　　　　　　　　　　　　（　　）

17. 一个有职业素养的药学工作者,名利获得应靠自己诚信的劳动和才智获取。

　　　　　　　　　　　　　　　　　　　　　　　　　　　　　　（　　）

18. 药房每位工作人员言谈举止,代表不了整个集体形象。　　　　　　（　　）

19. 药房营业员接待顾客应主动热情、诚实向顾客推介药品。　　　　　（　　）

20. 药品销售时应以药品使用说明书为依据,正确介绍,不得误导消费者。（　　）

二、单项选择题(每题只选一个最佳答案)

1. 社会药房服务区布局要求做到　　　　　　　　　　　　　　　　　（　　）

　　A. 方便营业员出入　　　　　　　　B. 方便顾客出入

　　C. 方便经理出入　　　　　　　　　D. 方便营业员更衣

　　E. 方便营业员进餐

2. 社会药房营业场所药品陈列展示设备主要有　　　　　　　　　　　（　　）

　　A. 柜台、货架　　　　　　　　　　B. 冰箱、冷藏柜

　　C. 收银机　　　　　　　　　　　　D. 饮水机

　　E. 戥秤

3. GSP 实施细则规定,小型零售企业营业场所面积不小于　　　　　　（　　）

　　A. 100 m²　　　　　　　　　　　　B. 50 m²

　　C. 40 m²　　　　　　　　　　　　D. 30 m²

　　E. 20 m²

4. 医院住院药房位置布局要　　　　　　　　　　　　　　　　　　　（　　）

　　A. 便于医护人员取药　　　　　　　B. 便于患者取药

　　C. 便于患者休息　　　　　　　　　D. 便于患者就餐

　　E. 便于医护人员休息

5. 药品摆放常将销售的"热货"摆放在　　　　　　　　　　　　　　（　　）

　　A. 隐秘的地方　　　　　　　　　　B. 显眼易取的地方

　　C. 双人双锁保管　　　　　　　　　D. 双锁保管

　　E. 以上均非

6. 下列摆放中成药按剂型分类摆法的是　　　　　　　　　　　　　　（　　）

　　A. OTC 与 RX　　　　　　　　　　B. 感冒类、咳喘类

　　C. 内科、五官科　　　　　　　　　D. 丸剂、颗粒剂

　　E. 清热解毒、理气类

7. 下列斗谱属于"药对"编排法的是　　　　　　　　　　　　　　　（　　）

　　A. 生大黄、制大黄　　　　　　　　B. 根茎类、果实类

　　C. 焦麦芽、焦山楂　　　　　　　　D. 猪苓、茯苓

　　E. 以上均非

8. 中药饮片存放时常放在斗架较下层的是　　　　　　　　　　　　　（　　）

　　A. 常用药物　　　　　　　　　　　B. 质轻量少药物

　　C. 矿石类、贝壳类　　　　　　　　D. 毒性类药品

E. 麻醉药品

9. 特殊存放的中药不能装于一斗或上下斗的是 （　　）

A. 属配伍禁忌的　　　　　　　　　　B. 易招灰污染的

C. 名贵细料药　　　　　　　　　　　D. 医疗性毒性药品

E. 麻醉药罂粟壳

10. 为树立企业形象,营业员上班时间要求一律佩戴 （　　）

A. 戒指　　　　　　　　　　　　　　B. 耳环

C. 工牌　　　　　　　　　　　　　　D. 项链

E. 以上均非

三、多项选择题(选两个或两个以上答案,少选、多选均不得分)

1. 社会药房工作环境要求 （　　）

A. 温湿度合格　　　　　　　　　　　B. 有防盗、防火安全设施

C. 整体环境保持整洁　　　　　　　　D. 拆除药品包装应及时清除

E. 通风、照度合格

2. 社会药房(店)内部布局一般应有 （　　）

A. 药品空间　　　　　　　　　　　　B. 店员空间

C. 顾客空间　　　　　　　　　　　　D. 进餐空间

E. 以上均非

3. 药店布局的基本原则要求 （　　）

A. 符合 GSP 的营业面积　　　　　　B. 营业、生活场所分开

C. 有品牌、标示图　　　　　　　　　D. 设计合理

E. 突出特色

4. 社会零售药房(店)内部功能划分主要有 （　　）

A. 营业区　　　　　　　　　　　　　B. 服务区

C. 更衣准备区　　　　　　　　　　　D. 办公区

E. 吸烟区

5. 社会药房营业场所的主要设施有 （　　）

A. 陈列展示设备　　　　　　　　　　B. 储存保管设备

C. 饮片调剂设备　　　　　　　　　　D. 安全设备等

E. 休息娱乐设备

6. 医院门诊药房的布局原则要求是 （　　）

A. 便于调剂,方便病人　　　　　　　B. 便于医护请领药品

C. 卫生条件好　　　　　　　　　　　D. 室内药品合理摆放

E. 水、电正常保障

7. 医院药房的设施主要有 （　　）

A. 通用设备　　　　　　　　　　　　B. 信息设备

C. 炮制设备　　　　　　　　　　　　D. 专业设备

E. 安全设备等

8.中药房主要设备有　　　　　　　　　　　　　　　　　（　　）

  A.中药调剂台、调剂柜　　　　　　B.戥秤、台秤、药冲

  C.计算机、处方打印机　　　　　　D.切药刀、切片机等

  E.粉碎机

9.药品调剂工作制度要求做到　　　　　　　　　　　　　（　　）

  A.按调剂程序进行

  B.调配西药方时禁用手接触药品

  C.从事调剂岗位必须是药学专业技术人员

  D.处方调配严格执行"四查十对",并经严格复核。

  E.以上均非

10.药房调剂员在仪容仪表和服务礼仪方面应该做到　　　（　　）

  A.热情主动　　　　　　　　　　　B.举止文明

  C.服务规范　　　　　　　　　　　D.语言和气

  E.穿着奇特

第二章 处方的应用

处方作为一种传递信息的特殊医疗文件,它把医师对患者用药的信息传达给药师,以便药师按医师的意图为患者调配药品及讲解使用方法。处方的开具、调配、使用技能,直接关系到病人安全、有效、经济用药,是药品调剂工作的重要环节。所以,本章主要围绕处方的认知、使用、处方差错的监管处理3个方面的任务展开,通过知识学习、案例解析、互动交流、实训操作,使学习者全面掌握处方应用技术。

第一节 处方的认知

【学习目标】

1. 能分清处方类别。
2. 会识别处方统一格式。
3. 熟知处方书写规则。

活动一 理解处方的意义

人们在生活中难免要生病,所以就会在医院和药店接触到处方,为何有些药物必须凭处方购买? 你能理解处方的含义和重要性吗? 请看案例:

案例 2-1 未见处方擅自销售处方药造成医疗事故

《河南报业网》讯:2019年10月份,原告王某某经嵩县某医院初步诊断有骨质增生现象,到嵩县某药业有限公司买药,经在此租赁柜台经营药品的药业有限公司销售员检查后,推荐购买本公司生产的抗骨增生片。用药后原告感觉身体不适,到医院住院治疗,做胃切除手术,经鉴定构成六级伤残。原告起诉要求被告赔偿各项经济损失88 136元。

河南省嵩县人民法院经审理认为,被告生产的"抗骨增生片"为处方药,必须凭执业医师或助理医师处方才可调配购买和使用,在销售时,售药者应要求病人提供处方,而销售方没有做到,对原告损害结果存在过错,应承担赔偿责任。遂依法判决被告赔偿原告受害人各项经济损失6万余元。

案例 2-2 开错处方致猝死,赔偿 3 万元

《三晋都市报》报道:阳泉市居民王某因右肩部"带状疱疹"就诊于阳泉市某矿医院。确诊后,在医院拿到了一张处方,但按照处方开了药,在该院注射了一定剂量的青霉素后不久,王某就出现一系列的过敏反应,并在一番紧急抢救后,当场在该医院死亡。

2017 年 6 月 17 日,阳泉市医学会对该起"医疗事件"做出鉴定,结论为本案例属于一级甲等医疗事故,由死者亲属提起的诉矿医院医疗事故人身损害赔偿案,经阳泉市矿区人民法院开庭审理,最终在法院的主持调解下,医患双方达成协议,由院方一次性赔偿死者亲属人民币 3 万元。

📖 课堂互动

★ 导致上述两例医疗悲剧形成的原因何在?

★ 你以前是否见过处方? 知道它体现了什么意义吗?

处方既反映了医师的用药要求,又是药学技术人员调剂工作的凭证和依据,见表 2-1。

表 2-1 处方的概念和意义

处方概念		处方是执业医师或助理执业医师为患者开具的用药指令,即医师为某一特定患者医疗、预防疾病或其他需要而写给药剂人员配发药品的书面通知。处方包括医疗机构病区用药医嘱单
处方意义	技术意义	处方记载了医师用药的名称、剂型、规格、数量及用法用量,是药师配发药品和指导患者用药的重要依据
	法律意义	因医师处方书写错误或药剂人员调配差错而造成医疗事故时,应承担法律责任。医师具有诊断权和开具处方权,但无调配处方权;药师具有审核、调配处方权,但无诊断和开具处方权。因此,要求医师和药剂人员在处方上签字,以示负责
	经济意义	是表明患者已交药费的真实凭证及统计医疗药品消耗、经济收入结账、预算采购药品的原始依据

活动二 识别处方类型

(一)处方种类

根据 2007 年 2 月 14 日国家卫生部颁布的《处方管理办法》,目前处方可分为普通处方(图 2-1)、急诊处方(图 2-2)、儿科处方(图 2-3)、麻醉药品和第一类精神药品处方(图 2-4)、第二类精神药品处方(图 2-5)、医疗保险处方(图 2-6)等几类。

📌 处方实例

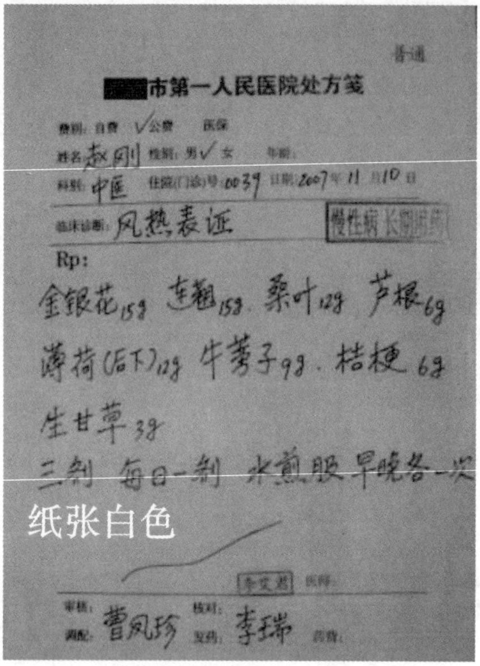

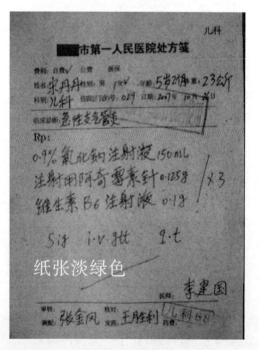

图2-1 普通处方

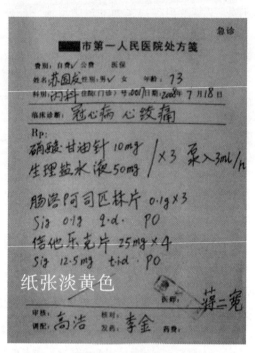

图2-2 急诊处方

图2-3 儿科处方

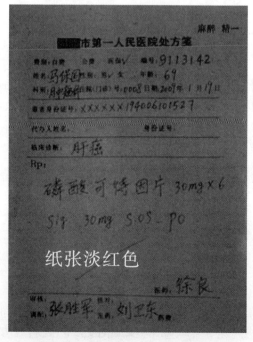

图2-4 麻醉、第一类精神药品处方

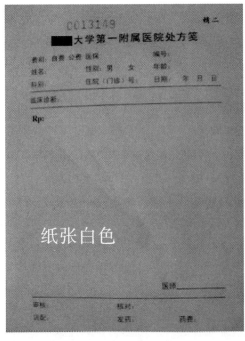

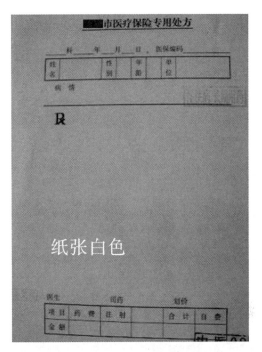

图 2-5 第二类精神药品处方 图 2-6 医疗保险处方

此外,根据处方正文内容的来源不同,处方还可分为如下。

1. 法定处方

法定处方指中国药典、国家食品药品监督管理局颁发的药品标准所收载的处方,它具有法律的约束力,在医师开写法定制剂时均须照此规定,通常用于配制制剂。

2. 协定处方

协定处方是医院药剂科与临床医师根据本院经常性医疗用药的需要,共同协商制订的处方。该类处方一般可事先配制成医院制剂,便于控制药物的品种和数量,提高配方速度,以减少病人的候药时间和方便服用。但只能在本单位使用。

3. 医师处方

医师处方是指执业医师根据患者诊断、预防、治疗疾病需要而为病人开写的,具有较强针对性的特定处方,在医疗实践中应用广泛,又称调剂处方。

📖 知识拓展

验方、单方、秘方

验方(偏方):是指历代文献未经收载而在民间长期积累、流行的经验处方,简单有效。

单方:属于比较简单的验方,通常只有一两味药。

秘方:有一定的独特疗效,但秘而不宣的处方。

许多验方、单方、秘方中确有肯定和特殊的疗效,需要不断挖掘、筛选和推广应用。

（二）处方格式

处方由前记、正文和后记 3 部分组成,其中正文是处方的核心部分,是患者的用药依据。其格式如表 2-2。

表 2-2 处方格式结构表

序号	结构	主要内容
1	前记	医院名称、处方编号、费别、患者姓名、性别、年龄、门诊或住院病历号、科别或病室和床位号、临床诊断、开具日期等,并可增列专科要求的项目
2	正文	以 Rp 或 R(拉丁文 Recipe"请取"的缩写)开头,药品名称、剂型、规格、数量、用法、用量等
3	后记	医师签名或加盖专用签章,药价和现金收讫印章、审核、调配、核对、发药的药学专业技术人员签名和发药日期等

📖 知识拓展

电子处方

患者看病、医生开方实现无纸化,一切均由电脑记录并保存在案。患者到医院求医问诊时,挂号处会较为详细地登记患者的姓名、性别、年龄、联系电话、家庭住址以及血型、既往病史等基本资料并输入电脑,电脑随之会给出患者所挂的科室及医生的姓名以及就诊的日期时间等。于是医生在接诊时,只要点击电脑按键,屏幕上便马上显示有关资料内容。确诊之后,接诊医生便会在电脑上直接输入所开"处方",医院的药房、收费处和医院管理者的电脑屏幕便会同时显示这位医生所开药方的药名、规格、数量、单位以及药品的单价。患者看病完毕,只需凭"诊疗卡"和门诊挂号单据,便可直接缴费取药。

🔲 课堂互动

★ 你是否有过在药店不用处方就能购买抗生素的经历?

★ 分组观察认识处方式样,并说出格式内容。

活动三　掌握处方的书写规则

1. 处方一般用钢笔或毛笔书写,字迹清楚,不得涂改;如需修改,应当在修改处签名并注明修改日期。每张处方限于一名患者的用药。

2. 药品名称应当使用规范的中文名称书写,没有中文名称的可以使用规范的英文名称书写;医疗机构或者医师、药师不得自行编制药品缩写名称或者使用代号;书写药品名称、剂量、规格、用法、用量要准确规范,药品用法可用规范的中文、英文、拉丁文或者缩写体书写,但不得使用"遵医嘱""自用"等含糊不清字句。

3. 处方当日有效。特殊情况下需延长有效期的,由开具处方的医师注明有效期限,但有效期最长不得超过 3 d。

4. 患者年龄应当填写实足年龄,新生儿、婴幼儿写日、月龄,必要时要注明体重。

5. 西药和中成药可以分别开具处方,也可以开具一张处方,中药饮片应当单独开具处方。开具西药、中成药处方,每一种药品应当另起一行,每张处方不得超过 5 种药品。

6. 中药饮片处方的书写,一般应当按照"君、臣、佐、使"的顺序排列;调剂、煎煮的特殊要求注明在药品右上方,并加括号,如布包、先煎、后下等;对饮片的产地、炮制有特殊要求的,应当在药品名称之前写明。

7. 药品用法用量应当按照药品说明书规定的常规用法用量使用,特殊情况需要超剂量使用时,应当注明原因并再次签名。

8. 处方一般不得超过 7 d 用量;急诊处方一般不得超过 3 d 用量;对于某些慢性病、老年病或特殊情况,处方用量可适当延长,但医师必须注明理由。

9. 药品名称以《中华人民共和国药典》收载或药典委员会公布的《中国药品通用名称》或经国家批准的专利药品名为准。如无收载,可采用通用名或商品名。药名简写或缩写必须为国内通用写法。中成药和医院制剂品名的书写应当与正式批准的名称一致。

10. 药品剂量与数量用阿拉伯数字书写。剂量应当使用法定剂量单位:重量以克(g)、毫克(mg)、微克(μg)、纳克(ng)为单位;容量以升(L)、毫升(mL)为单位;国际单位(IU)、单位(U);中药饮片以克(g)为单位。

片剂、丸剂、胶囊剂、颗粒剂分别以片、丸、粒、袋为单位;溶液剂、气雾剂以支、瓶为单位;软膏及乳膏剂以支、盒为单位;注射剂以支、瓶为单位,应当注明含量;中药饮片以剂为单位。

11. 为门(急)诊患者开具的麻醉药品、第一类精神药品注射剂,每张处方为一次常用量;控缓释制剂,每张处方不得超过 7 d 常用量;其他剂型,每张处方不得超过 3 d 常用量。

哌醋甲酯用于治疗儿童多动症时,每张处方不得超过 15 d 常用量。

第二类精神药品一般每张处方不得超过 7 d 常用量。

为门(急)诊癌症疼痛患者和中、重度慢性疼痛患者开具的麻醉药品、第一类精神药品注射剂,每张处方不得超过 3 d 常用量;控缓释制剂,每张处方不得超过 15 d 常用量;其他剂型,每张处方不得超过 7 d 常用量。

为住院患者开具麻醉药品和第一类精神药品处方应逐日开具,每张处方为 1 d 常用量。

12. 开具处方后的空白处画一斜线以示处方完毕。处方医师的签名式样和专用签章应当与院内药学部门留样备查的式样相一致,不得任意改动,否则应当重新登记留样备案。

13. 医师利用计算机开具普通处方时,需同时打印纸质处方,其格式与手写处方一致,打印的处方经签名后有效。药学专业技术人员核发药品时,必须核对打印处方无误后发给药品,并将打印处方收存备查。

课堂互动

判断是非：

★ 药品剂量与数量用阿拉伯数字书写,剂量应当使用法定计量单位。　　　　（　　）

★ 西药和中成药及中药饮片可以分别开具处方,也可以开具一张处方。　　　（　　）

★ 医疗机构或者医师、药师不得自行编制药品缩写名称或者使用代号。　　　（　　）

★ 药品用法可以使用"遵医嘱""自用"等字句。　　　　　　　　　　　　　（　　）

知识链接

医师在进行处方正文书写时,经常会采用拉丁文缩写或英文缩写,来表示药品的剂型、规格、用量和使用方法。药学专业技术人员应该掌握并理解常用的外文缩写及其含义,如表2-3。

表2-3　处方中常见的外文缩写及中文含义

外文缩写	中文含义	外文缩写	中文含义
WHO	世界卫生组织	O.D	右眼
No	数目	O.L	左眼
a.u.a	用前振摇	O.U	双眼
A.s.t.！	皮试	m.d.	用法口授,遵照医嘱
I.d	皮内注射	prim.vic.No2	首剂倍量
i.m.	肌内注射	aq.dest	蒸馏水
i.h.	皮下注射	Ocul.	眼膏剂
i.v.	静脉注射	Gutt.	滴眼剂
i.v.gtt	静脉滴注	Syr	糖浆剂
gtt	滴	Ung.	软膏剂
h	小时	Ol.	油剂
g	克	Inj	注射剂
mg	毫克	Caps	胶囊剂
μg	微克	Emuls	乳剂
mL	毫升	Tab.	片剂
L	升	Supp	栓剂
q.h.	每小时1次	Pil	丸剂
q.4h.	每4小时1次	Tinct	酊剂
q.d.	每日1次	Pulv	散剂
b.i.d.	每日2次	Mist	合剂
t.i.d.	每日3次	Sol.	溶液剂

续表 2-3

外文缩写	中文含义	外文缩写	中文含义
q. i. d	每日 4 次	Neb.	喷雾剂
q. o. d.	隔日 1 次	NS	生理盐水
q. m.	每晨	Lot.	洗剂
h. s.	睡时	Garg	含漱剂
a. c.	饭前（服）	amp.	安瓿
p. c.	饭后	p. r. n.	必要时
a. m.	上午	cito!	急速地
p. m.	下午	s. o. s.	需要时用
q. s	适量	st!	立即
Ad. add	到、加至	Lent!	慢慢地!
Exp	失效期	co.	复方的,复合的
aa, aad.	各、各等分	p. o	口服
D. S.	给予、标记	IU	国际单位
M. D. S.	混合,给予,标记	MFD	生产日期
D. t. d.	给予同量	LD	致死量
Sig	用法,标记	ED	有效量
MIC	最小抑菌浓度	ue. ext.	外用

课堂互动

★ 图 2-1～图 2-4 的处方实样图片符合书写规则吗？
★ 请学习者结合处方样例分组讨论不同处方应包括哪些基本要求？

第二节
处方的使用管理

【学习目标】
1. 学会审核处方。
2. 熟知处方开具、调剂、使用保存有关规定。
3. 能正确识别不合格处方。

活动一　案例解析

案例 2-3　护士给患者开处方造成医疗事故
《云南法制报》报道:云南省 7 岁的何某某因身体不适,家长带他到附近的医院就诊,听了家长及小孩就病情的口述后,当班护士便给其开处方、输液。在输液过程中,何某某出现口唇发绀、讲话不清等症状,家长急忙拔了针头将其送往相隔 1 km 的州医院抢救,抢救不到 10 min 何某某死亡。记者对此事进行了采访。何某某的父亲说,2018 年 6 月 25 日中午 11 时 50 分许,他和往常一样到儿子所在学校接儿子回家。当接到孩子时发现,小孩有出汗、手脚疼痛等情况,就把小孩送往县医院第二门诊部就诊,当班医生(后来才知道是护士)听了小孩及其家长的口述后,初步诊断为中暑,开了处方并输液治疗,结果造成死亡事故。

案例 2-4　工作疏忽导致严重后果

北京市患儿周某,6 岁,因恶心、呕吐、腹痛、腹泻而就诊。经值班医生检查,诊断为急性肠胃炎,给予颠茄合剂 10 mL 口服,1 日 3 次。该医生开处方时,因与人谈话,注意力不集中,误将"颠茄合剂"写成"颠茄酊"。药师审核处方时问护士:"怎么开这么大量。"护士说:"是××医生开的。"药师未再追问,即按处方发药。病人回家后服药 3 次出现心慌、烦躁、极度兴奋、精神失常,急送医院,经抢救脱险。

案例 2-5　一纸密码处方开出 16 万元赔偿

《中国青年报》报道:2016 年 7 月,牡丹江市民李某某患扁桃体炎、盆腔炎、上呼吸道感染等,到某医院求医。医生诊病后开的药方上面写的都是阿拉伯数字,没有药材名字。药方在取药时就被收回,也没有购药收据。经打听才知道医院开的是密码处方,这样做是为了防止他人窃密。

连续服药 1 周后,李某某出现了黄疸、虚脱乏力、手臂颤抖、听力下降等异常症状。专家诊断为"药物中毒性重型肝炎"。经过 21 d 的紧张施救,李某某终于从死神手中逃脱出来。2016 年 11 月,黑龙江省医学会做出鉴定结论为"三级戊等医疗事故"。最后,牡丹江市中级人民法院终审判决:该医院在此起医疗事故中有过错并承担一定赔偿责任。赔偿李某某合理费用 32.045 万元的 50%,即 16.02 万元。

有关专家认为,这一案件其实教训深刻,开密码处方既可能危害患者又可能危害医院,因为处方上不写明药的成分,如果有误造成医疗事故就无法说清事实,对患者不利对医方也不利。结合这几个案例,分组讨论问题,见表 2-4。

表 2-4　案例解析

讨论主题	分析结论
医疗活动中谁应该有处方权和调配权?	
护士、医生、药剂人员都可以开处方、修改处方吗?	
审核处方调配药物时应该注意哪些问题?	
处方用过后需要保存吗?为什么?	
以上案例形成原因及处理措施	
……	

活动二 | 明确处方执行权限

中华人民共和国卫生部令第53号发布了《处方管理办法》(已于2007年5月1日起开始施行),其中对处方的执行权限做出了明确规定,其要点见表2-5。

表2-5 处方权限主要内容

类别		执行要点
处方权	执业医师	1. 经注册的执业医师在执业地点取得相应的处方权。执业医师应当在注册的医疗机构签名留样或者专用签章备案后,方可开具处方 2. 医师被责令暂停执业、被责令离岗培训期间或被注销、吊销执业证书后,其处方权即被取消。调离注册机构处方权自行取消
	执业助理医师	1. 经注册的执业助理医师在医疗机构开具的处方,应当经所在执业地点执业医师签名或加盖专用签章后方有效 2. 在乡、镇的医疗、预防、保健机构工作的执业助理医师,根据医疗诊治需要,经县级卫生行政部门核准,只在注册的执业地点有处方权,获取处方权的执业助理医师应在相关部门签名留样或留专用签章式样
	实习医师、进修医师、试用期医师	1. 开具处方,须经所在医疗、预防、保健机构有处方权的执业医师审核并签名或加盖专用签章后方有效,责任由签名医师负责 2. 处方签名形式为:带教医师名/实习或进修医师名
	麻醉药品、精神药品使用权	医疗机构应按照有关规定,对本机构执业医师和药师进行麻醉药品和精神药品使用知识和规范化管理的培训。执业医师经考核合格取得麻醉药品和第一类精神药品的处方权后,方可在本机构开具麻醉药品和第一类精神药品处方,但不得为自己开具该类药品处方
调配权		1. 取得药学专业技术资格人员方可从事处方调剂工作,其签名式样应在本机构药学部门或药品零售企业留样备查 2. 具有药师以上专业技术职务的人员负责处方审核、评估、核对、发药以及安全用药指导;药士从事处方调配工作。非药学专业技术人员不得从事处方调配工作 3. 药学专业技术人员须凭医师处方调剂处方药品,非经医师处方不得调剂 4. 药学专业技术人员停止在医疗、预防、保健机构或药品零售企业执业时,其处方调剂权即被取消 5. 药师经考核合格取得麻醉药品和第一类精神药品调剂资格后,方可在本机构调剂麻醉药品和第一类精神药品

课堂互动

★ 处方是指由_____或_____在诊疗活动中为患者开具的,并作为患者用药凭证的医疗文书。药师应当凭医师处方调剂_____药,非经医师处方不得调剂。

★ 具有_____以上专业技术职务的人员负责处方审核及安全用药指导;_____人员不得从事处方调配工作。

活动三　熟知处方调配规则

药学专业技术人员应按操作规程调剂处方药品:认真审核处方,准确调配药品,正确书写药袋或粘贴标签,主要内容见表2-6。

表2-6　处方调配制度要点

类别	执行要点
处方适宜性审核	1. 对规定必须做皮试的药物,处方医师是否注明过敏试验及结果的判定 2. 处方用药与临床诊断的相符性 3. 剂量、用法的正确性 4. 选用剂型与给药途径的合理性 5. 是否有重复给药现象 6. 是否有潜在临床意义的药物相互作用和配伍禁忌
配方要求	1. 药学专业技术人员对于不规范处方或不能判定其合法性的处方,不得调剂 2. 经处方审核后,认为存在用药安全问题时,应告知处方医师,请其确认或重新开具处方并记录在处方调剂问题专用记录表上,经办药学专业技术人员应当签名,同时注明时间 3. 药学专业技术人员无权擅自更改处方或者配发代用药品
四查十对	查处方,对科别、姓名、年龄;查药品,对药名、规格、数量、标签;查配伍禁忌,对药品性状、用法用量;查用药合理性,对临床诊断
发药	1. 发出药品时应按药品说明书或处方医嘱,向患者或其家属进行相应的用药交代与指导,发出的药品应注明患者姓名和药品名称、用法、用量 2. 药学专业技术人员在完成处方调剂后,应当在处方上签名或者加盖专用签章
备注	除麻醉药品、精神药品、医疗用毒性药品和儿科处方外,医疗机构不得限制门诊就诊人员持处方到药品零售企业购药

课堂互动

是非判断:

★ 药师发现不合格处方时应立即修改处方的错误内容。　　　　　　　(　)

★ 药士可以从事处方调配、审核、发药工作。 （   ）

★ 开具西药、中成药处方,每张处方不得超过5种药品。 （   ）

活动四　处方的监管保存

处方的监管要求见表2-7。

表2-7　处方监管制度

类别	主要内容	
处方登记管理	1. 处方由各医疗机构按规定的格式统一印制。空白处方笺应由库房统一保管,发出应办理登记签字手续。临床科室对空白处方笺要专人负责,妥善保存 2. 对麻醉药品和精神药品处方,按年月日逐日编制顺序号,单独存放,按月汇总。建立完善的保管、领取、使用、退回、销毁管理制度 3. 麻醉药品、精神药品、医疗用毒性药品、放射药品的专用处方应当专册登记。专册登记内容包括:姓名、性别、年龄、身份证号、病历号、疾病名称、药品名称、规格、数量、处方医师、处方编号、处方日期、发药人、复核人,使用《麻醉药品专用卡》时还需填写卡号、取药人姓名、身份证号 4. 专册保存期限为3年	
处方用纸颜色	1. 普通处方的印刷用纸为白色 2. 急诊处方印刷用纸为淡黄色,右上角标注"急诊" 3. 儿科处方印刷用纸为淡绿色,右上角标注"儿科" 4. 麻醉和第一类精神药品处方印刷用纸为淡红色,右上角标注"麻、精一" 5. 第二类精神药品处方印刷用纸为白色,右上角标注"精二"	
处方的保存期	普通处方、急诊处方、儿科处方	1年
	医疗用毒性药品、第二类精神药品	2年
	麻醉药品、戒毒药品、第一类精神药品	3年
处方的销毁	处方由调剂、出售处方药品的医疗、预防、保健机构或药品零售企业妥善保存。处方保存期满后,经医疗、预防、保健机构或药品零售企业主要负责人批准、登记备案,方可销毁	
处方使用监督	1. 医疗机构应当建立处方点评制度,填写处方评价表,对处方实施动态监测及超常预警,登记并通报不合理处方,对不合理用药及时予以干预 2. 医疗机构应当对出现超常处方3次以上且无正当理由的医师提出警告,限制其处方权;限制处方权后,仍连续2次以上出现超常处方且无正当理由的,取消其处方权	

🔗课堂互动

★ 处方印刷用纸颜色,普通处方为_____,急诊处方为_____,儿科处方为_____,麻醉、一类精神药品处方为_____,二类精神药品处方为_____。

★ 除_____、_____、毒性药品和_____处方外,医疗机构不得限制门诊就诊人员持处方到药品零售企业购药。

第三节
错误处方的防范与处理

【学习目标】

1. 学会辨别错误处方类型。
2. 明确处方差错的防范处理措施。

活动一　识别错误处方常见表现

处方实例解析一:

×××医院专用处方笺

姓名:<u>李四</u>　　　　性别:<u>男</u>　　　　年龄:<u>成</u>　　　　费别:<u>自费</u>

门诊/住院病历号:<u>079012</u>　　　　科别/病区和床位号:<u>内科 18 号</u>

临床诊断:_____

①诺氟沙星胶囊 0.1g×三十
　　Sig.　0.4g　b.i.d.　p.o.

②青霉素 G 钾粉针 80 万 U×5
　　Sig.　80 万 U　q.d.　i.v.gtt.

③霍香正气水　遵医嘱

医　师:<u>赵××</u>

收费员:<u>王××</u>

药品金额¥:___89___元

注射费¥:___36___元

审核、调配:<u>张×</u>

请根据《处方管理办法》分析该处方是否符合规定？

处方点评：本案例的处方错误主要表现如下。

1. 处方格式印制错误。前记中无"处方开具日期、门诊或住院病历号"栏目；正文无Rp 或 R 标示。后记中"核对、发药的药学专业技术人员签名"缺项。

2. 处方书写规则错误。①前记项目书写不全，如年龄一项不写具体年岁，只写"成"并且无临床诊断。②诺氟沙星胶囊的开具数量用"三十"，违反了处方制度中关于药品数量一律用阿拉伯数字书写的规定。③青霉素 G 钾使用需进行皮试，处方上未注明。④开具处方后的空白处未画斜线。

3. 藿香正气水"遵医嘱"用法、用量不明确。

处方实例解析二：

×××医院专用处方笺

姓名：<u>马王氏</u>　　　　性别：<u>女</u>　　　　　　年龄：<u>76</u>

门诊/住院病历号：<u>089129</u>　　　　科别/病区和床位号：　<u>内科56</u>

临床诊断：　　<u>糖尿病合并高血压病</u>　　　　　　　　费别：　<u>医保</u>

开具日期：　<u>2020</u>　年　<u>9</u>月　<u>12</u>日

Rp

雷尼替丁片 0.15 g×20　Sig　0.3 g　b.i.d.　p.o.

阿莫西林胶囊 0.25 g×30　Sig　0.5 g　t.i.d　p.o

卡托普利片 12.5 mg×100　Sig　37.5 mg　t.i.d　p.o.

氢氯噻嗪片 25 mg×20　Sig　50 mg　q.d　p.o.

格列本脲片 2.5 mg×20　Sig　2.5 mg　t.i.d　p.o.

消渴丸 100 丸　口服，一次 10 丸，一日 3 次

生地黄 12 g　知母 12 g　丁香 6 g　天花粉 9 g

茯苓 12 g　郁金 9 g　甘草 3 g

医　师：　<u>刘××</u>

药品金额￥：　<u>268</u>　元　　　　　　收费员：　<u>崔×</u>

注射费￥：　　　　元　　　　　　审核、调配：　<u>严××</u>

（收款票据请贴附处方背面）　　　　核对、发药：　<u>朱××</u>

分析说明本处方的使用是否合理？为什么？

处方点评：本处方主要问题在于如下。

1. 违反处方书写规则:《处方管理办法》规定每张处方不得超过 5 种药品。西药和中成药可以开具一张处方,中药饮片应当单独开具处方,而该处方不但西药与中药饮片混开,并且药物品种也超出 5 种以上。

2. 超越处方限量规定:本处方"卡托普利片"每次服 3 粒,每天服 3 次,100 粒药可服 10 d 以上,违反了用药量不得超过 7 d 常用量的规定。

3. 处方用药错误

(1)"雷尼替丁片"和"阿莫西林胶囊"药品与本处方患者适应证不符。

(2)违犯配伍禁忌用药。中药饮片丁香和郁金属于中药的"十九畏",不能同用。

(3)不了解复方制剂的成分而重复用药:治疗糖尿病时以消渴丸(每 10 丸含格列本脲 2.5 mg)与格列本脲合用,极易诱发低血糖、癫痫发作、脑血管意外及偏瘫等不良反应,严重时还有致死的危险。

此外,在实际工作中还经常见到下列处方差错。

●处方书写不用蓝黑墨水(如用圆珠笔、铅笔),或字迹潦草、难以辨认("天书处方"),或使用自制符号、代码书写处方("密码处方")。

●处方药名不全,药品剂型和规格不对、剂量、单位、用法不明确或非常规用药。

●药名混淆不清。如安定(抗焦虑药)与安坦(抗震颤麻痹药);阿拉明(抗休克药)与可拉明(中枢兴奋药);他巴唑(抗甲亢药)与地巴唑(降压药);消炎痛(解热镇痛药)与消心痛(抗心绞痛药)以及中药的丽珠得乐与丽珠欣乐、车前子与马钱子、天麻与升麻、山茱萸与吴茱萸等。药名虽然只一字之差,但用途则相去甚远。

●忽视小儿、老年人生理特点错误用药。如新生儿应用氯霉素造成灰婴综合征;老年人用强心苷类药物未减少剂量而损害肝肾功能,导致中毒反应等。

活动二　处方差错的成因探讨

常见处方差错分析如表 2-8。

表 2-8　处方差错分析

差错原因	成因分析
工作缺乏责任心,玩忽职守	医师受到药品曾用名、行业简化名称、别字、同药异名等的不良影响,在开处方时精神不集中,只图省事方便或药师配方时工作粗疏,不认真检查核对而造成差错
专业技术水平较低,业务不熟练	从业人员未经过严格系统的专业训练和教育
管理秩序混乱,规章制度落实不到位	医疗机构对处方书写和配方发药过程重视不够,缺乏有效的组织管理制度;劳动纪律松散,处方辨认不清,药品放置杂乱
工作环境影响	由于医院是一种人员多而杂的公众场所,有时病人和其家属较多,因而较为嘈杂,此时药剂人员就很容易受到影响,也会造成看错处方配错药的可能

课堂互动

结合活动一和活动二的内容讨论下列问题。

★ 错误处方常见哪几种类型?

★ 造成处方差错的根源是什么?

★ 如何避免处方差错的发生?

活动三　错误处方的治理措施

1. 加强思想教育,强化医药人员的职业道德和工作责任,牢固树立"安全第一"的观念。严格遵守上班制度,保持规范有序的工作环境,上班时不要谈论与工作无关的事,不喧哗吵闹,以患者为本,真心实意为病患者提供优质服务。

2. 在处方的开具和调配过程中,严格执行有关药事法规和管理制度。熟知操作程序规范,坚持药品调配的"四查十对",对于外包装相同、品名相同而剂量不同的药品,应当分开放置,并做好标识。做到病人的用药准确无误,质量优良,使用合理。

3. 组织专业培训和继续教育。随着科学技术的迅猛发展,药学知识和药物品种日新月异,这就要求医药执业人员不仅加强基础理论和基本治疗药物的知识,而且要熟悉、掌握更多更新的药学技术和相关学科知识,提高专业素质、确保用药安全有效。

随着国家医改方案"允许患者凭处方到零售药店购买药物"的实施,患者凭处方到药店买药将更为便利。为加强处方药的管理,请填写"处方药登记销售记录表",见表2-9。

表2-9　处方药登记销售记录

药店名称:　　　　　　质量负责人:　　　　　　　　　　　年　月　日

购药日期	处方来源	患者姓名	性别	年龄	病情诊断	联系方式	药品名称规格	数量	审方人	配方人	复核发药人

4. 建立错误处方的点评、登记制度,制定切实可行的处方评价方法和指标。填写"处方差错记录表",如表2-10。

表2-10　处方差错记录表

日期	患者姓名		处方号		医师姓名		审核人	
处方摘要								
错误要点								
处理方式								
备注								

5. 医疗机构应指定部门或专人,定期或不定期地对处方质量尤其是处方书写、用药的合理性进行考核、评价(填写处方评价表见表2-11),排查异常情况;同时运用 HIS 查询系统对处方进行经常性的监测和数据分析,并通报评价结果和落实整改措施。

6. 发生处方差错事故,必须及时上报药房主任或药店值班经理对差错立即处理,并进行登记,明确责任。分析出现处方差错的原因、后果,总结经验教训。按岗位责任层层把关,堵塞漏洞。把处方的合理性与单位奖罚制度结合起来,最大限度地降低和杜绝处方差错的发生,使合理用药、规范处方、准确调配成为广大医药执业人员的自觉行动。

表 2-11　处方评价

医疗机构名称：

填表人：　　　　　　　　　　填表日期：

A 表

序号	处方日期 （年月日）	年龄 （岁）	药品 品种	抗菌药 （0/1）	注射剂 （0/1）	基本药物 品种数	药品通 用名数	处方 金额	诊断
1									
2									
3									
4									
5									
6									
7									
8									
9									
10									
11									
12									
13									
14									
15									
16									
17									
18									
19									
20									
21									
22									
23									
24									
25									
26									
27									
28									
29									
30									
总计			A=	C=	E=	G=	I=	K=	
平均			B=					L=	
%				D=	F=	H=	J=		

注：有=1　无=0；结果保留小数点后一位。

A：用药品种总数　　　　　　　　B：平均每张处方用药品种数=A/30　　　C：使用抗菌药的处方数

D：抗菌药使用百分率=C/30　　　E：使用注射剂的处方数　　　　　　　F：注射剂使用百分率=E/30

G：处方中基本药物品种总数　　　H：基本药物占处方用药的百分率=G/A　I：处方中使用药品通用名总数

J：药品通用名占处方用药的百分率=I/A　　K：处方总金额　　　　　　　　L：平均每张处方金额=K/30

B 表

序号	就诊时间（min）	发药交代时间(s)	处方用药品种数	实发处方药品数	标签标示完整的药品数	患者是否了解全部处方药用法(0/1)
1						
2						
3						
4						
5						
6						
7						
8						
9						
10						
11						
12						
13						
14						
15						
16						
17						
18						
19						
20						
21						
22						
23						
24						
25						
26						
27						
28						
29						
30						
总计			C=	D=	F=	H=
平均	A=	B=				
%				E=	G=	I=

注:是=1 否=0。

A:患者平均就诊时间　　　　　　　　　　　B:患者取药时药师平均发药交待时间

C:处方用药品种总数

D:按处方实际调配药品数　　　　　　　　　E:按处方实际调配药品的百分率=D/C

F:标签标示完整的药品数　　　　　　　　　G:药品标示完整的百分率=F/D

H:能正确回答全部处方药用法的例数　　　　I:患者了解正确用法的百分率=H/30

C 表

综合评价指标	本机构数	本地区平均数
每次就诊平均用药品种数		
就诊使用抗菌药的百分率	%	%
就诊使用注射剂的百分率	%	%
基本药物占处方用药的百分率	%	%
通用名药品占处方用药的百分率	%	%
平均处方金额	元	元
平均就诊时间	min	min
平均发药交代时间	s	s
按处方实际调配药品的百分率	%	%
药品标示完整的百分率	%	%
患者了解正确用法的百分率	%	%
有无本机构处方集和基本药物目录	有/无	

意见:_____

签名:_____

 实操训练

实训) **处方识别技术**

【实训目的】

1.熟悉处方的印刷格式、处方类型和书写规则。

2.能识别错误处方、对不合格处方能进行正确处理。

【实训场所】

模拟药店。

【实训用品】

1.收集各医院处方实样若干;印制、搜集一批不符合《处方管理办法》的违规处方。

2.调剂台、坐椅。

【实训内容】

1.学生分组实践,每组 4 人查看处方 40 份。

2.辨别处方类型、识别不合格处方。

3.填写处方审核记录表(表2-12)。

表2-12 处方审核记录表

序号	类别	分析内容					
1	处方类型	普通处方数	急诊处方数	儿科处方数	含抗生素药物处方数	麻醉药品处方数	精神药品处方数
2	处方差错记录	错误分类	处方来源		处方号	数量	
		印刷格式错误					
		书写规则错误					
		处方用药错误					
		核查处方总数	错误处方数			差错率	
3	备注						

4.以组为单位,根据核查记录进行点评,分析处方差错形成原因,制定防范、处理措施,写出实训报告。

【考评标准】

1.工作态度(分值20%):热情、耐心、周到,仪表符合调剂规范。

2.识别、核查处方(分值40%):仔细认真、处方分类正确、处方差错识别准确。

3.实训结果(分值40%):记录填写规范;处方差错成因分析深刻全面,解决措施合理适当。

目标检测

一、判断题(对的打"√",错的打"×")

1.处方不包括医疗机构病区用药医嘱单。　　　　　　　　　　　　　　(　　)

2.处方药应当凭医师处方销售、调剂和使用。　　　　　　　　　　　　(　　)

3.每张处方限于一名患者的用药,患者一般情况、临床诊断应填写清晰、完整。

(　　)

4. 医药院校刚毕业的人员在未取得药学专业技术职务任职资格之前可以临时进行处方审核调配工作。　　　　　　　　　　　　　　　　　　　　（　　）

5. 患者年龄应当填写实足年龄,新生儿、婴幼儿写日、月龄,必要时要注明体重。　　　　　　　　　　　　　　　　　　　　　　　　　　　　（　　）

6. 处方开具时,除特殊情况外,应当注明临床诊断。　　　　　　　　　　（　　）

7. 医师在注册的医疗机构签名留样或专用签章备案后,方可开具处方。　　（　　）

8. 医师开处方应使用经药监部门批准并公布的药品通用名称和商品名。　　（　　）

9. 药师发现严重不合理用药或者用药错误,应当拒绝调剂,及时告知处方医师,并应当记录,按照有关规定报告。　　　　　　　　　　　　　　　　　　（　　）

10. 处方保存期满后,经主管药师登记备案,方可销毁。　　　　　　　　（　　）

二、单项选择题（每题只选一个最佳答案）

1. 调配工作应做到"四查十对",下列哪项不属于四查内容　　　　　　（　　）
   A. 查用药合理性　　　　　　　　　B. 查配伍禁忌
   C. 查公费和自费　　　　　　　　　D. 查药品

2. 处方的组成包括　　　　　　　　　　　　　　　　　　　　　　　（　　）
   A. 医疗机构名称、科别、病历号
   B. 患者姓名、药品名、剂型、规格、数量、用法
   C. 前记、正文和后记3部分
   D. 医师签名或加盖专用签章,药价和现金收讫印章

3. 关于协定处方下列叙述错误的是　　　　　　　　　　　　　　　　（　　）
   A. 是药剂科与临床医师根据日常医疗用药的需要,共同协商制订的处方
   B. 便于控制药物的品种和数量,提高配方效率
   C. 各个医院的协定处方可以通用
   D. 减少病人的候药时间和方便服用

4. 处方中"每日3次"的缩写词是　　　　　　　　　　　　　　　　（　　）
   A. i. v　　　　　　　　　　　　　B. t. i. d
   C. Sig　　　　　　　　　　　　　D. p. o

5. 医师处方有效期正确的描述是　　　　　　　　　　　　　　　　　（　　）
   A. 当日有效　　　　　　　　　　　B. 7 d 内有效
   C. 5 d 内有效　　　　　　　　　　D. 超过期限自行更改日期

三、多项选择题（选两个或两个以上答案,少选、多选均不得分）

1. 处方正文的内容包括　　　　　　　　　　　　　　　　　　　　　（　　）
   A. 药品名称　　　　　　　　　　　B. 临床诊断
   C. 医师签名　　　　　　　　　　　D. 用法、用量
   E. 剂型、规格、数量

2. 调配处方中的"十对"是　　　　　　　　　　　　　　　　　　　（　　）
   A. 对科别、姓名、年龄　　　　　　B. 对药名、规格、数量、标签
   C. 对药品用量与患者年龄是否一致　D. 对临床诊断与药品使用是否合理

E. 对药品性状、用法

3. 医疗机构的药剂人员处方调配的原则是 （　　）

A. 不得擅自更改处方药品或配发代用药品

B. 必须经过核对

C. 对有配伍禁忌或者超剂量的处方,应当拒绝调配

D. 认为存在用药安全问题时,应请处方医师确认或重新开具处方

E. 药师在一定情况下修改处方

4. 处方的适宜性审核内容包括 （　　）

A. 对规定必须做皮试的药物,处方医师是否注明过敏试验及结果的判定

B. 药品包装的审查

C. 剂量、用法的正确性

D. 选用剂型与给药途径的合理性

E. 是否有重复给药现象

5. 下列符合处方管理办法规定的是 （　　）

A. 处方权医生签名或印模在药剂科留样

B. 医师不得为本人开具麻醉药品处方

C. 处方书写应使用钢笔、毛笔或圆珠笔

D. 处方一般不得超过 7 d 用量;急诊处方一般不得超过 3 d 用量

E. 药品用法用量应当按照药品说明书规定的常规使用

第三章　药品包装与说明书的使用

　　药品的包装、标签、说明书，又称药品标识物。药品标识物是作为整体商品的药品的重要组成部分，是药品外在质量的主要体现，也是医师和药师决定用药和指导消费者购买选择的重要药品信息来源之一。所以本章主要围绕认识和辨别药品包装、认识药品标签、认识和使用药品说明书3个方面的任务展开，通过知识学习、案例解析、互动交流、实训操作，使学习者全面掌握药品包装和说明书使用技术。

第一节
认识和辨别药品包装

【学习目标】
1. 了解药品包装及其分类。
2. 认识常见药包材，熟悉对药包材生产的管理规定。
3. 掌握药品包装的管理规定。

活动一　药品包装初识

　　药品的包装分为内包装和外包装。内包装是指直接与药品接触的包装，如安瓿、大输液瓶、片剂或胶囊剂的泡罩、铝箔等。内包装以外的包装称为外包装，按由里向外的顺序可分为中包装和大包装（图3-1）。

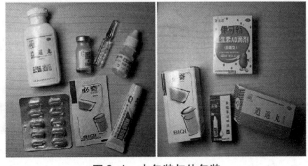

图3-1　内包装与外包装

活动二　药品包装管理规定

案例 3-1　擅自更换直接接触药品的包装案

某药品生产企业生产了一批板蓝根颗粒,并按照有关法律规定,将该药品的标签、说明书、包装上报,通过了国家食品药品监督管理局的审批。但是代理商李某为了促销,要求企业改变板蓝根颗粒的包装,将原来的瓶装改为袋装,并重新设计了药品包装盒。该公司用此包装盒共包装了 800 箱板蓝根颗粒。后来该行为被某食品药品监督管理局发现,依照《药品管理法》第七十五条规定分别给予该公司和李某处罚。

（资料来源:中国医药报）

案例 3-2　陈仓查处一起无证生产药包材案

宝鸡市陈仓区药品监督管理分局接到群众举报称,某塑料制品厂在未获得《药品包装材料注册证书》的情况下擅自生产药包材,遂立即组织人员进行核查。随后执法人员在该厂车间内现场发现正在生产的药包材"药用聚氯乙烯（PVC）硬片",向其索取药包材批准证明文件,该厂不能提供。针对这种情况,执法人员责令该厂立即停止生产,并对其已生产的药包材进行了先行登记保存。经过调查,该局根据《直接接触药品的包装材料和容器管理办法》的有关规定对该塑料制品厂的违规行为进行了查处,并向使用该药包材的药品生产企业所在地的药品监督管理局发出建议函,建议对使用该药包材的某药品生产企业依法作出处罚。

（资料来源:中国医药报）

课堂互动

★ 药品的包装需不需要经过国家药监部门审批?

★ 对药包材的生产有哪些管理措施?

(一)直接接触药品的包装材料和容器(简称药包材)的管理

1.药包材的相关要求

由于药品包装材料、容器在使用过程中,有的组分可能被所接触的药品溶出或与药品相互作用,或被药品长期浸泡腐蚀脱片而直接影响药品质量。因此,药包材的组成配方、原辅料及生产工艺必须与所包装的药品相适应。

直接接触药品的包装材料和容器,必须符合药用要求,符合保障人体健康、安全的标准,并由药品监督管理部门在审批药品时一并审批;药品生产企业不得使用未经批准的直接接触药品的包装材料和容器;对不合格的直接接触药品的包装材料和容器,由药品监督管理部门责令停止使用。

2.药包材的注册管理

我国目前对药包材管理采用许可证制度和药包材注册制度。凡是列入《药品包装材料生产企业许可证管理产品目录》中的药包材生产企业,实施"药品包装材料生产企业许可证"管理,由国家食品药品监督管理局安全监管司统一组织实施。"药品包装材料生产企业许可证"由国家食品药品监督管理局统一印制,有效期5年。

药包材必须经药品监督管理部门注册并获得"药品包装材料注册证书"后方可生产。未经注册的药包材不得生产、销售、经营和使用。"药品包装材料注册证书"有效期为5年,期满前6个月按规定申请换发。

知识链接

实施注册管理的药包材产品目录

一、输液瓶(袋、膜及配件)

二、安瓿

三、药用(注射剂、口服或者外用剂型)瓶(管、盖)

四、药用胶塞

五、药用预灌封注射器

六、药用滴眼(鼻、耳)剂瓶(管)

七、药用硬片(膜)

八、药用铝箔

九、药用软膏管(盒)

十、药用喷(气)雾剂泵(阀门、罐、筒)

十一、药用干燥剂

知识拓展

我国目前医药包装企业约1 500家,能够生产六大类50多个药包材品种,年产值在150亿元左右,能满足国内制药企业80%以上的需求。但是目前我国药品包装整体水平还落后于发达国家,药包材质量及包装对医药经济的贡献率都明显低于国际水平。发达国家的包装与药品价值的比例在15%~25%,有的高达30%,而我国仅占8%~9%。

(二)药品包装的管理规定

1.药品包装必须适合药品质量的要求,方便储存、运输和医疗使用;发运中药材必须有包装,在每件包装上,必须注明品名、产地、日期、调出单位,并附有质量合格的标志。

2.在正常储运条件下,包装必须保证合格的药品在有效期内不变质。药品包装必须加封口、标签、封条或使用防盗盖、瓶盖套等。标签必须贴正、粘牢,不得与药物一起放入瓶内;凡封条、标签、包装容器等有破损的,不得出厂或销售。

3.药品的运输包装必须符合国家标准或行业标准;必须牢固、防潮、防霉,包装用的

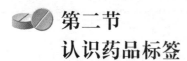

衬垫材料、缓冲材料必须清洁卫生。药品运输包装的储运图示标志,危险货物的包装标志等,必须符合国家标准和有关规定。

第二节
认识药品标签

【学习目标】

1. 了解药品标签及其分类。
2. 熟悉不同药品标签的内容要求。
3. 掌握药品标签的管理规定。

活动一 药品标签初识

药品标签是指药品包装上印有或者贴有的内容,分为内标签和外标签(图3-2)。药品内标签指直接接触药品的包装上的标签,外标签指内标签以外的其他包装上的标签。我国《药品管理法》第五十四条规定:"药品包装必须按照规定印有或者贴有标签并附有说明书。"

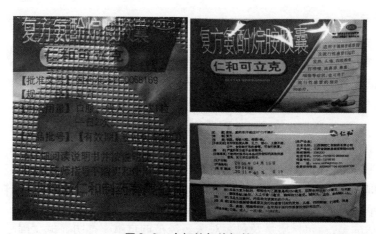

图3-2 内标签与外标签

活动二 药品各类包装标签的内容要求

药品标签内容不得超出说明书的范围,不得印制暗示疗效、误导使用和不适当宣传产品的文字和标识。因此,药品标签不得印制"××省专销""原装正品""进口原料""驰名商标""专利药品""××监制""××总经销""××总代理"等字样。"印刷企业""印刷批次"等与药品使用无关的,不得在药品标签中标注。具体每一种标签的内容项目要求如表

3-1 所示。

表3-1 药品标签内容要求

项目 \ 标签	内包装标签	最小包装标签	外包装标签	运输包装标签	原料药包装标签
药品通用名称	√	√	√	√	√
成分			√		
性状			√		
适应证	√		√※		
规格	√	√	√	√	
用法用量	√		√※		
不良反应			√※		
禁忌			√※		
注意事项			√※		
贮藏			√	√	√
生产日期	√		√	√	√
产品批号	√	√	√	√	√
有效期	√	√	√	√	√
批准文号			√		
生产企业	√		√	√	√
执行标准					√
包装数量				√	√
运输注意事项				√	√

注:※表示不能全部注明的,应当标出主要内容,并注明详见说明书。

活动三 药品标签的管理规定

《药品说明书和标签管理规定》中要求:在中华人民共和国境内上市销售的药品,其标签应当符合本规定的要求并由国家食品药品监督管理局予以核准。该规定对药品标签中的文字、内容、药品名称、有效期等方面均作了规定,具体内容如下。

(一)文字管理

1. 文字标准

药品标签应当使用国家语言文字工作委员会公布的规范化汉字,增加其他文字对照的,应当以汉字表述为准。

2. 文字印刷

药品标签中的文字应当清晰易辨,表述应当科学、规范、准确,表示应当清楚醒目,不得有印字脱落或者粘贴不牢等现象,不得以粘贴、剪切、涂改等方式进行修改或者补充。

(二)内容管理

1.表述要求

药品标签内容不得超出说明书的范围,不得印制暗示疗效、误导使用和不适当宣传产品的文字和标识。因此,药品标签不得印制"××省专销""原装正品""进口原料""驰名商标""专利药品""××监制""××总经销""××总代理"等字样。"印刷企业""印刷批次"等与药品使用无关的,不得在药品标签中标注。

2.规格相同或不同的药品标签

同一药品生产企业生产的同一药品,药品规格和包装规格均应相同,其标签的内容、格式及颜色必须一致;药品规格或者包装规格不同的,其标签应当明显区别或者规格项明显标注。

(三)药品名称和注册商标管理

药品标签中标注的药品名称必须符合国家食品药品监督管理局公布的药品通用名称和商品名称的命名原则,并与药品批准证明文件的相应内容一致。

1.药品通用名称

药品通用名称是指列入国家药品标准的药品名称。该名称在药品标签上标注时应当显著、突出,其字体、字号和颜色必须一致,并符合以下要求:

(1)对于横版标签,必须在上1/3范围内显著位置标出。

(2)对于竖版标签,必须在右1/3范围内显著位置标出。

(3)不得选用草书、篆书等不易识别的字体,不得使用斜体、中空、阴影等形式对字体进行修饰。

(4)字体颜色应当使用黑色或者白色,与相应的浅色或者深色背景形成强烈反差。

(5)除因包装尺寸的限制而无法同行书写的,不得分行书写。

(6)以企业名称等作为标签底纹的,不得以突出显示某一名称来弱化药品通用名称。

2.药品商品名称

药品商品名称是经国家药品监督管理部门批准的特定企业使用的该药品专用的商品名称。该名称不得与通用名称同行书写,其字体和颜色不得比通用名称更突出和显著,其字体以单字面积计算,不得大于通用名称所用字体的1/2。

案例3-3　向一药多名开刀

目前许多药品成分一样,但却有多个商品名,有关统计表明,在200种常用药品中有4个药名的占20%,5个药名的占25%,6个药名的占25%,7个药名的占15%,甚至有的药品有10多个药名。

根据《药品说明书和标签管理规定》,对于新注册的药品,除采用新化学结构、新活性成分以及持有化合物专利的外,其他药品一律不得使用商品名;同一企业生产的同一药品,成分相同但剂型或规格不同的,也必须使用同一商品名;药品广告宣传中不得单独使用商品名。这意味着,今后仿制药只能使用通用名。例如,"复方氨基酸螯合钙胶囊"是通用名称,而"乐力"是商品名称。如果有企业仿制"乐力",他就不能再用"乐立""乐利"

"乐丽"等名字混淆视听,只能标注"复方氨基酸螯合钙胶囊"。"一药多名"问题将逐步得到解决。

(资料来源:黄佩,广州日报)

课堂互动

★ 请同学们思考一下"一药多名"有哪些危害?
★ 请同学们举几个日常生活中常见的"一药多名"的例子。

3. 注册商标

注册商标是指国家工商行政管理局商标局依照法定程序核准注册的商标。注册商标具有排他性、独占性、唯一性等特点,属于注册商标所有人所独占,受法律保护,任何企业或个人未经注册商标所有权人许可或授权,均不可自行使用,否则将承担侵权责任。

药品标签中禁止使用未经注册的商标以及其他未经国家食品药品监督管理局批准的药品名称。药品标签使用注册商标的,应当印刷在药品标签的边角,商标中包含文字的,其字体以单字面积计不得大于通用名称所用字体的1/4。在药品广告中宣传注册商标的,必须同时使用药品通用名称。

课堂互动

★ 请同学们找出以下药品外标签中的药品通用名、商品名和注册商标(图3-3)。
★ 比较一下这两个药品外标签的区别,看哪一个符合我们药品标签管理规定?

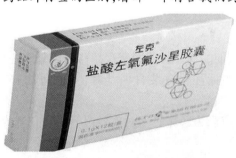
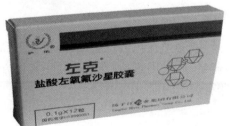

图3-3　同种药物旧式和新式标签对比图

(四)有效期的标注方法

药品有效期是指在规定储存条件下,药品能保证其质量合格的期限。药品标签中的有效期应当按照年、月、日的顺序标注,年份用 4 位数字表示,月、日分别用 2 位数表示。其具体标注格式为"有效期至××××年××月"或者"有效期至××××年××月××日";也可以用数字和其他符号表示为"有效期至××××.××."或者"有效期至××××/××/××"等(图3-4)。

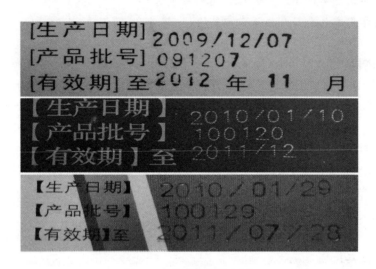

图3-4　药品有效期实例

📖 知识链接

预防用生物制品有效期的标注按照国家食品药品监督管理局批准的注册标准执行,治疗用生物制品有效期的标注自分装日期计算,其他药物有效期的标注自生产日期计算。

有效期若标注到日,应当为起算日期对应年月日的前 1 d,若标注到月,应当为起算月份对应年月的前 1 个月。

(五)专用标识的管理

对贮藏有特殊要求的药品,必须在包装、标签的醒目位置和说明书中注明。麻醉药品、精神药品、医疗用毒性药品、放射用药品、外用药品和非处方药品等国家规定有专有标识的药品,其标签必须印有规定的标识(图3-5)。

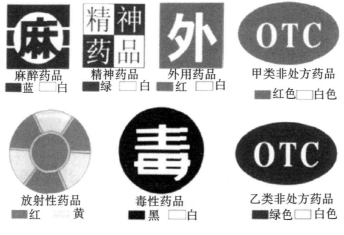

麻醉药品
■蓝 □白

精神药品
■绿 □白

外用药品
■红 □白

甲类非处方药品
■红色 □白色

放射性药品
■红 黄

毒性药品
■黑 □白

乙类非处方药品
■绿色 □白色

图3-5　各类药品的规定标识

第三节
认识和使用药品说明书

【学习目标】

1.认识药品说明书及其作用。

2.熟悉各类药品说明书的格式要求。

3.掌握说明书的阅读常识。

活动一　初识药品说明书

为了确保人民用药安全,一方面要保证药品质量合格,另一方面要遵守用药规范。对于一种药物的使用规范,最具法律效应的参考资料是药品说明书。药品生产企业供上市销售的最小包装必须附有说明书。

案例3-4　药品生产企业私自修改说明书案

2015年8月,胡某因患偏头痛到医院就诊,医生开出处方让其服用某药品生产企业生产的"散痛片"药。胡某遵照医嘱服药,2 d后出现过敏反应,首先在面部、眼睑、手足及背部出现皮疹、瘙痒,然后逐渐发展至全身皮肤,瘙痒甚剧而令人难以忍受。胡某在服药前和服药期间多次仔细看过该药说明书,未见到不良反应中有"过敏反应"内容,故继续服药。8月底,胡某突感烦躁不安,面色苍白,大汗淋漓,呼吸浅快,四肢发凉,心率增快,脉搏微弱,血压明显降低,神志出现障碍,被送医院急诊。诊断是"散痛片"引起的过敏反应,医院竭尽全力抢救才使胡某脱离危险。胡某出院后至今没停止过治疗,目前全身上下仍是斑痕累累,双目视力下降。

胡某找到药厂,问厂方为何在说明书上不写明对皮肤的过敏反应?厂方说他们的说明书是国家审批同意的。经委托药品生产企业所在地食品药品监督管理局对该药品进行核查,通过网络查阅了国家审批的该药说明书,发现该药厂擅自删除了"散痛片"说明书中应写明的 5 项不良反应。

(资料来源:中国医药报)

课堂互动

★ 请同学们思考一下药品说明书有哪些作用?

★ 药品生产企业擅自删减说明书中应写明的不良反应,会带来哪些危害?

(一)药品说明书的概念

药品说明书是由国家药品监督管理部门批准的有关药品的安全性、有效性等基本科学信息的说明性文件,具有技术意义和法律意义。药品说明书是药品的一项重要文件,是指导患者选择药品的主要依据,也是合理、正确使用药品的指示说明。

(二)药品说明书的作用

1. 介绍药品特性

药品说明书由药品生产企业按照国家药品监督管理部门要求的格式及内容撰写,是对药品主要特征的介绍,药品说明书的内容应科学严谨,实事求是,不应任意夸大宣传,错误导向或有意回避。药品说明书的解释应充实细致,除外标签中所述的各项外,还需增加禁慎用症状;与饮食、症状初起或其他与时间因素有关的用药方法;服用时的调配方法,如振摇、溶解、稀释、贮藏及放置条件等。

2. 指导合理用药

药品说明书应当包含药品安全性、有效性的重要科学数据、结论和信息,用以指导安全、合理使用药品。首先,药品说明书可以帮助医师和患者严格、准确地掌握药物适应证,并按规定用法给药;其次,可使医师和患者掌握药物不良反应、禁忌证、注意事项、相互作用和配伍禁忌等,以确保治疗安全;再次,医师准确掌握药品说明书信息,包括作用机制、药品配伍、代谢排泄,便于选择更合理的治疗方案,以取得更好的治疗效果。

3. 普及医药知识

药品说明书的文字通俗易懂,并且增加有忠告语或警示语,提醒患者仔细阅读药品说明书,这不仅增加患者用药知识,也同时提高用药的安全性。由于临床上常有患者对医师隐瞒某些病史,而这些病史可能正好是某些药物使用的禁忌,因此患者自身充分理解药品说明书的内容对于确保安全用药是非常必要的。

4. 保护医师,减少医疗纠纷

按照国际惯例,药品说明书是所有国家医师、患者使用药品唯一具有法律依据的临床用药资料。世界各国将药品说明书置于法规的管理下,并在医疗事故的处理中,将其作为裁判的依据。目前,我国对医疗事故的处理要求使用"举证倒置"的形式,而药品说明书是评价医师用药是否得当的重要依据之一。法律为严格按药品说明书进行规范治疗的行为提供安全保障,所以掌握药品说明书能保护医师,减少医疗纠纷和事故的发生。

活动二　药品说明书格式内容要求

1.药品说明书应当包含药品安全性、有效性的重要科学数据、结论和信息,用以指导安全、合理使用药品;药品说明书核准日期和修改日期应当在说明书中醒目标示。

2.药品说明书应当列出全部活性成分或者组方中的全部中药药味。注射剂和非处方药还应当列出所用的全部辅料名称。药品处方中含有可能引起严重不良反应的成分或者辅料的,应当予以说明。

3.药品生产企业应当主动跟踪药品上市后的安全性、有效性情况,需要对药品说明书进行修改的,应当及时提出申请。药品说明书应当充分包含药品不良反应信息,详细注明药品不良反应。药品生产企业未根据药品上市后的安全性、有效性情况及时修改说明书或者未将药品不良反应在说明书中充分体现的,由此引起的不良后果由该生产企业承担。

📖 知识链接

目前我国部分药品说明书中成分标注不完全,不利于消费者了解使用。例如,气管炎丸现有说明书中仅标注了 11 味成分,而实际成分有 33 味。又如非处方药是消费者自主购买的药品,其中部分口服液制剂含有乳糖或葡萄糖等辅料却没有标注,不利于糖尿病患者选择使用。

(一)化学药品与生物制品说明书标准格式

药品生产企业印制说明书,必须按照统一格式,其内容必须与国家食品药品监督管理局批准的说明书一致。格式如下:

核准和修改日期

特殊药品、外用药品标识位置

××××说明书

警示语位置

【药品名称】
通用名:
商品名:
英文名:
汉语拼音:
【成分】
本品主要成分及其化学名称为:
注:①复方制剂应写为,本品为复方制剂,其组成成分为。②生物制品本项内容为主要组成成分。

其结构式为：

分子式：

分子量：

【性状】	【适应证】
【规格】	【用法用量】
【不良反应】	【禁忌】
【注意事项】	【孕妇及哺乳期妇女用药】
【儿童用药】	【老年用药】
【药物相互作用】	【药物过量】
【临床试验】	【药理毒理】
【药代动力学】	【贮藏】
【包装】	【有效期】
【执行标准】	【批准文号】
【生产企业】	

（二）中药、天然药物处方药说明书格式与内容

核准日期和修改日期

特殊药品、外用药品标识位置

×××说明书

警示语位置

【药品名称】	【成分】
【性状】	【功能主治】/【适应证】
【规格】	【用法用量】
【不良反应】	【禁忌】
【注意事项】	【孕妇及哺乳期妇女用药】
【儿童用药】	【老年用药】
【药物相互作用】	【临床试验】
【药理毒理】	【药代动力学】
【贮藏】	【包装】
【有效期】	【执行标准】
【批准文号】	【生产企业】

📖 知识链接

新《药品说明书和标签管理规定》增加了在药品说明书或标签上加注警示语的规定。警示语不仅包括对药品安全性的警告，也含有药品禁忌证、注意事项、特殊人群用药、药物相互作用、药物过量等需特别注意的事项。患者在用药前仔细阅读可以有效地提高用

药的安全性。

　　例如,药品包装上的警示语:"请放置于儿童不易接触的地方"。处方药的警示语:"凭医生处方销售、购买和使用"。非处方药的警示语:"请仔细阅读药品使用说明书并按说明使用或在药师指导下购买和使用"。又如对影响药物疗效的食品、烟、酒的提示,不宜空腹服用的提示,使用过程中需定期查血常规和肝、肾功能的提示,特别是对慎用、禁用、禁忌的提示尤其应引起患者的注意。

 ## 说明书实例

西咪替丁片说明书

请仔细阅读说明书并按说明使用或在药师指导规划购买和使用

【药品名称】
通用名称:西咪替丁片
英文名称:Cimetidine Tablets
汉语拼音:Ximitiding Pian
【成分】本品每片含西咪替丁 0.2 克,辅料为:色素亮蓝、淀粉、糊精、羧甲淀粉钠、硬脂酸镁。
【性状】本品为加有着色剂的淡蓝色圆片,味苦。
【作用类别】本品为抗酸类非处方药药品。
【适应证】用于缓解胃酸过多引起的胃痛、胃灼热感(烧心)、反酸。
【规格】0.2 克
【用法用量】口服。成人一次 1 片,一日 2 次,24 小时内不超过 4 次。
【不良反应】
1.长期用药或加大剂量时可出现:男性乳房肿胀、泌乳现象、性欲减退、腹泻、眩晕或头痛、肌痉挛或肌痛、皮疹、脱发等。
2.偶见的不良反应有:①精神紊乱,多见于老年或重病患者,停药后 48 小时内能恢复;②咽喉痛热;③不明原因的出血或瘀斑,以及异常倦怠无力;④粒细胞减少或其他异常血象,多见于合并症严重之患者。
【禁　忌】孕妇及哺乳期妇女禁用。
【注意事项】
1.本品连续使用不得超过 7 天,症状未缓解请咨询医师或药师。
2.儿童、老年患者应在医师指导下使用。
3.规划列情况慎用:严重心脏及呼吸系统疾患、系统性红斑狼疮、器质性脑病、肝肾功能不全。
4.如服用过量或出现严重不良反应,应立即就医。
5.对本品过敏者禁用,过敏体质者慎用。
6.本品性状发生改变时禁止使用。
7.请将本品放在儿童不能接触的地方。
8.儿童必须在成人监护下使用。
9.如正在使用其他药品,使用本品前请咨询医师或药师。
【药物相互作用】
1.本品若与氢氧化铝、氧化镁等抗酸剂合用时,本品的吸收可能减少,故一般不提倡同用。
2.本品与硝西泮(硝基安定)、地西泮(安定)、茶碱、普萘洛尔(心得安)、苯妥英钠、阿司匹林等同用时,均可使这些药物的血药浓度升高,作用增强,出现不良反应,甚至是毒性反应,故本品不宜与这些药物同用。
3.本品与氨基糖苷类抗生素如庆大霉素同用时可能导致呼吸抑制或呼吸停止。
4.如与其他药物同时使用可能会发生药物相互作用,详情请咨询医师或药师。
【药理作用】本品能明显抑制昼夜基础胃酸分泌,也能抑制由食物、组胺、五肽胃泌素、咖啡因与胰岛素等所诱发的胃酸分泌。
【贮　藏】密封保存。
【包　装】口服固体药用聚乙烯瓶:100 片/瓶×10 瓶/盒
【有效期】36 个月
【执行标准】《中国药典》2005 年版二部
【批准文号】国药准字 H22020082
【说明书修订日期】
【生产企业】
企业名称:吉林省公主岭鹰药业有限公司
地　　址:公主岭市公主西大街 5589 号
邮政编码:136100　　电话号码:0434-6265178　　传真号码:0434-6265178
网　　址:www.gzlhongying.86114.cn

如有问题可与生产企业直接联系

图3-6　化学药品说明书(非处方药)

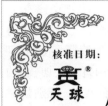
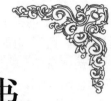

核准日期：

小活络丸说明书

请仔细阅读说明书并在医师指导下使用

【药品名称】
　　通用名称：小活络丸
　　汉语拼音：Xiaohuoluo Wan
【成　　分】胆南星、制川乌、制草乌、地龙、乳香（制）、没药（制）。
【性　　状】本品为黑褐色至黑色的大蜜丸；气腥、味苦。
【功能主治】祛风散寒，化痰除湿，活血止痛。用于风寒湿邪，闭阻，痰淤阻络所致的痹病，症见肢体关节疼痛，或冷痛，或刺，或疼痛夜甚，关节屈伸不利。
【规　　格】每丸重 3 克
【用法用量】黄酒或温开水送服，一次 1 丸，一日 2 次。
【不良反应】尚不明确。
【禁　　忌】尚不明确。
【注意事项】孕妇禁用。
【贮　　藏】密封。
【包　　装】药用 PVC，药用铝箔；每盒装 6 丸。
【有 效 期】48 个月。
【执行标准】《中国药典》2005 年版一部
【批准文号】国药准字 Z20053445
【生产企业】
　　企业名称：吉林市双士药业有限公司
　　生产地址：吉林市船营经济开发区吉长公路北线 8 号
　　邮政编码：132011
　　电话号码：0432-2736669
　　传真号码：0432-2736855
　　网　　址：www. ssyy. cn

吉林省食品药品监督管理局备案
http://www.jlda.gov.cn

图 3-7　中药药品说明书（处方药）

课堂互动

★ 非处方药和处方药的说明书警示语有何不同？

★ 比较一下化学药和中药说明书在格式上的区别。

活动三 药品说明书阅读训练

在药品包装里面都会提供一份药品说明书,以帮助对该药的成分、适应证、禁忌、不良反应、用法用量及药品贮藏等各方面的认识。在药品使用之前,应仔细阅读。

(一)药品的名称及主要成分

药品名称,包括通用名、曾用名、商品名、化学名等,并说明该药品的主要成分及其化学名称和结构式等,复方制剂都应标明主要成分。

(二)适应证

适应证乃是厂商所推荐的临床应用情况,由发证单位审查相关资料核准后才得以刊载的内容,缺乏充分文献作证的功能不应刊登于适应证栏。

在有可靠的实验或文献依据时,应客观、科学地书写药理毒理、药代动力学、儿童用药、老年患者用药、药物过量等项,否则说明书中不再保留该项标题。

(三)用法用量

如果没有特别说明,一般标明的剂量为成年人的常用量。儿童用量,通常会在此处提供换算方法。常用的方法是按每千克体重计算全日总量,再标明分次服用。多简写为每日 mg/kg 体重或每日 1 mg/kg 体重。如某药标明为每日每千克体重 25 mg,小儿 10 kg,则计算出全日总量为 250 mg,再根据用药方法给予。肝肾功能不良的病人,如果必须调整剂量,亦会在此处指出。

(四)注意事项、孕妇及哺乳期妇女用药及药物相互作用

注意事项多半是警语,说明使用该药品时必须注意的问题,如服药期间的饮食禁忌、需要慎用的情况、用药过程中需要观察的情况和用药对临床检验的影响等。注意事项还包括孕妇、哺乳期间、儿童使用的安全性或与其他药品共同使用产生"相互作用"的情况。孕妇及哺乳期妇女用药,着重说明该药品对妊娠过程的影响以及对受乳婴儿的影响,并写明可否应用本品及用药注意。

(五)禁忌证

禁忌证与适应证是对立的,为不应使用此药的情况。禁忌证中列出禁止应用该药品的人群或疾病情况,并阐明其原因。绝对禁忌是完全不宜使用,而相对禁忌是"必须十分小心使用"。"禁用",这是对用药的最严厉警告,禁用就是禁止使用。"慎用"提醒服药的人服用本药时要小心谨慎,不是说不能使用。"忌用",比"慎用"进了一步,已达到不适宜使用或应避免使用的程度。标明"忌用"的药,说明其不良反应比较明确,发生不良后果的可能性很大,但人有个体差异而不能一概而论,故用"忌用"一词以示警告。

（六）不良反应

不良反应指在按规定剂量正常应用该药品的过程中产生的有害而非所期望的反应，如与治疗无关的副作用、毒性和过敏反应等。作用常常来自药品的药理作用，没有一种药品是没有不良反应的。不良反应也常包括此栏，不一定与药品的药理作用有直接联系。有些不良反应经过一段时间以后，身体会出逐渐适应它而慢慢趋向缓和。发生了不良反应，应及时去医院就诊。

（七）规格、批号和有效期

规格包括药品最小计量单位的含量及每个包装所含药品的数量。批号一般时指药品的生产日期。有效期指该药品被批准的使用期限。有效期应当按照年、月、日的顺序标注，年份用 4 位数字表示，月、日用 2 位数字表示。其具体标注格式为"有效期至××××年××月"或者"有效期至××××年××月××日"；也可以用数字和其他符号表示为"有效期至××××.××."或者"有效期至××××/××/××"等。

（八）批准文号、贮存和生产企业

批准文号指国家批准的该药品的生产文号。各类药品和保健食品的批准文号如表 3-1 所示。

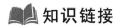 **知识链接**

药品批准文号

药品批准文号的格式为：国药准字 H(Z,S,J)+4 位年号+4 位顺序号，其中 H 代表化学药品，Z 代表中药，S 代表生物制品，J 代表进口药品分包装。药品批准文号的有效期为 5 年。有效期届满，需要继续生产的，申请人应当在有效期届满前 6 个月申请再注册。

保健食品批准文号的标识方式为：卫食健字（年份）第×××号、国食健字（年份）第×××号。保健食品批准文号有效期为 5 年，有效期届满需要延长有效期的，申请人应当在有效期届满 3 个月前申请再注册。

表 3-1　药品、保健品批准文号实例

药品（保健品）名称	分类	批准文号
阿昔洛韦片	化学药品	国药准字 H20054050
八味痛经片	中药	国药准字 Z20025835
流感病毒亚单位疫苗	生物制品	国药准字 S20100004
米格列奈钙片	进口药品分包装	国药准字 J20100072
亚苏软胶囊	保健食品	卫食健字（1998）第 632 号
昂立 R 天益口服液	保健食品	国食健字 G20100200

贮存指药品的贮存条件,包括温度、湿度、明暗等。需要避光或冷藏的药品,一般会在此处说明贮存要求。此外,还必须注意药物过量以后的症状和应急处理措施,药品的贮藏条件等。

生产企业指生产该药品的企业,包括名称、地址等。

课堂互动

★ 你会看药品的说明书吗?

★ 在服药时应该注意些什么呢?

★ 药品说明书应该可以告诉你那些有用的信息呢?

实例探讨:

实例1　下列药物出现以下现象,但仍在有效期内,你认为可以用吗?

口服液:出现漏液或酸败。

药片:裂片、变色或霉变。

胶囊剂:粘连、结块。

气雾剂:喷不出药雾。

橡皮膏药:失去黏性。

眼药水:开封使用超过1个月。

消毒敷药:包装袋已破损。

糖浆剂:沉淀、混浊、霉变,嗅之有异味,打开后有气泡产生。

实例2　你认为在服药时,如果自己感觉病情加重了,是否可以自行加大用药剂量?

学生讨论:

1. 可以观点:_____

2. 不可以观点:_____

实例3　小明同学感冒了,他认为感冒不是什么大病,所以他自行去药店买了"新康泰克""板蓝根""头孢霉素"等药品,服用1个星期后,他的感冒治愈了。你认为小明的这种做法好吗? 你赞同他的做法吗?

学生讨论:

1. 不赞同:_____

2. 赞同:_____

实例4　药品一般都有一定的不良反应。如抗过敏药物"扑尔敏"可引起嗜睡(驾驶员、高空作业者应该特别注意)。大剂量服用阿司匹林,容易出现恶心、呕吐、上腹部不适或疼痛、胃出血等副作用。长期或大量服用六神丸会发生慢性砷中毒,导致肝、肾损害,严重时致惊厥,甚至脱水休克而危及生命。

学生讨论:

如果一个药品没有标明不良反应,是否表示该药品没有不良反应呢?

实操训练

实训 3-1 药品包装识别技术

【实训目的】

1. 熟悉药品包装标签管理规定。

2. 学会从包装上识别药品与保健品。

【实训场所】

模拟药店。

【实训用品】

1. 各类药品包装盒一批。

2. 各类保健品包装盒一批。

【实训内容】

1. 学生分组实践,每组4人查看包装盒10份。

2. 根据包装盒上的标签内容,辨别药品和保健品。

3. 以组为单位填写实训报告表(表3-2)。

表3-2 实训报告表

序号	类别		判定依据		
	药品	保健品	名称	批准文号	标识
1					
2					
3					
4					
5					
6					
7					
8					
9					
10					

第＿＿组　成员＿＿＿＿＿＿＿＿＿＿＿＿＿＿＿＿＿＿＿

4. 以组为单位,根据实训报告进行点评,分析辨别错误的原因,提示判定要点。

【考评标准】

1. 工作态度(分值20%):热情、耐心、周到,有组织协调能力和团队合作意识。

2.辨别准确率(分值40%):仔细观察、把握要点、做出结论、填写记录。

3.实训总结(分值40%):展示团队成果,总结经验教训。

实训 3-2　药品说明书阅读模拟实训

【实训目的】

1.能正确解释药品说明书中各项目的含义。

2.耐心细致指导患者读懂药品说明书。

【实训场所】

模拟药店。

【实训用品】

20种常见药的药品包装盒(内附说明书)。

【实训内容】

1.学生分组实训,每组4人,其中两人扮演药店店员,另外两人扮演患者。

2.问病荐药,询问患者病症,向其合理推荐药品。

3.指导患者正确阅读药品说明书。

4.分组进行成果展示,即把整个实训过程完整做一汇报演示,由老师进行考评。

【考评标准】

1.沟通能力。(5分)

2.微笑服务。(5分)

3.正确告知药品名称、适应证、用法用量和注意事项。(25分)

4.提醒患者注意药物不良反应和相互作用。(25分)

5.仔细查看有效期、贮藏、性状、批准文号。(15分)

6.帮助患者分析药理毒理、药代动力学。(15分)

7.患者满意度。(10分)

目标检测

一、判断题(对的打"√",错的打"×")

1.直接接触药品的包装材料和容器,必须由药品监督管理部门在审批药品时一并审批。　　　　　　　　　　　　　　　　　　　　　　　　　　　　　(　　)

2.未经注册的药包材不得生产、销售、经营和使用。　　　　　　　　　(　　)

3.标签必须贴正、粘牢,可以与药物一起放入瓶内。　　　　　　　　　(　　)

4.药品标签不得以粘贴、剪切、涂改等方式进行修改或者补充。　　　　(　　)

5.药品标签内容可以超出说明书的范围。　　　　　　　　　　　　　　(　　)

6.药品通用名称字体颜色应当使用黑色或者白色。　　　　　　　　　　(　　)

7.药品商品名称可以与通用名称同行书写。　　　　　　　　　　　　　(　　)

8. 药品标签使用注册商标中包含文字的,其字体以单字面积计可以大于通用名称所用字体的1/4。 （　　）

9. 药品说明书应当列出全部活性成分或者组方中的全部中药药味。 （　　）

10. 药品生产企业生产供上市销售的最小包装必须附有说明书。 （　　）

二、单项选择题（每题只选一个最佳答案）

1. 药品说明书中应当列出所用的全部辅料名称的产品是 （　　）

    A. 注射剂   B. 非处方药

    C. 注射剂和非处方药   D. 处方药和非处方药

2. 药品说明书上有效期表述错误的为 （　　）

    A. 有效期至××××年××月   B. 有效期至××××年××月××日

    C. 有效期至××××.××   D. ××个月

3. 药品商品名称的字体以单字面积计不得大于通用名称所用字体的 （　　）

    A. 1/2   B. 1/4

    C. 2 倍   D. 4 倍

4. 药品商品名称须经哪个部门批准后才可以在标签和说明书上标注 （　　）

    A. 国家工商行政管理部门   B. 国家卫生行政管理部门

    C. 国家质量监督管理部门   D. 国家食品药品监督管理部门

5. 对贮藏有特殊要求的药品,应当在标签的什么位置注明 （　　）

    A. 正中   B. 醒目

    C. 上 1/3 范围内   D. 右 1/3 范围内

三、多项选择题（选两个或两个以上答案,少选、多选均不得分）

1. 下列药品包装材料中,属于药包材的是 （　　）

    A. 输液瓶   B. 安瓿

    C. 药用铝箔   D. 药品外包装纸盒

    E. 药用软膏管

2. 中药材包装上必须注明的有 （　　）

    A. 品名   B. 产地

    C. 日期   D. 调出单位

    E. 产品批号

3. 药品内标签因包装尺寸过小无法全部标明规定内容的,至少应当标注的内容有

（　　）

    A. 药品通用名称   B. 规格

    C. 产品批号   D. 有效期

    E. 用法用量

4. 下列哪些药品有专有标识 （　　）

    A. 麻醉药品   B. 精神药品

    C. 非处方药   D. 处方药

    E. 放射性药品

5. 药品说明书的作用有 　　　　　　　　　　　　　　　　（　　）

    A. 介绍药品特性　　　　　　　　　　B. 指导合理用药

    C. 普及医药知识　　　　　　　　　　D. 保护医师,减少医疗纠纷

    E. 吸引患者购买

第四章 药品的剂量及用法

药物剂型、剂量、用法等是临床治疗的重要方面,疗效的好坏常与之有关。药品调剂员在调配处方、审方时,要认真核对药品的用法和用量是否正确,如发现问题,应不予调配并及时与医师联系。故掌握药品的用法和剂量是药品调剂员必备的技能。本章主要围绕药品的用药方法、药品的使用计量、药品的计量工具3个方面的任务展开,通过知识学习、案例解析、互动交流、实训操作,使学习者全面掌握药品的剂量及用法技术。

第一节
药品的使用剂量

【学习目标】
1. 掌握中药的用量原则及确定剂量大小的依据。
2. 熟悉常用的临床处方用量。
3. 了解用药剂量与药效的关系。
4. 学会特殊人群药品用量的计算方法。

活动一 认识药品的用量

(一)案例分析

案例4-1 药品用量超常,将会提前预警

新浪网报道,全国纠风工作会议上获悉,今后各个医院都将建立药品用量动态监测和超常预警制度,"庸医"们再也不敢随心所欲了。

卫生部副部长在全国纠风工作会议上谈到,卫生部将严格执行新的《处方管理办法》,对医生不当处方在院内进行公示和点评,建立医院药品用量动态监测和超常预警制度。在保证医疗质量和医疗安全的前提下,推行同级医疗机构间的检查、检验结果互认制度,减少重复检查,减轻群众负担。进一步完善临床诊疗技术规范,推广采用适宜医疗技术和基本药物,避免过度治疗。

(资料来源:新浪网)

案例4-2　甲型 H1N1 流感诊疗方案第三版发布,明确药物用法用量

据中国网消息,卫生部对《甲型 H1N1 流感诊疗方案》(2009 年试行版第二版)进行了修订、完善,研究制定了《甲型 H1N1 流感诊疗方案》(2009 年第三版)。

方案详细说明了甲型 H1N1 流感病毒的病原学及流行病学特征。针对重症病例可能增多的情况,方案对如何加强重症病例的甄别和救治做出了重点描述。方案还明确了甲型 H1N1 流感的治疗策略、抗病毒药物用法用量及中医辨证治疗方案。

(资料来源:中国网)

通过上述案例,请同学们试分析,见表 4-1。

表 4-1　案例分析表

分析主题	分析内容
1.什么是药品的用量	
2.药品用量的重要性表现在哪些方面	
3.你认为确定药品用量的依据是什么	

(二)定义

凡能产生药物治疗作用的用量称为"剂量"或药用量,一般系指成人一次的平均用量。

中药用量:指中药在临床上应用的分量,包括重量、数量、容量等。它主要指明了每味药的成人内服一日量(按:本书每味药物标明的用量,除特别注明以外,都是指干燥后生药,在汤剂中成人一日内用量)。其次指方剂中每味药之间的比较分量,也即相对剂量。

活动二　中药用量的确定依据

课堂互动

★ 谈一下你认识的中药有哪些?

★ 中药的用量多少主要和什么有关系?

(一)概述

中药用量指中药在临床上应用的分量。

医师处方中明确写清药物应调配的药量,中药调剂人员必须按医师处方要求,严格剂量,准确称量。中药的用量与临床疗效有直接的关系,剂量过小达不到治疗目的,剂量过大不但达不到预期效果,甚至会造成不良后果,所以在调剂药方时要详审处方中的用量是否合理、药物之间的用量比例是否合理、有无医师笔误等。

(二)确定中药剂量的依据

尽管中药绝大多数来源于生药,安全剂量幅度较大,用量不像化学药品那样严格,但

用量得当与否,也是直接影响药效的发挥、临床效果好坏的重要因素之一。一般来讲,确定中药的剂量,应考虑如下几方面的因素,见表4-2。

表4-2　中药剂量确定依据表

确定依据	具体内容
根据药物性能确定剂量	剧毒药或作用峻烈的药物,应严格控制剂量,开始时用量宜轻,逐渐加量,一旦病情好转后,应当立即减量或停服,中病即止,防止过量或蓄积中毒
	药物质地较轻或易于煎出有效成分的花、叶类药材及性味浓厚,作用较强的药物用量宜小,反之质重或不易煎出有效成分的矿物、贝壳类药材及性味淡薄,作用温和的药物用量宜大(无毒药一般用量为3～10 g)
	金石、贝壳类质重的药物量宜重(无毒药一般用量为10～30 g),鲜品一般用量也较大(无毒药一般用为30～60 g)
	过用苦寒的药会损害脾胃,用量宜小,不易久服。鲜品药材含水分较多用量宜大(一般为干品的4倍);干品药材用量当小;再如犀角、羚羊角、麝香、牛黄、猴枣、鹿茸、珍珠等贵重药材,在保证药效的前提下应尽量减少用量
根据配伍剂型确定剂量	一般处方用药多时,每单味药剂量宜小,反之处方用药少时,每单味药剂量宜大。使用单味药治病时用量可稍大,而在处方中的用量可略小
	在复方配伍使用时,处方中的主要药物用量宜大,辅药用量宜小
	在一般情况下,同样的药物入汤剂比入丸散制剂的剂量宜大,制作酒剂、浸膏剂的剂量可稍大
根据用药目的确定剂量	临床用药时,由于用药目的不同,同一药物的用量可不同
	槟榔,用以消积、行气、利水,常用剂量为6～15 g;而用以杀姜片虫、绦虫时,即须用到60～120 g
	洋金花,如用以止咳平喘或止痛,一般只用0.3～0.6 g,每日量不超过1.5 g,但若用作麻醉药时可用到20 g
	泻下药牵牛子,李杲说它"少则动大便,多则下水"。同是用以泻下,用以通便导滞,用量宜轻,若用以峻下逐水,则用量宜重
根据患者的病情、体质、年龄确定剂量	一般重病、急病剂量宜大;轻病、慢性病剂量宜小;体质壮实的剂量宜大;年老、体弱的剂量宜小
	由于年龄、体质的不同,对药物耐受程度不同,则药物用量也就有了差别。一般老年、小儿、妇女产后及体质虚弱的病人,都要减少用量,成人及平素体质壮实的患者用量宜重。一般1岁以下的小儿用成人药量的1/4;1～5岁用成人量的1/3;6～15岁用成人量的1/2;16岁以上可用成人量。老人气血减衰,对药物耐受能力较弱,特别是药性峻烈的驱邪药易损正气,一般60岁以上的老人用量为成人量的3/4;体弱患者也不宜用大剂量。老人及体弱者用补药时,开始剂量可稍小,后增加。若属峻补药物则用量不宜过大。久病患者应低于新病患者的剂量
	在患者方面还应考虑到患者在职业、生活习惯等方面的差异。如体力劳动者的腠理一般较脑力劳动者的致密,使用发汗解表药时,对体力劳动者用量可较脑力劳动者稍重一些
根据季节变化确定剂量	夏季发汗解表药及辛温大热药不宜多用;冬季发汗解表药及辛热大热药可以多用;夏季苦寒降火药用量宜重;冬季苦寒降火药则用量宜轻。在确定药物剂量时,做到"因时制宜""因地制宜"

⊂▬⊃ **课堂互动**

请同学们讨论认识的常用中药有哪些,以及常用药量是多少? 并填入表4-3。

表4-3　讨论表

药品名称	用量
1	
2	
3	

(三)常见中药临床处方的用量规律

1. 一般药物:干品3~9 g,如黄芩、川芎、苍术等;鲜品15~60 g,如鲜生地、鲜芦根等。

2. 质地较轻的药物,常用量9~45 g,如木蝴蝶、灯心草、梗通草、蔷薇花等。

3. 质地较重的药物:常用量9~45 g,如生地黄、熟地黄、何首乌、龙骨、石决明、磁石、生石膏等。

4. 有毒药物:常用量0.03~0.6 g,如斑蝥、炮马钱子等。

5. 贵重药物:常用量0.3~1 g,如羚羊角、牛黄、麝香、珍珠等。

此外,医师处方时还有以支、只、条、个、把表示剂量的,如一支芦根、一条蜈蚣、一只南瓜蒂、一片生姜、一角(即1/8张)荷叶、一尺荷梗、一扎仙茅根、一把艾叶等。

总之,中药用量的确定,其技巧性极强,与临床疗效的关系十分密切,正因为如此,对调剂人员的要求也必然十分严格。一张处方,无论其选药配伍多么切病,用量多么准确,如果调剂人员操作时粗枝大叶,量不及准,而变更了某些药物的量,那么其治疗范围、主治病证、禁忌证等,均可随之改变。

📖 **知识链接**

毒性药、峻猛药及某些名贵药用量见表4-4。

表4-4　毒性药、峻猛药及某些名贵药用量

药名	内服剂量	药名	内服剂量
马钱子	0.3~0.9 g	瓜蒂	0.3~1 g
樟脑	0.1~0.2 g	胆矾	0.3~0.6 g
蜂房	1.5~3 g(散剂)	硫黄	1~3 g
蟾酥	0.015~0.03 g	芫花	0.3~0.6 g
轻粉	0.1~0.2 g	巴豆	0.1~0.3 g

续表4-4

药名	内服剂量	药名	内服剂量
砒石	0.002~0.004 g	牵牛子	1.5~3 g
雄黄	0.3~0.9 g	乌头	1~2 g
大戟	0.5~1 g(散剂)	麝香	0.06~0.1 g
甘遂	0.5~1 g	牛黄	0.2~0.5 g

知识拓展

　　中药的计量单位,古代有重量(铢、两、钱、斤等)、度量(尺、寸等)及容量(斗、升、合等)多种计量方法,用来量取不同的药物。此外还有可与上述计量方法换算的"刀圭""方寸匕""撮""枚"等较粗略的计量方法。由于古今度量衡制的变迁,后世多以重量为计量固体药物的方法。现代中药的计量单位有:重量市制如斤、两、钱、分、厘;公制如千克、克、毫克;数量如生姜三片、蜈蚣二条、大枣七枚、芦根一支、荷叶一角、葱白两只等。自明清以来,我国普遍采用16进位制的"市制"计量方法,即1千克(kg)=1 000克(g)=1 000 000毫克(mg)。为了处方和调剂计算方便,按规定以如规划的近似值进行换算:1市两(16进位制)=30 g;1钱=3 g;1分=0.3 g;1厘=0.03 g。

活动三　药品用量的计算方法

课堂互动

　　★ 某女士的困惑:前些天,孩子发热时,医生诊断后开了两盒罗红霉素,但是家人一起看了说明书后,还是不知道应该给孩子吃多少。请问,给孩子用药药量的计算用什么方法?

　　★ 作为一名药品调剂员,在审方时尤其是审查医师开具的特殊人群的用药量是否准确是非常重要的工作技能,本活动就关于药品的用量如何计算进行介绍。

(一)小儿用药剂量的计算

　　婴幼儿(包括新生儿、早产儿)的胃肠道处于发育阶段,口服吸收率与成人不同。

　　例如,新生儿口服氨苄西林比成人吸收率高,而对磺胺类药物的吸收又较成人慢。新生儿的体表面积与体重之比较成人为大,而且皮肤黏膜较薄,药物的局部外用可因较多的吸收而引起严重反应。新生儿的药物代谢功能低,参与药物代谢的酶活性低。所以小儿用药绝不是单纯地将成人剂量缩减,而且在很多方面有其特殊性,因此小儿用药剂量是一个既重要又复杂的问题。

1. 根据体重计算

小儿用量＝小儿体重×成人剂量/600。小儿体重的推算见表4-5。

2. 根据年龄用下列公式求得

1岁以内用量＝0.01×(月龄+3)×成人剂量

1岁以上用量＝0.05×(年龄+2)×成人剂量

3. 根据体表面积计算

根据体表面积计算用量比较合理,可避免体重计算的缺点。用体表每平方米表达药量,能适合于各年龄小儿,同样也适合于成人。

表4-5　小儿剂量及体重的计算

年龄	按年龄折算剂量(折合成人剂量)	按年龄推算体重(kg)
新生儿	1/10 ~ 1/8	2 ~ 4
6个月	1/8 ~ 18/16	4 ~ 7
1岁	1/6 ~ 1/4	7 ~ 10
4岁	1/3	
8岁	1/2	
12岁	2/3	1周岁以上体重可按下式计算: 实足年龄×2+8＝体重(kg)

注:此法简便易行,但年幼者求得的剂量偏低,年长儿求得的剂量偏高,应根据临床经验做适当增减。

(1)体重30 kg以下的小儿:小儿体表面积＝体重×0.035+0.1

小儿用量＝成人剂量×某体重小儿体表面积/1.7(其中1.7 m^2为成人70 kg的体表面积)

(2)体重30 kg以上的儿童,其体表面积按下法推算,即体重每增加5 kg,体表面积增加0.1 m^2。如35 kg体表面积为1.1+0.1＝1.2 m^2,40 kg为1.3 m^2,45 kg为1.4 m^2,但60 kg为1.6 m^2,70 kg为1.7 m^2。

课堂互动

★ 如一个5岁小儿因病需要服红霉素,红霉素的药量为每千克每天20 ~ 30 mg,则其每天口服红霉素的总量为多少毫克,如分3次服用,则每次服多少毫克?

★ 俗话说,"是药三分毒",如何规范老年人用药剂量? 你认为老年人用药多点好还是少点好呢?

(二)老年人的用药剂量

人到老年,由于机体的许多生理功能都发生了退行性改变,由此会从多个方面影响到体内药物代谢过程,因此老年较其他人群更容易发生药物蓄积和引起较为严重的药物毒性反应。

《中国药典》规定60岁以上老人用药剂量为成年人的3/4。中枢神经系统抑制药应以成年人剂量的1/2或1/3作为起始剂量,剂量宜偏小。抗生素用量也宜小,一般用正常治疗量的1/2~2/3为宜。

知识拓展

★ 最常见的小儿用药计量方法是按体重(kg)计算。小儿的体重可直接用体重计称量,也可按公式推算。2~12岁这个年龄段的小儿体重可用下列公式推算:体重(kg)=年龄×2+8。当进入青春期(女童12~13岁开始,男童13~14岁开始)后,受内分泌影响,孩子的体重增长速度加快,就不能再用此公式计算了,要直接称量。这是一般常规药物的服用规律。但有的药物在体内代谢慢、排泄慢,每日只需服2次就行了,如增效联磺片;也有的药物根据病情或生物学规律只需每日用1次,如激素类药物;还有的药物需每日分4次服用,此时就需要按医嘱使用了。

★ 还有一种比较简单的方法——按成人剂量折合。公式为:小儿用药量为成人剂量×小儿体重数÷50。如红霉素成人每日服2 g,那么10 kg的小儿每日服药量为2×10÷50=0.4 g,即400 mg,然后将400 mg药物,分3次或4次服用就可以了。

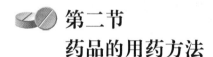

第二节
药品的用药方法

【学习目标】
1. 了解药物的给药途径、应用形式。
2. 熟练掌握中药的煎煮方法。
3. 熟悉各类药品的服药方法。
4. 熟悉各类药品的服药时间。

活动一 初识用药方法

(一)案例分析

案例4-3 几种错误用药方法要改正
根据武汉市第三医院的周某调查发现,现在,不少患者喜欢自购药物治疗疾病,如果因用药方法不当,就会导致病情延误,目前常见的几种错误用药方法有:①用药选择贵药或新药。药品并不是越新越贵,用了就好,只要对症,普通药也可以达到药到病除的效果。②用药剂量不足或超剂量。用药剂量过小达不到药物的有效剂量,对治疗疾病是无效的,并且容易产生耐药和抗药性。有的患者急于求成,超剂量用药,导致出现不良反应,甚至药物中毒。③用药更换过频。任何一种药物治疗疾病都需要经过一定时间才能起作用,否则既延误了病情,也使治疗复杂化。

(资料来源:荆楚网)

案例4-4 医生竟给8岁女孩开壮阳药

一名不满8岁的女孩食欲减退,奶奶带她到一家保健品药店看医生时,医生竟开了副"壮阳药"。这名女孩身体瘦小,食欲不是很好,她奶奶听说青山公园附近有家保健品系列药店,每周二有个姓张的中医坐诊,很神,什么病都看得好,这位好心的奶奶就把小孙女带到药店看医生。张医生看了看小女孩,翻了翻耳朵,就给小孩开了几味药,共花了1 080元。随后,小女孩的父亲梁某发现该医生开的药在药店一本宣传书上称:"春耕"系中国的"伟哥"。

梁某愤然到卫生及工商部门投诉,区工商分局决定对此立案侦查。

(资料来源:湖北日报)

通过上述案例,请同学们讨论,见表4-6。

表4-6 案例分析表

分析主题	分析内容
1.什么是药品的用药方法?	
2.药品的用药方法的重要性表现在哪些方面?	
3.在生活中见到的常用药有哪些,都是如何使用的?	

(二)给药途径

给药途径是影响药物疗效的因素之一。因为机体的不同组织对于药物的吸收性能不同,对药物的敏感性亦有差别,药物在不同组织中的分布、消除情况也不一样。所以,给药途径不同,会影响药物吸收的速度、数量以及作用强度。有的药甚至必须以某种特定途径给药,才能发挥某种作用。比如说,硫酸镁注射给药产生镇静作用,而口服给药则导泻。由此可见,给药途径与药物治疗效果有很密切的关系。

1.外用给药

比如说皮炎平、肤轻松等药品,只需直接将药物涂抹在皮肤上即可。外用给药最安全,风险最小。因为药物外用时不经人体内脏器官吸收、不接触血液,只要涂于皮肤表面就可以达到治疗作用;当然安全性大并不是说一点风险都没有,比如一般的皮肤外用药都为激素类,长期使用会产生依赖性,对整个机体都有不良的后果(这里所说的外用给药并不包括黏膜创伤给药,黏膜创伤给药是指人体大面积烧伤或者皮肤外表皮已经损伤的给药方式)。

2. 口服给药

口服给药是最常用的给药方法,适用于大多数药物和病人,安全性仅次于外用给药。口服给药的风险主要在于:药物本身都有其不良反应,并且不良反应因人而异,可能服用同一种药物,大家都没事,某个人却出现了严重的过敏反应;药物必须按照规定的用量服用,一旦超过了规定量,就可能会出现各种不良的后果。如安眠药服用过多就很可能导致死亡;有些药物单独使用时很安全,但一起使用时却会出现一些人体不良反应,而这恰恰是消费者不太了解的东西,必须由药师进行提醒。

3. 注射给药

注射给药包括常见的肌内注射、静脉滴注、皮下注射(注射部位为上臂及股外侧)和静脉注射(直接用注射器将药物快速推入静脉内)。注射给药是所有给药途径中安全性最低、风险最大的给药方式。使用注射给药时一定要有医师、药师在旁边观察,一旦出现不良症状(如头晕、恶心、身体发抖等),应立即停止用药,必要时还需进行抢救。

4. 中药的传统给药途径

除口服和皮肤给药两种主要途径外,还有吸入、舌下给药、黏膜表面给药、直肠给药等多种途径。中药的新型给药途径又增添了皮下注射、肌内注射、穴位注射和静脉注射等。

活动二 中药汤剂的用药方法

(一)服用次数

汤剂每剂药物一般煎药汁 2 次,分头煎、二煎,有些滋补药也可以煎 3 次。可将头煎、二煎药汁混合后分服,也可将两次所煎药汁顿服、分数次服等等。

一般每日一剂,煎二次分服,两次间隔时间为 4~6 h,以使药效持续。呕吐的患者或小儿宜不量频服,遇到复杂病理变化须要据医嘱或特定服法,以适应病情的需要。汤剂临床用药时可根据病情增减,如急性病、热性病可一日 2 剂。

(二)服药时间

根据病情和药效,有饭前、饭后和早晚的区别。一般药物宜于饭后服,滋补药宜饭前服,驱虫药和泻下药宜空腹服,安眠药宜睡服,治疟药宜在发作前 1~2 h 服用,健胃药和对肠胃刺激性较大的药物宜饭后服。无论饭前饭后服药,均应略有间隔,以免影响疗效。重病者不拘时间,迅速服用,有的也可煎汤带茶饮。

(三)服药冷热

临床用药时,服药的冷热应具体分析,区别对待。一般汤药多宜温服,如治寒证用热药,宜于热服。特别是辛温发汗解表药用于外感风寒表实证,不仅药宜热服,服药后避风寒,温覆使遍身微微地出汗为宜。至于治热病所用寒药,如热在胃肠,患者欲冷饮者可凉服,如热在其他脏腑,患者不欲冷饮者,寒药仍以温服为宜。另外,用从治法时,也有热药凉服,或凉药热服者。此外,对于丸、散等固体药剂,除特别规定外,一般都宜用温开水送服。

(四)服药多少

一般疾病服药,多采用每日一剂,每剂分二服或三服。病情急重者,可每隔 4 h 左右服药一次,昼夜不停,使药力持续,利于顿挫病势。应用发汗药、泻下药时,如药力较强,服药应适可而止。一般以得汗、得下为度,不必尽剂,以免汗、下太过,损伤正气。

呕吐病人用药宜小量频服。小量,药物对胃的刺激小,不致药入即吐;频服,才能保证一定的服药量。

活动三　中成药及化学药的用药方法

1.内服药

一般药物均以温开水送服,但有的中成药用配伍适当的“药引”送服。中成药用“药引”送服多为取其增强疗效或起协同作用。

黄酒因其酒性辛辣,具有温通经络,活血散瘀的作用,常被作为“药引”,如活络丹、醒消丸、跌打丸、七厘散等可用黄酒送服,黄酒用量为 15 ~ 20 g。生姜具有散寒、温胃止呕的作用,可用生姜切片煎汤作为“药引”,如藿香正气丸、附子理中丸等可用姜汤送服,以增强疗效。还有以盐水作为“药引”,如六味地黄丸、大补阴丸等可用盐水送服,取其引药入肾,增强滋阴补肾作用。食盐一般用 1.5 g,并加开水半杯溶化成淡盐汤送服。清热导滞的至宝锭用焦三仙煎汤送服,以增强消导之功。治疗风热感冒的银翘解毒丸用鲜芦根煎汤送服,取其清热生津透表的协同作用。川芎茶调散用清茶送服,取其清热之效,四神丸、更衣丸用米汤送服,取其保护胃气等。

有的中成药需要含化,将中成药含于口中约 1 min,使其缓缓溶解和发挥疗效,然后咽下,此法多用于咽喉肿痛患者,如六神丸、西瓜霜片等,以便迅速发挥消肿止痛之效。医师根据病情需要,有时也可将中成药入汤剂煎煮以增强疗效,如六一散、益元散、左金丸、越鞠丸等。中成药常用剂型的服用方法见表4-7。

表4-7　中成药常用剂型用法

类型	用法
丸剂	颗粒较小者,可直接用温开水送服;大蜜丸者,可以分成小粒吞服;若水丸质硬者,可用开水溶化后服
散剂、粉剂	可用蜂蜜加以调合送服,或装入胶囊中吞服,避免直接吞服,刺激咽喉
膏剂	宜用开水冲服,避免直接倒入口中吞咽,以免粘喉引起呕吐
冲剂、糖浆剂	冲剂宜用开水冲服;糖浆剂可以直接吞服

2.注射用药

注射用药法见表4-8。

表4-8 注射用药用法

类型	方法
皮下注射	适用于少量药液(一般<2 mL)
肌内注射	吸收较皮下快,疼痛程度亦较轻,用量<10 mL
静脉注射	包括静脉推注、静脉滴注,奏效迅速、用量较大
其他	动脉内、心内、硬膜内、鞘内、病灶内注射

3.局部用药

(1)调敷患处:是将药物用适当的液体调成糊状,敷布于患处,药物直接接触患处达到治疗目的,常用的液体辅料有白酒、醋、香油、茶水等。如治跌打外伤的七厘散、五虎丹,用白酒调成糊状,敷于患处。治痈肿疮毒的紫金锭、蟾酥锭,用醋研成糊状敷于患处。此外,用香油调敷的如黄水疮药,花椒油调敷的如四圣散,茶水调散的如意金黄散,蛋清调敷的如武力拔寒散等。

(2)涂患处:外用油膏,水剂多用此法。一般先洗净患处后直接涂抹,如蜡油、癣药水等。

(3)贴患处:多为硬质膏药,如狗皮膏药,将膏药加热软化后贴于患处。以及橡皮膏制剂如伤湿止痛膏,均直接贴于患处。

(4)撒布患处:多为散剂,用小纸筒将少许药粉,吹之使其散布于患处,如吹耳的红棉散,吹咽喉的锡类散、珠黄散,吹牙龈的冰硼散等。

总之,药物品种繁多,用法各异。一般外用药不可内服,特别是含有毒性药物的外用药,更应注意,以免发生事故。即使有的药品既可内服,又可外用,但在临床使用时,必须注意其用法和用量,以确保安全用药。

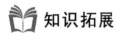 **知识拓展**

生活中常见的服药禁忌

据统计,在我国每年有500万人因服药方法错误而住进医院,其中20万人因此丧命;每年500万聋儿中也有50万是此原因所致。此外,还有很多根本不知道是由于服药方法错误而导致的危险,时时在我们身边发生。以下就是几种常见的错误服药方法。

随一日三餐服药:药品说明书上写着"一日三次,饭前服用",意思是将一天24 h平均分为3段,每8 h服药一次。如果把3次服药时间都安排在白天,会造成白天血药浓度过高,带来危险;而夜晚又达不到治疗浓度。而"饭前服用"则是指此药需要空腹(餐前1 h或餐后2 h)服用,如果你刚吃进一堆零食,那此时即使是在"饭前",也不等于"空腹"。而"饭后服用"则是指饱腹(餐后半小时)时服药。

躺着服药:躺着服药,药物容易黏附于食管壁。不仅影响疗效还可能刺激食管,引起咳嗽或局部炎症;严重的甚至损伤食管壁,埋下患食管癌的隐忧。所以,最好取坐位或站姿服药。

干吞药:有些人为了省事,不喝水,直接将药物干吞下去,这也是非常危险的。干吞药一方面可能损伤食管,另一方面由于没有足够的水来帮助溶解,有些药物容易在体内形成结石。

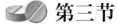

第三节
调剂的计量工具

【学习目标】
1. 能认识调剂工作中常用的计量器具。
2. 熟悉调剂的计量器具的使用方法。
3. 能对计量工具错误的使用方法进行判断。

活动一　认识中药的计量工具

(一)案例引入

案例4-5　中药用具戥秤国外大放异彩

据传上海有一位学者去欧洲某医学院进修,曾带去在苏州花钱不多、信手拈来的一杆戥秤,于圣诞节前夕作为小小礼物赠给院长,并附了一张使用说明,介绍中国使用这种戥秤控制药物用量的精确性,以及如今中国许多医院中药配方仍在使用这种传统戥秤的情况。出乎意料,第二天院长突然召见,在座的还有几位学院要员,那杆戥秤放置在办公桌上,还有一架天平相伴。院长首先郑重其事地表达了感谢之情,然后请这位学者演示戥秤操作,在用戥秤称了重量后,再用天平复核,果然十分精确,顿时响起了一片掌声。不久中国这杆古老的衡器配上了精美的座子,陈列在学院收藏室的展览橱窗中,并有文字介绍:中国使用这样的衡器来控制药物用量已有几千年。

(资料来源:新浪网)

课堂互动

★ 你知道古人是怎样称量药品吗?
★ 现在人们称量药品的工具有哪些?

(二)古今度量衡对照

1. 概述

古代度量衡制度在各个历史时期有所不同,古代容器,有斛、斗、升、合、勺之名,尤其是唐代以前的方剂和现在相差很大,至宋代,遂立两、钱、分、厘、毫之目。元、明、清沿用宋制,很少变易(表4-9)。

表4-9 古今重量对照表

时代	古代用量	折合市两
秦代	一两	0.5165 市两
西汉	一两	0.5165 市两
东汉	一两	0.4455 市两
魏晋	一两	0.4455 市两
唐	一两	1.0075 市两
宋	一两	1.1936 市两
明	一两	1.1936 市两
清	一两	1.194 市两

2. 古方中几种特殊计量单位

(1)方寸匕:古代量取药末的器具名,状如刀匕,一寸见方。一方寸匕约等于现代的2.74 mL,盛金石药末约为2 g,草木药末为1 g左右。

(2)钱匕:一钱匕约合今五分六厘,约2 g多;半钱匕约合今二分八厘,约1 g多;钱五匕约为一钱匕的1/4,约今一分四厘,合0.6 g。

(3)刀圭:刀圭也是古代量药末的器具,一刀圭约等于一方寸匕的1/10。

(4)一字:一字药末,约合一分(草木药末要轻些)。

(5)铢:汉以二十四铢为一两,十六两为一斤。

(6)枚:为果实计数的单位,随品种不同,亦各有其标准,例如大枣十二枚,则可选较大者为一枚之标准。

(7)束:为草木及蔓类植物的标准,以拳尽量握之,切去其两端超出部分称为一束。

(8)片:将物切开之意,如生姜一片,约计0.3 g为准。

另外,有以类比法作药物用量的,如1鸡子黄=1弹丸=40桐子=80粒大豆=160粒小豆=480大麻子=1440小麻子。

(三)量具的构造

在中药调剂工作中,常存在忽视准确计量的错误倾向。估量取药,随意抓配,一方多剂不复戥,使调配的分量与处方剂量有时存在较大的误差。这就影响了临床的效果,甚至还可能导致医疗事故的发生。1986年7月1日我国颁布实施了《中华人民共和国计量法》,以法律的形式确定了我国计量管理的模式,保证了国家剂量制的统一和量值的准确可靠,从而保障国家、集体和个人免受不准确或不诚实计量所造成的危害。为了保证医疗安全,保障广大人民群众的健康,计量法规定对医疗卫生工作范围内的计量器具也实行强制管理。

中药调剂的计量器具主要是称重药物衡器,中药计量工具是中药称重的衡器,中药调剂工作中最常用的是传统的戥秤(又称戥子),其次是分厘戥、盘秤、勾秤、台秤、天平及字盘秤,乃至现代电子秤的使用。现举例介绍如下。

课堂互动

★ 俗话说家有黄金外有戥秤,你知道什么是戥秤吗?

1.戥秤

一种小型的杆秤,学名戥秤,是旧时专门用来称量金、银、贵重药品和香料的精密衡器(图4-1)。因其用料考究,做工精细,技艺独特,也被当作一种品位非常高的收藏品。

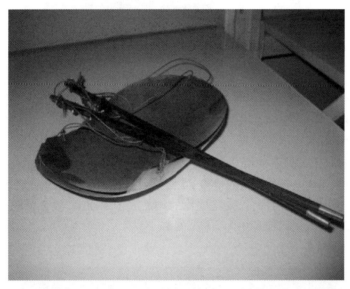

图4-1 戥秤

戥秤是一种单杆称的不等臂秤器,其构造由戥杆、戥星、戥砣、戥盘等组成。戥砣是力点,戥钮是支点,戥盘是重点。戥杆的上面及内侧面用铜或铅嵌成两排小点以指示分量的戥星。戥钮两个,远离前盘的称前毫也叫"戥钮""第一毫",用于称取较轻的物品;靠近戥盘的叫"后毫",也叫"外钮""第二毫",用以称较重的物品。前毫的戥星在内侧面,一般从1g开始,每隔一粒星为1g,以此类推,到秤梢为70g。后毫的戥星在上面,一般从50g开始,每隔一粒星为2g,以此类推,到称梢多为250g。

2.厘戥、盘秤、勾秤的构造

均同于戥秤。厘戥用于称量1g以下者,一般前毫的起始称量为0.02g。

3. 台磅(图4-2)

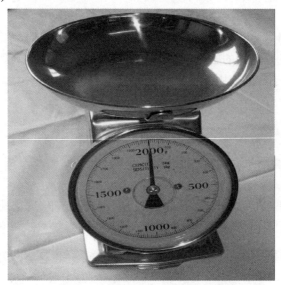

图4-2 台磅

台磅是一种用于台上使用的不等臂杠杆增砣秤。台磅除托盘涂有搪瓷外,其余均用铁铸成。另配有4或5只铁砣(分别为500 g,1 000 g,5 000 g等)。左边的一个托盘用于盛放被称品,右面有一根横的标尺,上面刻有批示物品重量的数字,还有一个可以左右移动的"游砣"。标尺上的数字一般从5 g开始,每格为5 g,至100 g处表有100字样,从此类推,标点终极为500 g,被称物超过500 g时,可根据物种在标尺末端随意增减铁砣。另有一种常用的台秤为电子磅秤,只要将要称的物品放于秤面上,就会自动显示分量,不需另外加秤砣或砝码,使用比前者更为方便。

4. 托盘天平(图4-3)

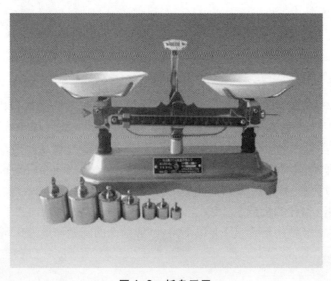

图4-3 托盘天平

天平是放于台上的等臂杠杆秤。秤梁为铝合金铸成,二个托盘塑料制成,另配有 8 个铁砝码。中央与两端各装有一只钢质刀口,在绝对中间有个指示平衡的摆针,左右两旁托盘架附有连杆,其上端支架于称梁两端的刀口处。由于秤梁与连杆连接的杠杆平行,因而天平摆时,秤盘仍能保持水平位置。秤梁前面的标尺一般分五大格,每一大格又分 10 小格,并装有一个可移动的"游码",可称 0.1 ~ 10 g 以内的物品,如要称重物则可在右边托盘上加砝码。

活动二 计量工具的使用

(一)量具的使用

1.戥秤

戥秤必须经过检定合格,不得破坏其准确度。使用戥秤前要先熟悉戥杆上指示分量的两排戥量,要检查戥盘和戥铊的分量是否相符,然后检查定盘星是否平衡。称药前,左手持戥杆,稳住码线,右手取药放于戥盘内,用右手大拇指与示指提起戥钮,目视戥星,左手将码线在戥杆上移动至欲称量的指数位置上,随即放开,检识戥星指数和所成药物是否平衡,如有差异增减药物至平衡为准。

2.厘戥、盘秤、勾秤的使用

与戥秤基本相似

3.台磅

使用台磅时先将标尺上的"游码"推到起始点,校正至平衡,再将药物放入托盘内,移动"游码"至标尺欲称的数量上取得平衡,既是物品所称的重量,如有增码既是游码左面标尺上的数字与增码数之和的重量。

4.托盘天平

先将托盘天平置于平衡的工作台上,检查托盘天平摆针是否平衡,然后将药品放于左面的托盘中,再用"游码"在标尺上推移,当"游码"移到摆针平衡时,即为物品重量。加物品超过游码标尺时,则可在左右托盘中加砝码平衡。托盘天平的使用不能振动,一定要放在平衡的工作台上。托盘天平的剂量比戥秤更准确。

(二)中药的计量单位

计量法规定我国采用国际计量单位和国家选定的其他计量单位,作为国家法定计量单位,非国家法定计量单位应废除。药物用量单位以克(g)、毫克(mg)、毫升(mL)计算。

长期以来,普遍采用 16 位进制。由于多种计量单位存在会出现混乱局面,因此为了进一步统一我国的计量制度,根据我国国务院的指示,从 1979 年 7 月 1 日,全国中药处方用药计量单位一律采用克为单位的公制,即 1 公斤(kg) = 1 000 g,中药计量单位的换算,则按如下近似法进行换算:1 斤(16 位进制) = 500 g,1 两 = 30 g,1 钱 = 3 g,1 分 = 0.3 g。市制和公制换算见表 4-10。

表4-10　中药计量的市制与公制换算表

十六进位旧制单位	公制单位(g)	换算时尾数可以舍去(g)
1厘	0.03125	0.03
5厘	0.15625	0.15
1分	0.3125	0.3
3分	0.9375	0.9
5分	1.5625	1.5
1钱	3.125	3
2钱	6.25	6
3钱	9.375	9
5钱	15.625	15
1两	31.25	30

知识拓展

戥秤小常识

抓药时戥秤的正确应用法应为"秤杆不过鼻尖,秤砣挂小指端,抓药用前三指",称量时,秤杆放在左手中指端和虎口(合谷穴)上,用右手前三指抓药,靠左手中指和示指的伸屈活动来带动砣绳的进退移动。

称量顺序一般可按处方上药名的排列顺序进行称取、放置,不得相混,以便于检查核对,注意称量正确,不得手抓估计。称量时一般采用减重法倒药,即一次称总量,而后分次倒药,待处方上药叶全部抓齐后,应检查各味药物、药量与处方是否符合,为了便于复核检查倒放的药物,应对体积大的药物,如茵陈、丝瓜络等可先称倒在药盘(纸)的中心,然后将其他药物,按一定方向绕倒其四周,也可先称其他药物,最后称量大体积大的药物,放在其他药的上面,对易抛散滚动颗粒性药物,如蔓荆子、苏子等最好最后秤量,倒在其他药中间,以免抛散损耗。

实操训练

实训 4-1　戥秤的使用技术

【实训目的】

1.能认识调剂工作中常用的计量器具——戥秤。

2.熟悉调剂的计量器具的使用方法。

3.掌握对戥的基本要求和各类戥子正确的使用方法及校正方法。

【实训场所】

模拟药店。

【实训用品】

戥秤、盘秤、勾秤、台秤、天平、现代电子秤、处方、调剂台、坐椅、药橱、中草药、包药纸（袋）或装药盘、捣筒、压方板、研钵、拌缸、药筛、钢锉、镊子。

【实训内容】

1.学生分组实践,每组4人。

2.对戥:戥秤是调剂工作中常用的称量工具。一般中药饮片的称量常用的戥秤规格有1～125 g,1～250 g,1～500 g;贵重和毒麻中药饮片常用的戥秤的规格有100 mg～50 g。每次使用前要对戥,正确的对戥方法是把秤杆放在左手中指端和虎口上,砣绳挂小指端,空盘,用右手提起秤系置于秤标的零的位置上进行校正,检查无误后方可开始调配。

3.一方单剂量调配

任选10张处方进行单剂量调配,严格按照正确的调剂规程进行正确的调配。

4.一方多剂量调配

任选10张有代表性的处方严格按照减重称量法和有关正确调配规程进行调配。

5.临时制剂的调配

任选5张含拌制药品的合格处方,严格按照拌制要求进行调配。

6.填写结果记录表4-11。

表4-11　结果记录与分析

组号	结果分析
1	
2	
3	
4	

7.以组为单位,根据核查记录进行点评,分析出现差错的原因,制定防范、处理措施,写出实训报告。

【考评标准】

1.工作态度(分值20%):热情、耐心、周到,仪表符合调剂规范。

2.能正确地使用计量工具(分值40%):仔细认真、操作方法正确。

3.实训结果(分值40%):记录填写规范,出现差错成因分析深刻全面,解决措施合理适当。

实训 4-2　天平的使用技术

【实训目的】

1. 能认识调剂工作中常用的计量器具——天平。

2. 掌握天平、电子天平、电子秤使用方法及校正方法。

【实训场所】

模拟药店。

【实训用品】

托盘天平、电子天平、电子秤、处方、调剂台、坐椅、药橱、中草药、包药纸（袋）或装药盘、捣筒、压方板、研钵、拌缸、药筛、钢锉、镊子。

【实训内容】

1. 学生分组实践，每组 4 人。

2. 托盘天平

（1）认识托盘天平的主要部件：螺丝（调节零点的）、游码、刻度尺、指针、托盘（分左右两个）。

（2）称量前应首先检查天平是否处于平衡状态。若不平衡，应调节螺丝使之平衡。

（3）被称量物要放在左盘中，砝码要放在右盘中。

（4）取砝码时，切不可用手拿取，而必须用镊子夹取。

（5）在添加砝码时，应先夹质量大的砝码，然后再夹质量小的砝码（最后再移动游码）。

（6）被称量的药品不能直接放在托盘上。

（7）称量完毕要复原：称量完毕后，应把砝码放回砝码盒中，把游码移回零处，使天平恢复原来的状态。

3. 电子天平

（1）校准。天平安装后，第一次使用前，应对天平进行校准。

（2）称量。按 TAR 键，显示为零后，置称量物于秤盘上，待数字稳定即显示器左下角的"0"标志消失后，即可读出称量物的质量值。

（3）去皮称量。按 TAR 键清零，置容器于秤盘上，天平显示容器质量，再按 TAR 键，显示零，即去除皮重。再置称量物于容器中，或将称量物（粉末状物或液体）逐步加入容器中直至达到所需质量，待显示器左下角"0"消失，这时显示的是称量物的净质量。将秤盘上的所有物品拿开后，天平显示负值，按 TAR 键，天平显示 0.0000 g。若称量过程中秤盘上的总质量超过最大载荷（FA1604 型电子天平为 160 g）时，天平仅显示上部，此时应立即减小载荷。

4. 任选 10 张处方进行单剂量调配，严格按照正确的调剂规程进行正确的调配。

5. 填写结果记录表，如表 4-11。

6. 以组为单位，根据核查记录进行点评，分析出现差错的原因，制定防范、处理措施，写出实训报告。

【考评标准】

1. 工作态度(分值20%):热情、耐心、周到,仪表符合调剂规范。

2. 能正确地使用计量工具(分值40%):仔细认真、操作方法正确。

3. 实训结果(分值40%):记录填写规范,出现差错成因分析深刻全面,解决措施合理适当。

目标检测

一、判断题(对的打"√",错的打"×")

1. 凡能产生药物治疗作用的用量称为"剂量"或药用量,一般系指成人1次的平均用量。　　　　　　　　　　　　　　　　　　　　　　　　　　　　　　(　　)

2. 1市斤(16位进制)=1 000 g,1两=30 g,1钱=3 g,1分=0.3 g。　(　　)

3. 戥秤其构造由戥杆、戥星、戥砣、戥盘等组成。　　　　　　　　　(　　)

4. 作用较强的药物用量宜小,质重或不易煎出有效成分的矿物、贝壳类药材及性味淡薄,作用温和的药物用量宜大些。　　　　　　　　　　　　　　　(　　)

5. 常见的给药途径有外用给药、口服给药、注射给药。　　　　　　　(　　)

二、单项选择题(每题只选一个最佳答案)

1. 在使用戥秤时,下列哪项操作不正确　　　　　　　　　　　　　　(　　)

　　A. 检查戥盘与戥砣　　　　　　　　　B. 左手持戥杆

　　C. 左手将砣线移至欲称量的指数位置上 D. 右手大拇指与中指捏提起戥钮

2. 在当前,中药调剂应采用的重量单位是　　　　　　　　　　　　　(　　)

　　A. 两与钱　　　　　　　　　　　　　B. kg 与 g

　　C. 磅与两　　　　　　　　　　　　　D. 均可

3. 处方中 PO 表示　　　　　　　　　　　　　　　　　　　　　　　(　　)

　　A. 口服　　　　　　　　　　　　　　B. 饭后服

　　C. 饭前服　　　　　　　　　　　　　D. 皮下注射

4. 天麻钩藤饮中钩藤的煎法是　　　　　　　　　　　　　　　　　　(　　)

　　A. 先煎　　　　　　　　　　　　　　B. 后下

　　C. 包煎　　　　　　　　　　　　　　D. 另煎

5. 下列中,应予先煎的是　　　　　　　　　　　　　　　　　　　　(　　)

　　A. 麦冬　　　　　　　　　　　　　　B. 知母

　　C. 生石膏　　　　　　　　　　　　　D. 人参

三、多项选择题(选两个或两个以上答案,少选、多选均不得分)

1. 目前国家规定的在中药研究、生产与应用中所采用的单位包括　　　(　　)

　　A. kg　　　　　　　　　　　　　　　B. L

　　C. 两　　　　　　　　　　　　　　　D. 钱

　　E. 克

2. 在调配中药处方时应注意 （　　）

   A. 价格是否准确　　　　　　　　B. 毒剧药的用法用量

   C. 是否有配伍禁忌　　　　　　　D. 有无需特殊处理的药物

   E. 是否有细料药在内

3. 不能与人参配伍应用的药物是 （　　）

   A. 甘草　　　　　　　　　　　　B. 五灵脂

   C. 藜芦　　　　　　　　　　　　D. 官桂

   E. 川乌、草乌

4. 下列属于汤剂范畴的剂型有 （　　）

   A. 中药合剂　　　　　　　　　　B. 口服液

   C. 茶剂　　　　　　　　　　　　D. 袋泡剂

   E. 煎膏剂

5. 下列需要先煎的药物有 （　　）

   A. 人参　　　　　　　　　　　　B. 石决明

   C. 川乌　　　　　　　　　　　　D. 石斛

   E. 大黄

第五章 中药配伍及处方应付常规

中药调配是药品调剂技术的重要组成部分。中药的使用具有自身的特殊规律,稍不注意极易出现差错。本章主要围绕中药使用特点、中药调配常用术语、处方名称及应付3个小节展开,通过知识学习、案例解析、互动交流、实训操作,使学习者熟悉中药用药特点、常用术语和注意事项,做到配药准确无误,全面掌握中药调配独特的应用技术。

第一节
中药配伍及使用禁忌

【学习目标】
1. 能辨别中药配伍类型。
2. 明确君臣佐使药物在中药方剂中的作用。
3. 熟知中药用药禁忌。

活动一 认知中药配伍形式

中药使用比较注重药物之间的相互关系,根据病情需要,有选择地将两种或两种以上的药物合用称为配伍。前人总结为7个方面,称为"配伍七情"。除"单行"为单味药治病外,其他6种配伍形式如表5-1。

表5-1 中药配伍形式

配伍形式	含义	举例	临床指导意义
相须	性能功效相类似的药物配合使用,可以增强原有疗效	金银花和连翘合用,能明显增强清热解毒的治疗效果	配伍产生协同作用而增进疗效,要充分利用
相使	在性能功效方面有某些共性的药物配伍合用,而以一药为主,另一药为辅,辅药能增强主药疗效	补气利水的黄芪与利水健脾的茯苓合用,茯苓能增强黄芪补气利水的治疗效果	

续表 5-1

配伍形式	含义	举例	临床指导意义
相畏	一种药物的毒性反应或不良反应,能被另一种药物减轻或消除	生半夏和生南星的毒性能被生姜减轻或消除	配伍降低毒性,应用毒烈药时需考虑选用
相杀	一种药物能减轻或消除另一种药物的毒性或不良反应	生姜能减轻或消除生半夏和生南星的毒性	
相恶	两药合用,一种药物能使另一种药物原有功效降低,甚至丧失	莱菔子能削弱人参的补气作用	配伍互相拮抗而减效,注意避免使用
相反	两药合用,能产生或增强毒性反应或不良反应	如甘草与甘遂、丁香与郁金等药物合用会产生毒性	配伍产生或增强毒副作用,一般应禁止使用

活动二 理解中药组方原则

中药处方不是随意的药物堆积,而是在辨证审因的基础上,根据病情的需要,利用药物的七情,规定必要的药量,配伍组织成方。其结构分为"君、臣、佐、使"4个部分,如表5-2。

表 5-2 中药方剂组方原则

方剂结构		解释	举例《补中益气汤》
君药		即主药或主治药,是针对主证或病因而起主要治疗作用的药物。用量大,药力居方中之首,是中药处方中不可缺少的主要部分	黄芪 18 g,补中益气,升阳固表
臣药		即辅药或辅助药,辅助君药加强治疗主病或主证的药物;或针对兼证起主要治疗作用的药物	人参6 g、白术9 g、炙甘草9 g。补气健脾
佐药	佐助药	配合君、臣药加强治疗作用或直接治疗次要症状的药物	当归 3 g,补血和营,助人参、黄芪补气养血。陈皮6 g,理气和胃,使诸药补而不滞
	佐制药	用以消减或制约君、臣药的毒害、峻烈之性的药物	
	反佐药	即病重邪盛,可能拒药时,配用与君药性味相反而又能在治疗中起相成作用的药物,通常用量较小	
使药	引经药	引诸药直达病所之药,起到向导作用	升麻6 g,柴胡6 g,升举下陷之清阳
	调和药	调和方中诸药作用之药。药力小,用量也轻	
备注		1. 中药方剂中君、臣、佐、使药物的确定,主要根据药物在方中发挥作用的主次、药效的大小、用量的轻重来区别 2. 每个方剂除君药必不可少外,臣、佐、使药不一定俱全	

课堂互动

病例解析:患者李某。女,16岁。昨天早上洗澡感受风寒,今晨起头身酸痛、怕冷、鼻塞不通流清涕、体温38.2 ℃,舌苔薄白、脉浮紧。辨证为风寒表证,予以麻黄汤(麻黄、桂枝、杏仁、甘草)治疗。

思考:如何理解方中麻黄和桂枝的配伍关系?

分析:麻黄性味辛温,善于开达腠理,发散风寒又宣肺平喘,为君药。桂枝发汗解肌、温经散寒,既助麻黄发散表邪,又除肢体疼痛,为臣药。君臣相须为用,可增强发散风寒、解除表证之功效。

活动三　掌握中药用药禁忌

中药在使用过程中,为了确保疗效,安全用药,避免不良反应的产生,必须注意用药禁忌,主要包括配伍禁忌、妊娠禁忌、服药饮食禁忌和证候禁忌4个方面。

(一)配伍禁忌

配伍禁忌,是指某些药物合用会产生剧烈的毒副作用或破坏药效,因而不许配用。目前配伍禁忌内容,主要有"十八反"和"十九畏",如表5-3。

表5-3　中药配伍禁忌表

名称	中药A	中药B	AB配伍关系	歌诀
十八反	川乌草乌附子	半夏、瓜蒌(全瓜蒌、皮、仁、天花粉)、川贝母、浙贝母、白蔹、白及	相反 禁止合用	本草明言十八反, 半蒌贝蔹及攻乌, 藻戟遂芫俱战草, 诸参辛芍叛藜芦。 ——金·张子和《儒门事亲》
	甘草	海藻、京大戟、甘遂、芫花		
	藜芦	人参、党参、丹参、玄参、苦参、西洋参、南沙参、北沙参、细辛、赤芍、白芍		
十九畏	硫黄畏朴硝,水银畏砒霜,狼毒畏密陀僧,巴豆畏牵牛子,丁香畏郁金,牙硝畏三棱,人参畏五灵脂,官桂畏赤石脂,川乌、草乌畏犀角		相反 禁止合用	硫磺原是火中精,朴硝一见便相争水银莫与砒霜见,狼毒最怕密陀僧巴豆性烈最为上,偏与牵牛不顺情丁香莫与郁金见,牙硝难合京三棱川乌草乌不顺犀,人参最怕五灵脂官桂善能调冷气,若逢石脂便相欺 ——明·刘纯《医经小学》

(二)妊娠用药禁忌

由于某些药物具有影响胎儿生长发育甚至堕胎的不良反应,所以孕妇禁忌使用。根据药物对于胎元损害的程度不同,一般可分为慎用和禁用两大类。

慎用药——包括通经去瘀,行气破滞及辛热滑利之品,如川芎、姜黄、丹皮、槐花、桃仁、红花、牛膝、大黄、枳实、附子、肉桂、干姜、木通、冬葵子、瞿麦等。

禁用药——是指毒性较强或药性猛烈的药物,如马钱子、水银、轻粉、川乌、草乌、巴豆、牵牛子、大戟、商陆、麝香、三棱、莪术、水蛭、斑蝥、雄黄、砒霜等。

凡禁用的药物绝对不宜使用,慎用的药物一般应尽量避免使用,若病情特殊需要应斟酌使用,保证安全,以免发生危险。

(三)服药饮食禁忌

服药饮食禁忌是指服药期间对某些食物的禁忌,又称忌口。

一般忌口:服药期间,一般应忌食生冷、辛辣、油腻、腥膻等不易消化及有特殊刺激性的食物。

特殊忌口:地黄、何首乌忌葱、蒜、萝卜;甘草忌鲤鱼;薄荷忌鳖肉;鳖甲忌食苋菜;服发汗药后,忌服醋及生冷的食物;服补药后,忌食浓茶和萝卜;甘草、黄连、桔梗、乌梅忌猪肉;常山忌葱,丹参、茯苓、茯神忌醋;土茯苓、使君子忌茶;以及蜜反生葱、柿反蟹等。

热性病,应忌食辛热煎炸性食物;寒性病,应忌食生冷食物、清凉饮料等;脾胃虚弱者应忌食黏腻、难消化的食物;疮疡、皮肤病患者,应忌食鱼、虾、蟹、羊肉等食品。肾病水肿应忌食盐、碱过多的和酸辣太过的刺激食品;胸痹患者应忌食肥肉、脂肪、动物内脏及烟、酒等。

(四)证候禁忌

证候禁忌是指应用某味药物的病证禁忌。如麻黄发散作用强烈,自汗、盗汗、肺虚咳喘者不宜使用。大青叶、黄连苦寒伤胃,脾胃虚寒者忌用等。

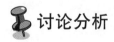 讨论分析

表5-4　讨论分析

讨论主题			分析结论
中药 A 和中药 B 能否合用?			
	A	B	
1	桂附地黄丸、附子理中丸、天麻丸、风湿骨痛胶囊	川贝枇杷糖浆、消渴灵片、香砂养胃丸、牛黄清心丸、藿香正气水、乳癣消片	……
	牛黄降压丸、消栓通络片、疏肝和胃丸、安宫牛黄丸	妙济丸、六应丸、龟龄集	
	孕妇可以使用下列中药吗?		
2	舒筋丸、牛黄解毒片、槟榔四消丸、祛风止痛片、苏合香丸、木瓜丸、国公酒、益母草膏		……

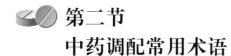

第二节
中药调配常用术语

【学习目标】
1. 会使用中药处方常用术语。
2. 熟悉处方脚注和药引。

活动一　辨别药名附加术语

在中药处方中,医师经常采用不同的术语来反映用药意图、药物规格或疗效特点。表现形式通常是在药名前附加术语或术语隐于药名之内,从而对药物的使用提出不同的要求。常见术语可见以下几种类型,如表5-5。

表5-5　常见药名附加术语

类别	内容	举例
要求产地	不同的地理环境对药材的质量有很大的影响,中药讲究道地药材,医师根据病情需要,常在药名前标明产地	辽细辛、苏薄荷、怀生地、杭菊花、禹白附、广藿香、宣木瓜、东阿胶、西秦艽、台乌药、凤丹皮、云木香、矛苍术、江枳壳、建泽泻、新会皮、阳春砂、海南沉、化橘红
要求采收季节和贮存时间	药材的质量与采收时节有密切的关系。有的以新鲜者为佳,有的以陈久者为佳。中药处方对此有不同要求	冬天麻(以质坚实沉重、有鹦哥嘴、断面明亮、无空心者的冬麻为优)、绵茵陈(以初春细幼苗质软如棉者佳)、霜桑叶(于秋后经霜者采集为好)、陈麻黄(取其陈久者缓解燥性)、枯黄芩(黄芩枯而大者,轻飘上升以清肺)、子黄芩(黄芩实而细者,沉重下降以利便)、春柴胡、秋丹皮、嫩白薇、陈艾叶、陈香橼、鲜地黄、鲜荷叶、陈棕榈、嫩桑枝、鲜竹叶、鲜茅根等
要求炮制加工	医师根据不同的病情,为更好发挥药效,在中药处方中会对某些药物提出不同的炮制要求	制厚朴(姜汁炒)炮制后可消除对咽喉的刺激性并可增强宽中和胃的功效;飞朱砂(水飞)使药粉极细和纯净便于制剂及冲服;醋香附增强其疏肝止痛作用;炙麻黄(蜜炙)缓和麻黄辛散之性,增强止咳平喘之功;煅石膏收湿敛疮止血等
要求去除非药用部位	某些植物药的皮、壳、毛、芦、心、油及部分动物药的鳞、翅、足、尾、头等,中药处方会要求去除	枇杷叶(去毛)、石韦(去毛)、诃子(去核)、山茱萸(去核)、莲子肉(去心)、蛤蚧(去头足、鳞片)、青娘子(去头、足、翅)、乌梢蛇(去头、鳞片)、金樱子(去毛)、巴戟天(去心)等

续表 5-5

类别	内容	举例
要求质地、质量	药材质地、质量的优劣会影响疗效,故中药处方对此也常有要求	枯黄芩(中心发黑)、空沙参(南沙参质地松泡,断面有裂隙)、浮水青黛(青黛以色蓝,质轻者为优)、落水沉香(以体重质坚、油性大、香气浓、沉水者佳)、金钗石斛、鸡骨常山、肥知母、细青皮、粉甘草、明天冬、轻马勃、活磁石、明乳香、粉葛根、明玳瑁、鹅枳实、九孔石决明、左秦艽、金毛狗脊等
要求颜色、气味	药材的颜色和气味也能反映药物的质量的好坏	白檀香、白桔梗、紫降香、红茜草、绿升麻、黑山栀、黄连翘、黑桑椹、青礞石、紫油厚朴、香独活、酸乌梅、臭椿皮、香青蒿、苦杏仁、淡竹茹、淡昆布等

活动二 熟悉处方脚注

"脚注"是指医师开汤剂处方时在某种中药的后面(下脚旁或右上角)加以注解要求。这是医生为病人诊治疾病后,根据其药物的质地或治疗需要,用简明字样,对药剂调配人员的提示,其内容一般包括特殊煎法、临时炮制与服用方法等方面。

(一)特殊煎法

先煎、后下、包煎、另煎、烊化、冲服等。

(二)临时炮制

捣碎:对于含挥发油类及油脂类的种子药物则不能预先加工,不然香气挥散,油脂氧化变质,影响疗效,因此,须调配时临时用铜冲捣碎。如桃仁、诃子、莱菔子、草果、砂仁、豆蔻、酸枣仁、瓜蒌仁、大风子、马钱子等。还有一些因质地坚实不便调剂或有效成分不易煎出的介壳、果实、种子类中药,也应要求打碎或捣碎,如花蕊石、海蛤壳、瓦楞子等。

揉搓:对某些质地松散而呈丝条状或片状的药物,应注明揉作成团,以便于调配煎煮,如竹茹、谷精草、桑叶等。

制绒:将某些药物碾成绒状,以缓和药性或便于调配,如麻黄制绒后可缓和温燥发汗作用,利于老幼体弱者使用。

拌衣:将辅料黏附于药面之上以增强其疗效,如朱砂拌茯苓、青黛拌灯心草等。

活动三 认识处方药引

中药处方中经常会注明需用药引。所谓"药引"就是在处方中要求由患者自备的小量的药物或食物。药引可引导其他药物到达病位或某个特定脏腑,以提高疗效,同时还有解毒、护胃、矫味等作用。医生常把药引写在处方正文的下面一行,主要类型有以下几种。

（一）药物类药引

一方面起到引经报使作用,如桔梗可引药力上行,而牛膝引药力下行等;治疗太阳病用防风、生姜为药引,既发挥了发散风寒的药效,又对其他解表药起到了"向导"作用,可谓"一举两得";另一方面又可调和诸药,如甘草、大枣能健脾和胃,调和药性等。

（二）食物类药引

如"川芎茶调散",方用茶叶为药引可上清头目;"失笑散"用醋调服引药入肝。其他药引尚有粳米、蛋黄、米汤、西瓜汁、荷叶、醋、酒、红糖、食盐、蜂蜜、葱白等。

第三节
中药通用名称与应付常规

【学习目标】

1. 能辨别中药正名、别名、并开药名。
2. 会正确使用中药处方应付。

活动一　认知中药通用名称

目前我国中药材有 12 807 种。由于种类众多,产生的历史悠久,且药材分布广泛,地域差异极易造成一药多名与异药同名的混乱现象,同一种药材在不同地区叫法不同或古今药名不统一。例如茜草,古代有地血、牛蔓、红蓝、染绯草等叫法,现又称红茜、四轮草、活血草等。又如益母草,华北地区称坤草、浙江叫三角胡麻、青海又称千层塔,而四川则称血母草,甘肃叫金凤赶,广东称其为红花艾,云南则叫透骨草等。

为减少和避免药名混乱在临床应用中的差错,规范中药处方名称势在必行,这既有利于祖国医药的继承和发扬,又便于药品监管。中医药人员不仅要掌握中药正名,而且应熟悉处方常用名(别名、并开药名)。

（一）正名

中药正名是规范化名称,以《中国药典》一部,局、部颁药品标准所收载的名称为标准。

国家药品标准没有规定的,应以各省、自治区、直辖市人民政府药品监督管理部门制定的《炮制规范》所收载的名称为标准。通常为一药一名,如何首乌、甘草、淫羊藿等。

（二）别名

除正名以外的中药名称为别名或偏名。中药的别名的产生通常都具有一定的来历和含义,如药物特点、性能、产地、采收时节、炮制方法不同以及地域、习惯、方便、避讳等因素影响。举例如下(括号中为别名):

益母草(坤草)、全蝎(全虫)、重楼(七叶一枝花、蚤休)、辛夷(木笔花)、大黄(将军、川军、锦纹)、芒硝(朴硝、皮硝、马牙硝)、莱菔子(萝卜子)、天花粉(瓜蒌根)、川楝子(金铃子)、白果(银杏)、补骨脂(破故纸)、淫羊藿(仙灵脾)、蒲公英(黄花地丁)、海螵蛸(乌贼骨)、茺蔚子(益母草子、坤草子)、甘草(国老)、罂粟壳(米壳)、藜芦(山葱)、延胡索(元胡)、香附(莎草根)、金银花(二花、忍冬花、双花)、槟榔(大白、大腹子、海南子)、拳参(草河车)、大血藤(红藤)、佩兰(省头草)、马钱子(番木鳖)、千金子(续随子)、木蝴蝶(云故纸、洋故纸、千张纸、玉蝴蝶)、牵牛子(二丑、黑丑、白丑)、首乌藤(夜交藤)、通草(通脱木)、红粉(红升丹、升药)、守宫(天龙、壁虎)、骨碎补(申姜)、射干(乌扇)、沙苑子(潼蒺藜、沙苑蒺藜)等。

(三)并开药名

医师写处方时为求其简略,将两种或两种以上的中药饮片合并缩写在一起为"并开药名"(表5-6)。

表5-6 常用中药并开药名及应付

处方药名	调配应付	处方药名	调配应付
二活	羌活、独活	砂蔻	砂仁、蔻仁
二丑	黑丑、白丑	荆防	荆芥、防风
二乌	制川乌、制草乌	桑菊	桑叶、菊花
二冬	天冬、麦冬	银翘	金银花、连翘
二地丁	蒲公英、紫花地丁	棱术	三棱、莪术
二决明	生石决明、决明子	硝黄	大黄、芒硝
二术	苍术、白术	乳没	醋制乳香、醋制没药
二芍	赤芍、白芍	龙牡	煅龙骨、煅牡蛎
二苓	猪苓、茯苓	知柏	知母、黄柏
二地	生地、熟地	炒知柏	盐知母、盐黄柏
二母	知母、贝母	生熟麦芽	生麦芽、炒麦芽
二胡	柴胡、前胡	生熟枣仁	生枣仁、炒枣仁
二芽	谷芽、麦芽	腹皮子	大腹皮、生槟榔
二防	防风、防己	全瓜蒌	瓜蒌皮、瓜蒌仁
二风藤	青风藤、海风藤	全荆芥	荆芥、荆芥穗
二蒺藜	刺蒺藜、沙苑子	全藿香	藿香叶、藿香梗
潼白蒺藜	刺蒺藜、沙苑子	藿佩兰	藿香、佩兰
苍白术	苍术、白术	苏藿梗	紫苏梗、藿香梗
生熟地	生地、熟地	苏子叶	紫苏子、紫苏叶

续表5-6

处方药名	调配应付	处方药名	调配应付
羌独活	羌活、独活	全紫苏	紫苏子、紫苏梗、紫苏叶
茯苓神	赤苓、茯神	白术芍	炒白术、白芍
猪茯苓	猪苓、茯苓	橘红络	橘红、橘络
赤白芍	赤芍、白芍	桃杏仁	桃仁、杏仁
枳壳实	枳壳、枳实	荷叶梗	荷叶、荷梗
冬瓜皮子	冬瓜子、冬瓜皮	芦茅根	芦根、茅根
青陈皮	青皮、陈皮	金银花藤	金银花、金银藤
桑枝叶	桑枝、桑叶	焦三仙	焦神曲、焦山楂、焦麦芽
川怀膝	川牛膝、怀牛膝	焦四仙	焦神曲、焦山楂、焦麦芽、焦槟榔

注:凡并开药方中用量注明"各",应各称此剂量,如荆防各10 g,要称取荆芥10 g,防风10 g;若只写荆防10 g,则按总量的平均值调配,即荆芥5 g,防风5 g。

并开药名常见两种类型如下。

1. 药效基本相似的药物

如二术即指白术和苍术,都具有燥湿健脾作用;二活即指羌活和独活,均有祛风胜湿、解表止痛功效;焦四仙即指焦神曲、焦山楂、焦麦芽、焦槟榔四药,均有消食健胃作用,所以常并开同用。

2. 配伍时使其产生协同作用

如银翘即指金银花和连翘,其合用能增强清热解毒、疏散风热作用,另如桑菊、荆防、乳没等。

活动二　掌握处方应付常规

处方应付指调剂人员根据医师处方要求和传统习惯,选用符合规格标准的药物,进行中药处方调配的技术规则。中药处方应付具有地区差异,目前尚未完全统一。由于沿用历年付药常规,加上地方习惯用药的不同,中药别名较多,每味药又有多种炮制方法,容易出现中药处方用名与应付差异造成调配失误。故处方应付须按国家药品标准要求逐步规范完善。

第一类:处方书写药名时直接付生品,写炮制品名时才付炮制品,如表5-7。

这类药物一般既可以生用,也可以炮制后使用。但是,炮制后的药物,其治疗作用与生品有很大的不同。因此,这类药物要注明是否需炮制。如处方写柴胡即付生柴胡,写炙柴胡时才付醋炙柴胡。生柴胡升散作用较强,适于解表退热。醋炙后能缓和升散之性,增强疏肝止痛的功效。又如甘草生用可以泻火解毒、利咽,蜜炙后用则健脾益气、缓急止痛。

表5-7　中药应付常规(一)

要求	处方书写		处方应付
处方写药名直接付生品,注明制法时才付炮制品	焦当归、焦薏米、焦槟榔、焦栀子、焦白术、焦鸡内金、焦麦芽、焦山楂、焦神曲、焦白芍、焦苍术、焦枣仁		炒焦品
	荆芥炭、黄芩炭、藕节炭、贯众炭、大黄炭、乌梅炭、槐花炭、白茅根炭、金银花炭、荷叶炭、大小蓟炭、黄连炭、升麻炭、当归炭、丹皮炭、茜草炭、龙胆炭		炒炭品
	炒党参、炒南沙参		米炒品
	土山药、土当归、土白术、土苍术、土扁豆、土薏苡仁、土白芍		土炒品
	煅白矾、煅石决明、煅石膏、煅蛤壳		煅制品
	酒白芍、酒当归、酒黄芩、酒黄柏、酒大黄、酒黄连、酒川牛膝、酒丹参、酒川芎		酒炙品
	醋柴胡、醋郁金、醋大黄		醋炙品
	盐砂仁、盐泽泻、盐知母、盐黄柏		盐炙品
	炙白前、炙白薇、炙党参、炙桑叶、炙升麻、炙橘红、炙甘草、炙金樱子、炙百合、炙百部、炙麦冬、炙前胡、炙麻黄、炙冬花、炙紫菀		蜜炙品
	姜黄连、姜半夏、姜竹茹		姜汁炙品
	鳖血青蒿、鳖血柴胡、鳖血银柴胡		鳖血炙品
	煨木香、煨葛根、煨生姜		煨制品
	千金子霜、柏子仁霜、瓜蒌霜、苏子霜		制霜品
	朱远志、朱麦冬、朱灯心、朱茯苓、朱茯神		朱砂拌制

第二类:处方中写药名或炮制品名时应付炮制品,写生用时才付给生品(表5-8)。

此类药物一般需经炮制后使用,很少生用。因此,只要写药名就可以付炮制品。如写天南星给付制南星,写生南星给付生南星,写"酸枣仁",应付"清炒酸枣仁";写"生枣仁"则付生品等。

表5-8　中药应付常规(二)

要求	处方书写		处方应付
处方书写药名(或炒)即付炮制品	牛蒡子、牵牛子、芥子、莱菔子、葶苈子、麦芽、谷芽、紫苏子、决明子、苍耳子、王不留行、酸枣仁、青葙子、使君子、槐花、山楂、草果、蔓荆子		清炒品
	神曲、三棱、白术、苍术、芡实、僵蚕、薏苡仁、半夏曲、枳壳、枳实		麸炒品
	鳖甲、穿山甲、龟甲、鸡内金、狗脊、骨碎补、马钱子		沙炒品
	鱼鳔胶、黄狗肾、象皮		滑石粉炒品

续表 5-8

要求	处方书写	处方应付
处方药名（或炭）即付炮制品	干漆、炮姜、棕榈、血余、侧柏叶、艾叶、地榆、蒲黄	炭制品
处方书写药名（或煅）即付炮制品	龙骨、牡蛎、紫石英、自然铜、代赭石、磁石、寒水石、花蕊石、赤石脂、禹余粮、金礞石、青礞石、硼砂、瓦楞子、钟乳石	煅制品
处方书写药名（或炙或炒）即付炮制品	女贞子、黄精、山茱萸、肉苁蓉、蛇蜕、乌梢蛇、蕲蛇、水蛭	酒炙品
	延胡索、京大戟、红大戟、五灵脂、乳香、没药、甘遂、芫花、五味子、商陆、狼毒、莪术、香附	醋炙品
	马兜铃、槐角、枇杷叶、黄芪、桑白皮、罂粟壳	蜜炙品
	车前子、补骨脂、小茴香、杜仲、益智仁、葫芦巴、橘核	盐炙品
处方书写药名须付炮制品	厚朴（姜汁炙）、天南星（矾制）、硫黄（豆腐制）、藤黄（豆腐制）、斑蝥（米炒）、淫羊藿（羊油炙）、川乌（水制）、草乌（水制）、何首乌（黑豆汁制）、肉豆蔻（煨制）、吴茱萸（甘草水制）、白附子（矾制）、远志（甘草水制去心）、苦杏仁（水烫）	

课堂互动

★ 中药处方应付是指调剂人员根据_____和_____，进行中药处方调配的技术规则。

★ 举例说明何谓"并开药名"？

实操训练

实训　**中药处方应付练习**

【实训目的】

1. 认识中药处方脚注和药名附加术语。

2. 熟悉中药通用名称。

3. 掌握中药处方应付常规。

【实训场所】

模拟药店。

【实训用品】

1. 准备常用中药处方实样；设计"中药处方应付实践操作表"多份。

处方一：

厚朴、穿山甲、忍冬花、二地丁、牛蒡子、酒军、朴硝、葶苈子、续随子、青陈皮、乌贼骨、五灵脂、粉甘草、乳没、女贞子、黄精、川乌、山茱萸、枇杷叶、甘遂、芫花。

处方二：

吴茱萸、乌梢蛇、小茴香、杜仲、川怀膝、二冬、坤草、全虫、蚤休、金铃子、龟甲、申姜、朱远志、潼白蒺藜、磁石、龙牡、炮姜、棕榈、肉豆蔻、炒党参、瓜蒌根、僵蚕。

处方三：

桑枝叶、苍耳子、王不留行、仙灵脾、山葱、补骨脂、元胡、莎草根、二母、海南子、草河车、红藤、蔓荆子、番木鳖、二芍、千张纸、通脱木、车前子、干漆、禹白附。

处方四：

当归、二地、二防、苦杏仁、何首乌、黄芪、鸡内金、金毛狗脊、二胡、炙百部、焦四仙、炙麻黄、五味子、商陆、莪术、天南星、萝卜子。

处方五：

二风藤、苍白术、羌独活、猪茯苓、枳壳实、牵牛子、紫苏子、酸枣仁、使君子、槐花、草果、省头草、代赭石、血余、黄狗肾、侧柏叶、艾叶、夜交藤、硫黄。

2. 药材、调剂盘、戥秤、包装纸、调剂台、坐椅等。

【实训内容】

1. 学生 5 人一组，每组发处方 5 份，分组轮流实践，识别中药别名和并开药名、练习处方应付。

2. 每组填写"中药处方应付实践操作表（表 5-9）"

表 5-9

处方药名	调配应付	处方药名	调配应付	处方药名	调配应付
厚朴		甘遂		芫花	
穿山甲		忍冬花		二地丁	
牛蒡子		酒军		朴硝	
葶苈子		续随子		青陈皮	
乌贼骨		五灵脂		粉甘草	
乳没		女贞子		黄精	
川乌		山茱萸		枇杷叶	
吴茱萸		乌梢蛇		小茴香	
僵蚕		杜仲		川怀膝	
瓜蒌根		二冬		坤草	
炒党参		全虫		肉豆蔻	
炮姜		棕榈		龙牡	

续表 5-9

处方药名	调配应付	处方药名	调配应付	处方药名	调配应付
磁石		潼白蒺藜		朱远志	
申姜		龟甲		金铃子	
蚤休		桑枝叶		苍耳子	
王不留行		仙灵脾		山葱	
补骨脂		元胡		莎草根	
二母		海南子		草河车	
红藤		蔓荆子		番木鳖	
二芍		千张纸		通脱木	
车前子		黄狗肾		禹白附	
当归		二地		二防	
苦杏仁		何首乌		黄芪	
鸡内金		金毛狗脊		二胡	
炙百部		炙麻黄		焦四仙	
五味子		商陆		莪术	
天南星		萝卜子		二风藤	
苍白术		牵牛子		羌独活	
猪茯苓		枳壳实		紫苏子	
酸枣仁		使君子		槐花	
草果		省头草		代赭石	
血余		侧柏叶		艾叶	
夜交藤		硫黄		干漆	

3. 教师负责指导核查、点评,以组为单位,根据核查结果进行分析总结,写出实训报告。

【考评标准】

1. 工作态度(分值 20%):热情、耐心、周到,仪表符合调剂规范。

2. 识别技能(分值 40%):仔细认真、中药别名、并开药名识别准确。

3. 实训结果(分值 40%):记录填写规范,中药处方应付正确。

目标检测

一、判断题（对的打"√"，错的打"×"）

1. 太子参与藜芦相反，不可配伍同用。　　　　　　　　　　　　　　　　（　　）

2. 皮肤病患者最应忌食鱼、虾、蟹等腥膻发物及辛辣刺激性食品。　　　（　　）

3. 处方开出栀子，上海、山西付清炒品，北京付姜制品，天津、广东付生品，此现象属于药材来源混淆。　　　　　　　　　　　　　　　　　　　　　　　　（　　）

4. 方剂中君药是不可缺少的主药，针对主病或主症发挥主要治疗作用。　（　　）

5. 胸痹患者应忌食肥肉、动物内脏等油腻性食品。　　　　　　　　　　（　　）

6. 孕妇慎用药主要包括毒药和性能峻猛之品。　　　　　　　　　　　　（　　）

7. 药材以陈久者为佳的是茵陈。　　　　　　　　　　　　　　　　　　（　　）

8. 天南星与胆南星属于同一品种而炮制方法不同。　　　　　　　　　　（　　）

9. 处方药名写枳壳需调配麸炒品。　　　　　　　　　　　　　　　　　（　　）

10. 棱术的处方应付为三棱、苍术。　　　　　　　　　　　　　　　　　（　　）

二、单项选择题（每题只选一个最佳答案）

1. 中药处方中，正名是指　　　　　　　　　　　　　　　　　　　　　（　　）

　　A. 中药的习惯叫法　　　　　　　　　B. 说明药物的炮制方法

　　C. 中药的法定名称　　　　　　　　　D. 并开药名

2. 下列哪一组配伍属于"十八反"　　　　　　　　　　　　　　　　　　（　　）

　　A. 丁香与郁金　　　　　　　　　　　B. 官桂与石脂

　　C. 牙硝与三棱　　　　　　　　　　　D. 贝母与川乌

3. 淫羊藿的别名是　　　　　　　　　　　　　　　　　　　　　　　　（　　）

　　A. 七叶一枝花　　　　　　　　　　　B. 千层纸

　　C. 金铃子　　　　　　　　　　　　　D. 仙灵脾

4. 处方直接写药名，应付生品的是　　　　　　　　　　　　　　　　　（　　）

　　A. 白芍　　　　　　　　　　　　　　B. 附子

　　C. 王不留行　　　　　　　　　　　　D. 黄芪

5. 黄芪配茯苓用治脾虚水肿，这种配伍关系属　　　　　　　　　　　　（　　）

　　A. 相须　　　　　　　　　　　　　　B. 相使

　　C. 相畏　　　　　　　　　　　　　　D. 相反

6. 医师处方写乳没时，调配药物应付　　　　　　　　　　　　　　　　（　　）

　　A. 生乳香、生没药　　　　　　　　　B. 醋乳香、醋没药

　　C. 生乳没、醋没药　　　　　　　　　D. 醋乳香、生没药

7. 二乌的处方应付是　　　　　　　　　　　　　　　　　　　　　　　（　　）

　　A. 制川乌、制草乌　　　　　　　　　B. 乌梅、乌贼骨

　　C. 生川乌、生草乌　　　　　　　　　D. 制乌药、制首乌

8. 下列说法错误的是　　　　　　　　　　　　　　　　　（　　）
   A. 青黛以色蓝,质轻者为优　　　　　B. 桑叶于秋后经霜者采集为好
   C. 茵陈以初春细幼苗质软如棉者佳　D. 诃子、山茱萸带核者为好

9. 下类药材中属于异名同物的是　　　　　　　　　　　　（　　）
   A. 柴胡与银柴胡　　　　　　　　　　B. 瓜蒌根与天花粉
   C. 紫河车与草河车　　　　　　　　　D. 忍冬花与款冬花

10. 忌醋的中药是　　　　　　　　　　　　　　　　　　　（　　）
   A. 人参　　　　　　　　　　　　　　B. 地黄
   C. 茯苓　　　　　　　　　　　　　　D. 延胡索

三、多项选择题(选两个或两个以上答案,少选、多选均不得分)

1. 大黄的别名有　　　　　　　　　　　　　　　　　　　（　　）
   A. 锦纹　　　　　　　　　　　　　　B. 将军
   C. 酒军　　　　　　　　　　　　　　D. 川军
   E. 生军

2. 处方直接写药名须调配清炒品的是　　　　　　　　　　（　　）
   A. 王不留行　　　　　　　　　　　　B. 牛蒡子
   C. 山楂　　　　　　　　　　　　　　D. 苍术
   E. 苍耳子

3. 常见药名附加术语包括　　　　　　　　　　　　　　　（　　）
   A. 临方加工　　　　　　　　　　　　B. 新陈类
   C. 功效类　　　　　　　　　　　　　D. 产地类
   E. 颜色、气味类

4. 用药禁忌包括　　　　　　　　　　　　　　　　　　　（　　）
   A. 配伍禁忌　　　　　　　　　　　　B. 炮制禁忌
   C. 证候禁忌　　　　　　　　　　　　D. 服药饮食禁忌
   E. 妊娠用药禁忌

5. 下列配伍关系中属临床协同作用的是　　　　　　　　　（　　）
   A. 相须　　　　　　　　　　　　　　B. 相使
   C. 相恶　　　　　　　　　　　　　　D. 相反
   E. 相杀

6. "十八反"中,藜芦与下列药物不能配伍的是　　　　　　（　　）
   A. 人参　　　　　　　　　　　　　　B. 白芍
   C. 丹参　　　　　　　　　　　　　　D. 细辛
   E. 太子参

7. 处方药名应付砂烫制品的是　　　　　　　　　　　　　（　　）
   A. 穿山甲　　　　　　　　　　　　　B. 龟甲
   C. 鸡内金　　　　　　　　　　　　　D. 骨碎补
   E. 马钱子

8. 属妊娠禁用、慎用的中药是 （　　）

　　A. 朱砂　　　　　　　　　　B. 天南星

　　C. 雄黄　　　　　　　　　　D. 女贞子

　　E. 莪术

9 中药处方的脚注内容一般可以包括以下哪些内容 （　　）

　　A. 药价　　　　　　　　　　B. 炮制法

　　C. 煎法　　　　　　　　　　D. 服法

　　E. 科别

10 处方中出现下列哪些中药名时应付炮制品 （　　）

　　A. 草乌　　　　　　　　　　B. 猪苓

　　C. 远志　　　　　　　　　　D. 附子

　　E. 荆芥

第六章　药品调配操作常规

药品的调配技能是调剂员必须熟练掌握的基本技能之一。处方调配的程序一般包括审方、计价、调配、复核、包装、发药这几个步骤。本章共完成两个小节,第一节:中药饮片的配方程序,使学生掌握中药饮片调剂的工作程序、操作要点及需要注意的问题;第二节:中成药和化学药品调配的要点学习,使学生能胜任中成药和化学药品的调剂工作岗位。具体通过课堂互动、案例分析、实训操作,使学习者全面掌握药品调配的操作常规。

第一节
中药饮片的配方程序

【学习目标】
1. 会根据饮片调剂审方的常规要求,进行审方。
2. 能按饮片调配操作规程,调配中药饮片处方。
3. 熟知处方计价的相关规定,学会准确计算处方价格的方法。

活动一　审方与计价

案例6-1　谢某,女,43岁,已婚。就诊时自诉几十年来从未生育,月经一直不很规律,近来感到身体不适,有两个月余未来月经。老中医为她开具了3剂药。患者当晚服下1剂药后,感觉小腹疼痛难忍,接着又出血,到妇科经检查,确诊为流产。患者家属第二天拿着剩余的2剂药气势汹汹来到药房要求核对药物。后经药房负责人检查药物,并称量总重,药物按处方调配没有问题,然后家属就状告老中医。处理结果,老中医有2年不上班。为何?原来几十年不会生育的谢某突然怀孕了,药剂中有一味红花导致了悲剧的发生。

（案例来源:作者社会实践调研报告）

课堂互动

★ 教师:大家前面已学习过处方的基础知识,作为一名调剂员,当您拿到处方时首先该怎么办?

★ 从这个案例中我们就会感悟到作为一名调剂员责任重于泰山。

★ 接到处方后,如果是妇科处方,要特别注意妊娠的用药禁忌,如案例中红花虽然是妊娠慎用药物,但存在个体差异,也要请原处方医师签字说明后再行调配。

(一)审方

审方是接方后的审查,是正确调配处方的第一个关键环节。调剂人员通过审方,确定处方中饮片的名称、剂量。通过处方分析,理解方剂的功能和适应证,正确处理处方中存在的问题。

调剂人员在审方中要注意从以下几个方面认真审阅。

1.审项:也叫全面审方。收方后必须认真审查处方各项内容,包括处方的科别、患者姓名、性别、年龄、婚否、住址、日期、处方药味、剂量、剂数、用法、医师签字等,如有缺项需向病人说明,让医师填齐项目。

2.审查药物的名称:处方所列药物名称是否清楚,有无短缺、重复、笔误、别名、并开药名、处方脚注、毒麻药物等。对于有问题的及时和处方医师联系,防止和纠正处方错误,或经处方医师重新签字后方可调配。

3.审查药物的配伍禁忌和妊娠禁忌:处方中有无配伍禁忌药(如"十八反""十九畏"),如有应不予调配。若是孕妇,应注意有无妊娠忌药,如有应不予调配。如果是孕妇慎用药也不予调配,若因病情需要,处方医师必须在该药旁签字后方可调配。

4.审查药物的剂量:剂量是否书写清楚、漏写,特殊药物(毒、麻、限、剧)是否超剂量,如确属需要超常规使用的应经处方医师在该药味旁重新签字后方可调配。

5.审查用法用量:是内服还是外用,是水煎服还是加工成其他剂型,比如加工成水丸,服用量是每次6 g,一日2次等。

6.其他审查:住院处方除按门诊处方审查外,还要审查病区、床号是否清楚。处方日期如超过3 d,应请处方医师重新开具处方。处方中有需自备"药引"的,如生姜、大枣等应向患者交代清楚其用法用量。看清是自煎还是代煎,以便计价。有需临方炮制的如阿胶珠等应交给专门人员及时加工。

审查完毕无误可进行计价,如果有问题调剂人员不得主观猜测,不得擅自涂改,必须和处方医师协调处理。

课堂互动

★ 审查完处方后你如何计价?

★ 遇到贵细药及自费药怎么处理?

（二）计价

计价又称划价，是计算处方中药物的总价格。当审方无误后就可以计算价格，在计价时要熟悉各种中药饮片的现行价格情况，必须按规定快速准确计算。计价的常规要求有以下几点。

1. 认真执行国家物价政策，不得擅自调价，对药品价格的上涨、下浮应及时调整。做到计价准确无误。

2. 计价中要注意剂量、新调价、自费药品等。处方中若有自费药品，须经患者同意后计价，并在收据中注明自费字样。

3. 计价应准确无误，误差小于 0.05 元/剂。

4. 准确计价后，零售药店将单价、剂数、总价、日期、经手人等填入盖有计价图章的相关栏目，医疗单位则将该处方总价记在处方中的药价处。

5. 零售药店开票收款时，必须写明姓名、剂数、单价、总价。金额大小写相符。

6. 计价时应用蓝色或黑色钢笔、中性笔、圆珠笔，不得使用红色笔或铅笔。

7. 若有临方炮制、代煎、代送，或加工其他剂型的情况可按规定另计价格。

8. 旧方重配时，不得随原价，必须重新计算价格。

9. 电脑计价还应注意划价完的处方应认真再和电脑上对照一遍（核对有多少味药，每味药的数量看有没敲错，若为颗粒饮片认真核对包数是否划对）。

10. 计价的操作步骤如下。

（1）每味药的价格（单价以 10 g 计）＝单价×每味药的剂量÷10

每味药的价格（单价以 1 g 计）＝单价×每味药的剂量

（每味药的价格计算时，金额尾数全部保留，不应进位或舍去）

（2）每剂药的价格＝处方中各药物的价格相加

（每剂药的价格计算时，金额尾数按四舍五入保留到分）

（3）处方总价格＝每剂药的单价×剂数（总金额尾数四舍五入保留到分）

（4）复核检查有无差错，做到准确无误。

知识拓展

中药饮片的附方：在审查含有毒麻及贵重药品的处方时，另外附带有一个单独开具毒麻或贵重药品的处方叫该处方的附方。处方中有几种这样的药物就单独开具几个附方。附方不计价，不交费。交费时，附方与正方要有骑缝章，即收费章的一半在正方，另一半在附方，这样便于调剂部门对毒麻及贵重药品的监督管理。

活动二 调配操作

（一）案例解析

案例 6-2 张某，女，28 岁，初诊自述胃脘隐痛，得温即减，时吐清水，嗳气泛酸，纳食减少,神疲乏力,手足每感不温,大便常见稀薄。舌质胖淡、苔白滑而润,脉浮取不应,沉寻显细。

证属脾胃阳虚,湿聚饮停之胃脘痛。治宜温中健脾,和胃化湿止痛。

处方:制附子 10 g　党参 9 g　干姜 9 g　焦白术 9 g　陈皮 9 g　云苓 12 g　法半夏 9 g　甘草 3 g　吴茱萸 6 g　代赭石 15 g　3 剂。

用法:水煎服,每日 1 剂,分 2 次早晚温服。

当天晚上病人服药后,自感口舌麻木,进而头痛、头晕、四肢感到麻木,抽搐。家属连夜送病人赶往市区初诊的那家医院救治,病情得到缓解。第二天,家属把剩余的两剂药拿到药房,经核查处方调配的药味和剂量都正确,罪魁祸首是制附子没有达到炮制标准,仍然有很大的毒性。

案例 6-3　连某,女,18 岁,由其母亲陪同前来医院就诊,主诉月经过多,色黑成块,腰腹胀痛且饮食不好。面色苍白,神疲乏力,舌质淡而润,舌苔薄白,脉弦细涩。

证属中气下陷,脾不统血,淤阻宫胞。治宜补气健脾统血,化瘀通络止血。

处方:党参 15 g　白术 10 g　黄芪 15 g　当归 10 g　熟地炭 10 g　蒲黄炭 12 g　荆芥炭 5 g　桂圆肉 9 g　大枣 5 枚　砂仁 3 g　神曲 6 g　炙甘草 5 g　2 剂。

用法:水煎服,每日 1 剂,分 2 次早晚温服。

二诊:服上方有效,腰腹胀痛已缓解,血色转淡红,淋漓已止。医嘱照原方再服 3 剂,当晚服下一剂,又淋漓不止,第二天患者母亲拿着剩余的两剂药到药房查找原因,结果是把蒲黄炭调配成了蒲黄(注:生蒲黄性质滑利,以活血化瘀、行气止痛、利尿通淋力胜。炒炭后性质变涩能增强止血作用)。

案例 6-4　李某,男,50 岁,主诉入冬后咳嗽反复发作,已有 20 多年,近日咳嗽气喘加重,曾看西医诊断为:喘息性支气管炎。用激素控制症状,但停药就复发。患者面色青晦虚浮,畏寒肢冷,胸膈憋闷,抬肩,言语断续,咳声不扬,痰多泡沫清稀,便秘,舌淡暗润苔白薄,脉沉细弱。

证属肾阳亏虚,痰淤阻肺。治宜:补虚泻实,上下调治。

处方:熟地 30 g　鹿茸 3 g　麻黄 6 g　白芥子 6 g　紫石英 30 g　紫菀 25 g　紫苏子 9 g　五味子 6 g　肉苁蓉 18 g　桃仁 9 g　当归 10 g　洋金花 10 g　1 剂

用法:水煎服,每日 1 剂,分 2 次早晚温服。

此处方调剂员已审出洋金花超量,让病人找大夫签字,大夫签字后,调剂员还感觉洋金花量太大,但没坚持让大夫更改,就按方调配,包装时,调剂员把调配好混入群药的洋金花捡出一大部分另包,并交代病人不要混入同煎,就这样病人晚上煎服了这剂含有少部分洋金花的药剂,结果服药后 20 min,就出现了中毒症状,产生异常兴奋,精神恍惚,谵语。家人很快把他送到就诊的医院治疗,由于救治及时没有酿成大祸(注:洋金花的用量 0.3~0.6 g,一日量不超过 1.5 g)。

🔲 课堂互动

★ 从以上 3 个真实的案例,同学们进行讨论。

★ 案例 6-4,如果没把洋金花捡出些,全部水煎服结果会怎样? 如果用法改成制水丸或制成胶囊剂,每次服 6 g,一天服 2 次,大家算一下会中毒吗? 在此事之前,这位大夫经常开洋金花 10 g,没出现中毒现象为何?

★ 老师点评。

(二)调配操作程序

所谓中药饮片的调配俗称"拿药""抓药",是将审方、计价、交款后的处方,按处方要求将药斗内的饮片调配齐全并集于一处,配合成供患者使用药剂的操作过程,是中药调剂的最主要、最基本的环节,是中药调剂员的主要业务职能。

1. 复审处方:调剂人员接到已交费的处方后,应再次按审方的常规要求进行审方,并首先注意有无临时炮制加工的药品,如有及时通知炮制人员进行加工,以缩短患者的等待时间。临时炮制也要依法炮制,炮制品要符合质量要求。审核无误后方可调配。

2. 检查工具:检查戥秤、捣药缸、盛药盘或包药纸等是否整洁。在每次配方操作之前要对前次使用过的工具进行检查,以免交叉感染。

3. 对戥:检查定盘星的平衡度是否准确叫对戥,又称齐眉对戥,即左手将戥砣挂线放在定盘星上,右手提起"后毫"将戥秤提至眉齐,检视戥秤是否平衡。只有戥杆平衡才能使用,否则应修理、调校。一般使用克戥,但称取贵重药品或毒性药品,克以下的要使用毫克戥,才能保证剂量准确。

4. 持戥称量:左手持戥杆,稳住砣线,右手取药放入戥盘内,检视戥量指数和所称的药品是否平衡,要举至眉齐,通过增减药物至戥杆平衡为准。称取数量=单味药物剂量×剂数。

5. 分剂量:对于一方多剂的处方应按"等量递减、逐剂复戥"的原则将称取的饮片分戥倒在包装纸上或盛药盘内,不可凭主观任意估量分戥。处方中的并开药物,应分别称量。每一剂的重量误差应控制在±5%以内,细料或毒性中药的误差应控制在±1%以内。

6. 摆放:按处方所列的顺序调配,一药一堆,间隔排放,横方横放,竖方竖倒,不可混放一堆,以便核对。

7. 处方应付:根据医师处方要求,处方应按常规要求和传统调配习惯进行调配。不准生炙不分,以生代炙。

8. 注意药品质量:调配时若发现有发霉变质的药品、炮制不合格药品、伪劣药品等,应及时向有关责任人提出,更换合格后,再行调配。

9. 脚注处理:处方中需要特殊处理的药品,如先煎、后下、包煎、冲服、烊化、另煎等要分剂量单包,并注明用法,再放入群药内。

10. 质地坚硬药物的处理:一般来说,药物周转快的单位,对于常用的矿物类、动物贝壳类、果实种子类等质地坚硬的药品,事先进行了碾捣。对于冷药需要临时捣碎后再分剂量,以利于煎出有效成分。在使用药缸前,先检查缸内是否干净。凡捣碎毒性中药或有特殊气味的中药后,应及时将缸洗刷干净,以免影响其他方剂。

11. 自查核对:调配完毕,调剂员应按处方的顺序与要求核对,如果配错药品要及时挑出更换,经自查确认无误签字。

12. 复核:调剂员自查后,复核人员进行复核,如有错误让调剂员更改,复核人员复核无误后签字。

课堂互动

★ 问题1:假如你接到处方中有临时缺药的,该怎么办?比如缺的是炙甘草,调剂员调配成甘草,缺的是紫菀更换成款冬花,缺的是生山药配的是炒山药,他们这种做法对吗?

★ 回答:他们更换的都是功能相近的药物,对整个处方的功能主治不会受到影响,似乎是可以的,但医师所开的处方是医师辨证论治的书面记录和凭证,具有法律的效力。他人无权更改。碰到缺药的情况,应在处方上将所缺药物画线标示,让患者或者亲自和处方医师联系,并让医师更改药物并在该药物旁签字。

★ 问题2:有一处方前面写二花后面写忍冬花属于药味重复,调剂人员是否可直接删除一味? 请讨论。

★ 回答:也许是重复,但也许是误写,如可能是款冬花误写成忍冬花,或者忍冬藤误写成忍冬花,所以必须找处方医师确认签字。不可自作主张删除或判断更换。

活动三　复核、包装与发药

案例6-5　张某,女,29岁,已婚,自诉有一小孩2个月,近日乳汁很少,伴有乳房胀痛。

处方:党参20 g　当归15 g　瓜蒌12 g　炮山甲12 g　丝瓜络9 g　狼毒9 g　漏芦9 g　皂角刺6 g　川芎9 g　木通9 g　2剂

用法:水煎服,每日1剂,分2次早晚温服。

划价交费后,调剂员照方配药,最后调剂员自查时发现狼毒是误写,立即挑出及时找医生更改成狼眼(路路通的别名),避免了一场医疗事故。

(一)复核

复核就是对处方的再校对,是中药调剂的重要环节,即对调配过的药物按处方逐味进行细致的核对,确保药剂的准确。复核的内容一般有以下几个方面。

1. 调配好的药物与处方所开药物是否相符,剂数是否相符,有无错味、漏味。

2. 目测药物剂量与处方剂量是否有悬殊,必要时要复称。

3. 复核先煎、后下、包煎、烊化、冲服、另煎等和临时捣碎的药物的处理是否得当。

4. 对医师处方脚注的处理,是否符合处方要求和质量要求。

5. 临时炮制品是否符合医师处方要求和质量要求。

6. 复核配伍是否合理,处方应付、毒麻药、贵细药的调配是否得当。

7. 复核药物有无伪劣、杂质、虫蛀、霉变等不符合药用要求的现象。

8. 复核是否有乱代乱用,不符合国家药品标准规定的现象。如南、北五加皮不分,防己、广防己不分等。

9. 复核正确无误后,必须签字,然后进行包装。

(二)包装

包装是将复核好的药物用包药纸或药袋盛装好、包扎好的操作过程。各地所使用的包装材料和包装方法不太一致。通常用包药纸包药或用中药袋盛药。社会药店多采用一定规格的纸,纸上印有药店的名称及经营范围等。这种包药纸又称"门票"。

包装的要求一般是:

1. 如果是药袋装药,要封口严固。

2. 用包药纸包药,纸包不散包、不破不漏、不松不歪,药店的名称显于正上方,药包的捆扎应压紧,扎十字节,捆扎牢固不松不散。

3. 有特殊处理的药物应单包小包,小包应规矩整齐,以不漏药为宜。小包上注明用法,放入大包内或者放在大包上。

4. 对颗粒饮片或者对处方的每味药单包,将各药包堆码整齐,用门票包装,略呈方锥形,底部大,顶部略小,俗称"一口印"。

5. 外用药应使用专用包装,并要有外用标志。

6. 如果是社会药店,最后将处方捆绑在药包之上。

不管何种包型、何种包装,大小必须适中,捆扎用劲适中,以紧为度,包型不变,力求"整齐美观、包扎牢固"。包顶端留有提系,以便提拎。

(三)发药

案例6-6 李某,男,63岁,家住通许县,处方来源于开封市某医院风湿科。处方:活络草40 g 透骨草30 g 怀牛膝30 g 红花15 g 黄藤30 g 制川草乌各15 g 冰片30 g 土元10 g 威灵仙20 g 甘草10 g 3剂,每2 d 1剂,水煎外洗。

由于是周一上午业务特别繁忙,小刘包装好很快把这几剂药发出去了,等到中午下班自查工作量时猛然发现李老汉的药剂是外洗的,自己没有交代清楚,处方没留电话号码,只有住址,小刘没有回家,让同事开着车赶往通许县患者家中已是下午3点,幸好药剂还未拆开,小刘一颗悬着的心终于平静了,耐心向患者说明了药剂的用法。

案例6-7 某医院药房每逢周一上午特别繁忙,有些患者感觉一时难以拿到药,就把自己交过费的处方递给药房人员,先去办其他事。他们的药剂调配好后,写上名字、住址后放到一处待取。这天下午钱慧萍来取药时,竟然找不到她的药,可有田惠平的药,一直没人来取,这时药房人员很清楚一定是田听错了,拿走了钱的药,药房很快派人拿着田的药和处方,并带上礼品,按处方上的住址找到了田惠平的家,避免了服错药的事故。

发药是调配操作的最后的一个步骤,即将包装好的药物准确地发给患者,并指导患者用药的过程。发药时应注意以下几点。

1. 核对取药凭证,问清患者姓名、住址等。

2. 耐心向患者或家属说明煎服法、特殊处理的药物及药引的用法等。

📖 知识拓展

中药饮片新类型:目前有些医疗机构除了调配传统中药饮片,新型的饮片类型也很受欢迎,如定量小包装的饮片和中药配方颗粒剂等,定量小包装的饮片是分量进行小包装,在密封、透明的包装袋上注明企业名称、饮片名称、规格、生产日期、有效期等。不同的规格品种采用不同颜色的小包装袋,配方时不易混淆。该饮片保持了传统饮片的质量且方便调配,剂量准确,也利于患者服药明白。

中药配方颗粒是将中药饮片单味提取有效成分,经低温浓缩、瞬时干燥后制成颗粒,然后包装供配方使用。包装上注明有品名、规格及 1 g 相当于原生药材的克数、生产日期、有效期、生产厂家等。调配好的颗粒药剂不经煎煮可直接用开水冲服,具有体积小,携带、服用、贮运、调剂方便等优点,但价格较贵。另中药汤剂是多味药物共同煎煮而起的综合疗效,单味中药颗粒剂是单煎后合服,能否达到合煎的效果,还需进一步研究。

中药饮片配方流程见图 6-1 ~ 图 6-15。

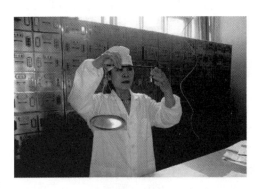

图 6-1 对戥

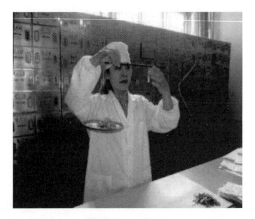

图 6-2 分剂量

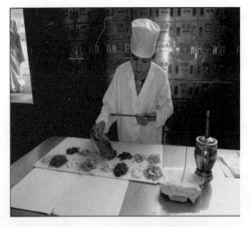

图 6-3 按处方顺序间隔摆放

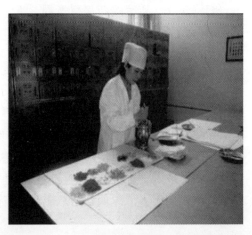

图 6-4 捣药

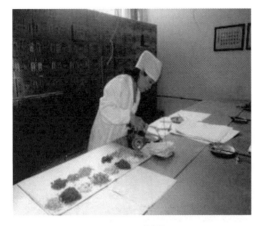

图6-5　倒药

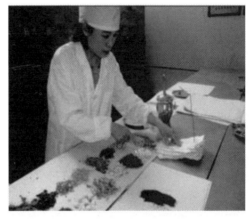

图6-6　复核

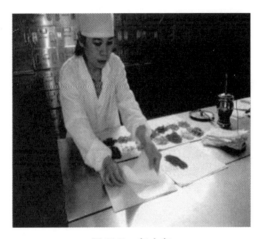

图6-7　包小包

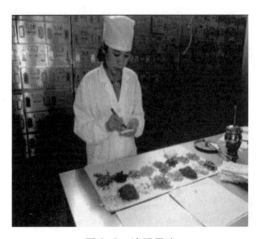

图6-8　注明用法

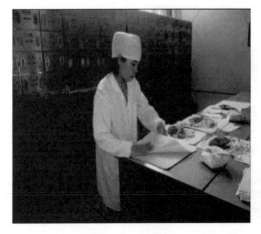

图6-9　包装1

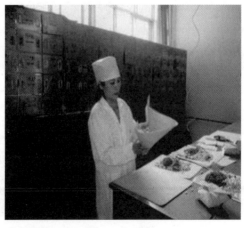

图6-10　包装2

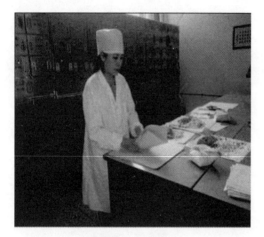

图 6-11　包装 3

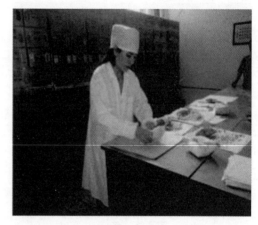

图 6-12　包装 4

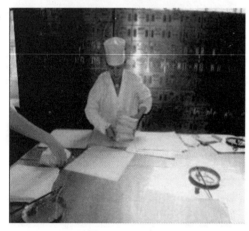

图 6-13　包装 5

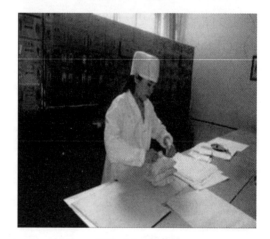

图 6-14　包装 6

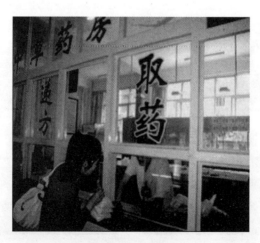

图 6-15　发药

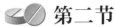

第二节
中成药和化学药品的调配要点

【学习目标】
1. 会审核中成药与化学药品的处方。
2. 能按要求调配中成药与化学药品。
3. 能对药品进行外观质量的判别和处理。

活动一 中成药调配注意要点

案例6-8 四川李女士服用桂枝茯苓丸后,口唇发紫,经成都市某医院抢救无效死亡,药检部门对此中成药检验为合格药品,后经法医鉴定结论是:李女士是因咽喉异物堵塞窒息死亡。李女士服用的桂枝茯苓丸为大蜜丸,由于服用方法不得当导致死亡。

课堂互动

★ 讨论上述案例,怎样调配中成药? 你注意过药品的外观性状和有效期吗? 会耐心向患者交代正确的服用方法吗?

调配中成药的操作仍按调配中药饮片的程序进行。严格按审方、计价、调配、复核、发药这样一个操作程序。调剂员应熟悉常用中成药的主要成分、剂型特点、功能主治、用法用量、注意事项及有效期等。调配中成药时应注意以下几点。

1. 收到中成药处方后要认真审查各项是否齐全,有无书写不规范的现象,有无规格、剂型和储备的药物不相符合的,有无临床诊断与所开药物不相符的,有无其他不符合相关规定的,如有问题及时和处方医师协调。

2. 对于孕妇的处方要认真审查是否存在妊娠期禁用的药物,见表6-1。

表6-1 妊娠用药禁忌

药物	中成药名称
慎用药物	十香止痛丸、三妙丸、三黄片、万氏牛黄清心丸、万应胶囊、万应锭、川芎茶调丸(散)、女金丸、马应龙麝香痔疮膏、天麻丸、木香顺气丸、五虎散、少林风湿跌打膏、牛黄上清丸(散)、防风通圣丸、妇炎净胶囊、妇科分清丸、抗感颗粒、沉香化气丸、附子理中丸、乳癖消片、栀子金花丸、复方川贝精片、复方丹参片(滴丸)、复方鸡血藤膏、独一味胶囊、祛风舒筋丸、桂附理中丸、桂枝茯苓丸、夏天无片、通关散、黄连上清丸、清肺抑火丸、清胃黄连丸、跌打镇痛膏、舒心口服液、舒肝丸、舒胸片、舒筋活络酒、麝香祛痛气雾剂、麝香痔疮栓

续表6-1

妊娠	中成药名称
禁用药物	十一味能消丸、十二味翼首散、十香返生丸、十滴水、十滴水软胶囊、七厘散、人参再造丸、九气拈痛丸、九分散、三七片、三七伤药片、三两半药酒、大黄清胃丸、山楂化滞丸、小金丸、小活络丸、马钱子散、开胸顺气丸、木瓜丸、木香槟榔丸、五味麝香丸、止咳宝片、止痛紫金丸、少腹逐瘀丸、中华跌打丸、牛黄至宝丸、牛黄消炎片、牛黄解毒片(丸)、风湿马钱片、风湿骨痛胶囊、六味安消散、心宁片、心痛口服液、玉真散、冯了性风湿跌打药酒、再造丸、当归龙荟丸、伤痛宁片、华佗再造丸、血栓心脉宁胶囊、壮骨伸筋胶囊、妇科通经丸、红灵散、苏合香丸、医痫丸、利胆排石片、龟龄集、灵宝护心丹、阿魏化痞膏、纯阳正气丸、国公酒、金蒲胶囊、乳块消片、乳疾灵胶囊、狗皮膏、活血止痛散、冠心苏合丸、祛风止痛片、荷丹片、桂枝茯苓胶囊、根痛平颗粒、脑立清丸、狼疮丸、益母草口服液(膏)、消渴灵片、消糜栓、通天口服液、通心络胶囊、梅花点舌丸、控涎丸、得生丸、麻仁润肠丸、痔康片、清宁丸、清脑降压片、清淋颗粒、颈复康颗粒、紫金锭、紫雪、暑症片、跌打丸、跌打活血散、舒筋丸、痧药、痛经丸、疏风定痛丸、暖脐膏、槟榔四消丸、礞石滚痰丸、麝香保心丸、蠲哮片等

3. 对于老人和婴幼儿的处方用药更要认真审查其合理性,如剂量是否过大等。

4. 如果是两种或两种以上中成药配合应用要审查药物联用是否合理,如审查含有配伍禁忌的药物联用,对于中药饮片处方中含有"十八反、十九畏"的药物是比较容易发现的,但对于中成药必须熟悉中成药的处方内容,才能被发现。如附子理中丸、天麻丸、小活络丹、肾气丸等含附子。祛风止痛片、祛风舒筋丸、木瓜丸等含川乌、草乌。而止咳化痰药大多含有半夏、贝母,如蛇胆川贝液、通宣理肺丸、橘红丸等上述药物若合用属于违反"十八反"的禁忌。疏肝利胆药大多含有郁金,如金佛止痛丸、九气心痛丸、胆宁片等。苏合香丸、六应丸、纯阳正气丸等含丁香,若合用就违反"十九畏"的禁忌,见表6-2。审查含有有毒成分的中成药联用等。含有毒性成分的中成药若彼此联用,会增加有毒药味的服用量如朱砂安神丸与天王补心丹均含朱砂,若二者合用会加大朱砂的服用量,会引起不良反应,甚至中毒。

表6-2　中成药联用禁忌

中成药	不宜配伍的中成药	机制
含有川乌、草乌、附子的中成药有:小活络丹、大活络丹、关节镇痛膏、舒筋活络丸、追风丸、祛风止痛片、祛风舒络丸、木瓜丸、正天丸、金匮肾气丸、右归丸、济生肾气丸、三肾丸、黑锡丹、小金丹(丸)、参附注射液、温经丸、橘核疝气丸、温胃舒颗粒等	含有半夏的中成药有:藿香正气水、通宣理肺丸、小青龙合剂、清气化痰丸、二陈丸、橘红丸、半夏露冲剂、苏子降气丸、枳实消痞丸、寒喘丸、保和丸、小半夏合剂、生姜泻心片、小柴胡片、开郁顺气丸、参苏丸、脑立清丸等。含有贝母的中成药有:复方川贝母片、川贝银耳糖浆、川贝雪梨膏、川贝止咳露、蛇胆川贝液、二母宁嗽丸、洋参保肺片、百合固金丸、养阴润肺膏、橘红丸、千金保孕丸等	属于"十八反"禁忌

续表6-2

中成药	不宜配伍的中成药	机理
含有郁金的中成药有:金佛止痛丸、九气心痛丸、利胆排石片、利胆排石冲剂、胆乐胶囊、胆宁片、温经丸、牛黄降压丸、活血通脉片、消栓通络片、万氏牛黄清心丸、丹蒌片、解郁丸、郁金银屑等	含有丁香的中成药:苏合香丸、冠心舒通胶囊、六应丸、妙济丸、纯阳正气丸、紫雪散、仁丹、小儿化滞丸、化癥回生片等	属于"十九畏"禁忌
含巴豆的中成药:天台乌药散、小儿化滞丸等	含牵牛子的中成药:疏肝健胃丸、宽胸舒气化滞丸、烂积丸、槟榔四消丸、小儿化食丸、山楂化滞丸等	
含人参的中成药:乌鸡白凤丸、坤灵丸、定坤丹、启脾丸、麝香保心丸、灵宝护心丸、胃乃安胶囊、人参鹿茸片、人参健脾丸、三肾丸、四君子丸、补中益气丸、参苓白术散(丸)、理中丸、附子理中丸、生脉饮等	含五灵脂的中成药:震灵丸、疏肝健胃丸、小金丸(丹)等	

5.经审核无误后的处方可计价,计价时认真核对中成药的规格和数量。计价按规定价格准确计算。

6.接到交费后的处方仍需对处方的各项再审核,无误后方可调配。

7.调配时要按顺序逐一调配,注意药品的外观性状、规格、有效期等信息(表6-3)。

表6-3 常见剂型的外观质量要求和变异现象

剂型	外观质量要求	主要变异现象
片剂	表面光洁无凹点,边缘完整无缺痕,色泽均一无变色	斑点、霉坏、变色、潮解、变形等
颗粒剂	干燥,颗粒均匀,色泽一致	受潮结块、发霉、生虫等
胶囊剂	整洁,无粘连、变形、破裂等	软化粘连、生霉、破裂
水丸	色泽一致、大小均匀、圆整、坚硬	发霉、虫蛀、破碎等
浓缩丸	圆整坚硬、色泽一致、大小均匀	发霉、生虫
蜜丸	圆整均匀、色泽一致、细腻滋润、软硬适中	变潮、发霉、发黏、发酵等
滴丸	大小一致、色泽均匀	受潮、发霉、变色、粘连
散剂	干燥、疏松、混合均匀、色泽一致	气味散失、吸潮结块、虫蛀发霉
合剂	应澄清,贮存期间允许有少量轻摇易散的沉淀	发酵、发霉、酸败等
糖浆剂	除另有规定外,应澄清,贮存期间允许有少量轻摇易散的沉淀	发酵、酸败、霉变、沉淀等

续表6-3

剂型	外观质量要求	主要变异现象
煎膏剂（膏滋）	无焦臭、异味,无糖的结晶析出	发霉,发酵变味、返糖等
软膏剂	膏质均匀、细腻,具有适当的黏稠性,易涂布	发酵、酸败、冻结、油水分离等
酒剂	澄清,贮存期间允许有少量轻摇易散的沉淀	挥发、产生沉淀
栓剂	完整光滑、硬度适宜	变形、发霉、变质
胶剂	色泽均匀半透明,断面光亮质坚脆	发软、发黏、发霉
注射剂（水针剂）	澄明	异物、变色、沉淀、产气等
露剂	澄明	香气散失、生霉、沉淀等

8.调配完毕后认真复核,复核时要做到"四查十对"。确认无误后装进包装袋,问清患者的姓名、地址等取药凭证方可发药。

9.发药时让患者看清所付的药品并耐心向患者交代服用这些药品的有关事宜,如用法用量、餐前、餐后、所需药引等(表6-4)。

表6-4　常用的药引

药引	药引作用	适宜配伍的中成药
黄酒15~20 g	散寒、通经、活血	活络丹、跌打丸、七厘散、醒消丸等
生姜汁(生姜3~5片煎汤)	发散风寒,温胃止呕	藿香正气丸、附子理中丸
食盐1.5 g加水溶化成淡盐水	能引药入肾	六味地黄丸、大补阴丸
红糖水适量	补中、散寒、活血	调经丸、艾附暖宫丸等
米汤适量	能益胃生津,保护胃气	四神丸、更衣丸等
芦根10~15 g煎汤	清热、透表、生津、止呕	银翘解毒丸等
葱白1~2根,煎汤	解表散寒、通阳	九味羌活丸等
清茶适量	清热	川芎茶调散

如果是在社会药店调剂员调配中成药还要注意如下。

(1)调剂员要精神饱满,仪表大方,举止得体,面带微笑,礼貌迎客。

(2)调配中成药非处方药时,调剂员应根据症状指导消费者购药,要以国家批准的产品说明书为依据,主动向购药者介绍该产品的适应证、功能主治、用法、用量及价格、注意事项等。不可虚夸药品的功效,也不可为推销产品获利而用其他方法误导顾客购药。

(3)顾客选好药品后,调剂员要快速准确地按品名、数量、单价等项目开具发票。

(4)开具发票要书写清楚,不得随意涂改,消费者持票到收款台交款。

(5)调剂员检查发票是否收款盖章,凭票发药。发药前还要认真检查药品的名称、外观性状、规格、剂型、批准文号、有效期等,确保正确后,方可发药。

（6）发药时请顾客当面检点所购药品，可针对不同的消费者做些交代，如用药方法、禁忌、药引等，然后装入包装袋主动递交并对顾客有礼貌地道别。道别时，也可用自然、亲切的语言话别，如"请您慢走""早日康复""再见"等。不要用"欢迎您再来"这样的词。

活动二　化学药品的调配注意要点

案例6-9　患者，男19岁，病毒性脑炎、继发性癫痫、甲沟炎。

处方用药：

1. 阿昔洛韦　0.25 g+0.9% NaCl 100 mL，q8h，ivgtt
2. 鲁米那　0.1 g，bid，im
3. 氟比洛芬酯　50mg+0.9% NaCl 100 mL，qd，ivgtt
4. 左氧氟沙星　0.3 g，qd，ivgtt

课堂互动

学生：学生审查用药，可用手机上网查阅相关资料，然后讨论。

教师：先让学生回答问题，然后点评。

1. 采用阿昔洛韦、鲁米那治疗是正确的。

2. 氟比洛芬酯为非甾体抗炎药，镇痛对症治疗。左氧氟沙星为喹诺酮类药，抗感染治疗。

3. 喹诺酮类药对中枢神经系统具有严重毒性作用，临床表现多为癫痫。喹诺酮类药与非甾体抗炎药同用，可引发抽搐。

4. 氟比洛芬酯禁忌：正用依洛沙星、诺氟沙星者。左氧氟沙星禁忌：癫痫患者。

5. 结论：此处方的用药带有用药禁忌和不良反应的相互作用。

化学药品的调配操作仍按如前所述的调配程序，要点如下。

（一）审查

1.审查前记

处方前记各项是否填写齐全、规范，麻醉药品和第一类精神药品处方注意是否填写患者身份证明编号，代办人姓名、身份证明编号。对于年龄是否写实际年龄等。

2.审查正文

（1）审查处方用药与临床诊断的相符性：药师应审查处方用药与临床诊断的相符性，以加强合理用药的监控。

（2）审查药品名称：注意药品的名称书写是否规范，还要特别注意是否有重复给药现象。我国药品一药多名的现象，在临床用药上存在较大的安全隐患，稍不谨慎易导致重复用药、用药过量或中毒。有些化学药品的名称（通用名或者商品名）很相似，如消炎痛和消心痛等。容易造成混淆或医师笔下误（表6-5）。但随着处方药品名称的规范化，就会大大减少有关名称造成的错误,如医院处方要求写药品的通用名称,使用商品名按不合格处方处理。

(3)审查药品剂型:同一种药物,剂型不同,药物的作用不同,药物作用的快慢、强度、和持续时间也不同,如氨茶碱注射剂是速效的,适宜于哮喘发作时应用。缓释片剂可维持药效达 8～12 h,减少了服药次数。

(4)审查药品规格:同一药品通常会有几种规格,要注意处方书写的药品规格与药房所储备的药品规格是否一致,如果不一致,及时联系处方医师,以免造成使用差错。如阿司匹林有 25 mg、40 mg、300 mg 三种规格的肠溶衣片。前两者用于防治血栓的形成,后者用于解热镇痛、抗风湿。

(5)审查药品剂量:药师在审核处方时应注意核对剂量和剂量单位,审查药物的剂量是将药物的用量控制在安全范围之内,防止剂量过大产生不良反应或过小达不到治疗效果。

(6)审查给药途径:同一种药物,给药途径不同,可直接影响药物作用的快慢和强弱,药物作用也会产生变化,如硫酸镁溶液,外敷可消肿,口服可导泻,注射可降压和抗惊厥。

(7)审查药物相互作用和配伍禁忌:药物相互作用是指两种或两种以上的药物合并或先后序贯使用时,所引起的药物作用和效应的变化。药物的相互作用有发生在体外的(出现混浊、沉淀、变色等)一般称为配伍禁忌。如青霉素与普鲁卡因胺、苯海拉明、麻黄碱、维生素 C、异丙嗪等药品配伍可出现混浊、沉淀、变色和活性降低。发生在体内的药动学(吸收、分布、代谢、排泄)和药效学(增效、减毒或减少不良反应、敏感化、拮抗、增加毒性或药品不良反应)方面的作用称为药物相互作用。如氨基糖苷类抗生素与依他尼酸、万古霉素合用,可加强肾毒性和耳损伤,可能发展成耳聋。在药物审核处方时要特别注意药物的相互作用和配伍禁忌,对有益的方面给予支持,对有害的方面及时和处方医师联系建议修改处方。

(8)审查有无易致过敏反应的药品:对青霉素、头孢菌素、破伤风抗毒素等易致过敏反应的药品,处方医师是否注明过敏试验及结果的判定,在明确药品敏感试验结果为阴性后,方可调配药品,对尚未进行皮试者、结果阳性或结果未明确者拒绝调配药品。

(9)审查特殊人群的用药:药品调剂人员必须熟悉特殊人群(老年人、小儿、孕妇等)的用药特点。如小儿禁用或慎用的药有卡那霉素、氯丙嗪、吲哚美辛、链霉素、新霉素等。

(10)审查化学药与中成药的联合应用:采用化学药与中成药联合应用在增强疗效、降低化学药品的毒副作用和不良反应等方面有一定的优势,但中成药与化学药联用也存在隐患。若两者配合不当,可发生不良反应或造成用药过量。如含朱砂的某些中成药与溴化物、碘化物、硫酸亚铁、亚硝酸盐等同服,可产生溴化汞、碘化汞、氧化汞,引起赤痢样大便。

(11)审查是否有贵重药品与特殊药品(详见特殊药品、贵重药品的调配)。

(12)审查药品的用法:药品的正确使用方法包括药品服用的适宜时间和剂型的正确使用。药品调剂人员必须审查用药方法是否得当,以利于指导患者正确用药。

3.审查后记

后记有无医师签名或加盖专用签章,有无只签姓不签名的,签名与留样签名是否一致。

在审查过程中,若发现处方中有字迹潦草难辨,要立即询问处方医师,切勿主观臆断,更要严堵处方中用药不合理的漏洞。若发现处方中有违背合理用药的地方或其他疑问时,要联系处方医师,建议改正,经医师改正并签字确认后,方可计价、调配。对发生严重药品滥用和用药失误的处方,应当按有关规定报告。目前医院正逐步建立健全专项处方点评制度,在很大程度上提高了处方质量。

(二)准确进行计价

清楚药品的规格、数量、价格。自费、半自费和医保药品,计价准确无误。目前大多单位采用电脑计价,快速、准确。

(三)按处方认真调配药品

1. 对交过费的处方,必须再次审核,无误后方可调配。
2. 按照药品的顺序逐一调配。对贵重药品、特殊药品(麻醉、精神、毒性、放射性)等分别登记账卡。
3. 调配药品应同时检查药品的批准文号、有效期、外观性状(药品的外观性状见表6-3)。
4. 对需特殊保存条件的药品应加贴醒目标签,以提示患者注意,如胰岛素需2~10 ℃冷处保存。
5. 调配好一张处方的所有药品后再调配下一张处方,以免发生差错。
6. 如需药袋盛装,要写清楚药品通用名或商品名、剂型、剂量和数量、用法用量、患者姓名、调剂日期、处方号或其他识别号、药品贮藏方法和有效期、有关服用注意事项(如餐前、餐后、冷处保存、驾车司机不宜服用、需震荡混合后服用)等。要准确、规范地书写标签。

(四)核对

药品调配齐全后,由另一药学人员核查,药品与处方逐一核对,核对人员必须做到"四查十对"。核对确认无误后签名或盖名章。如发现处方调配有错误时,应将处方和药品退回调配处方者,并及时更正。

(五)发药

1. 核对患者的姓名、地址、费用清单、住院号等,以确认患者。
2. 向患者详细交代每种药品的使用方法和特殊注意事项,如某些药品容器内放有干燥剂,发药时交代清楚,以防误服。某些药品瓶签和说明书只注明每日、每次服用的克数、毫克数,发药人员应译述为每日、每次服用片数、粒数等。又如气雾剂的使用方法和注意事项等。
3. 同一种药品有2盒以上时,需要特别交代。
4. 最后把药房发药清单打出来再核对一遍就可发药。

药 房 发 药 清 单

姓名：×× 　　　 发药药房：门诊西药房 　　　 打印时间：2020/6/12 14：48：06

药品名称	规格	数量	单位	单价	金额
共　种				合计金额：	

发药人：＿＿＿＿ 　　发药核对：＿＿＿＿ 　　护士核对：＿＿＿＿ 　　制单：＿＿＿＿

5. 如患者有用药问题咨询，应耐心细致解答，尽量使患者能掌握用药方法与有关注意事项，最大限度地发挥药物的治疗效果，减少药物不良反应的发生，有效地防治疾病。

表6-5　处方中容易混淆的中文药名对照表

阿拉明（间羟胺，抗休克药）	可拉明（尼可刹米，中枢神经兴奋药）
安妥明（氯贝丁酯，血脂调节药）	安妥碘（普罗碘铵，眼科用药）
普鲁卡因（局麻药）	普鲁卡因胺（抗心律失常药）
他巴唑（甲巯咪唑，抗甲亢药）	地巴唑（抗高血压药）
消心痛（硝酸异山梨酯，抗心绞痛药）	消炎痛（吲哚美辛，非甾体消炎镇痛药）
止血芳酸（止血药）	止血环酸（止血药）
异丙嗪（抗组胺药）	氯丙嗪（抗精神病药）
潘生丁（双嘧达莫，抗心绞痛药）	潘特生（泛硫乙胺，血脂调节药）
乙酰胺（有机磷中毒解毒药）	乙琥胺（抗癫痫药）
氟尿嘧啶（抗肿瘤药）	氟胞嘧啶（抗真菌药）
阿糖腺苷（抗病毒药）	阿糖胞苷（抗肿瘤药）
舒必利（抗精神病药）	泰必利（硫必利，抗精神病药）
泰能（亚胺培南／西司他丁，抗菌药）	泰宁（卡比多巴／左旋多巴，抗帕金森病药）
培洛克（培氟沙星，氟喹喏酮抗菌药）	倍他乐克（美托洛尔，肾上腺能β受体阻断剂）
易善力（磷脂、复合维生素，肝胆疾病辅助用药）	易善复（必需磷脂，肝胆疾病辅助用药）
舒血宁（银杏叶制剂，脑血液循环改善药）	舒脑宁（属二氢麦角生物碱复合物，脑功能改善药）
安可欣（头孢呋辛，头孢菌素类抗生素）	安可来（扎鲁司特，白三烯受体阻断剂）

续表 6-5

克林霉素(林可霉素类抗菌药)		克拉霉素(大环内酯类抗生素)	
邦迪(创可贴)	邦达(他佐巴坦/派拉西林,抗菌药)	邦备(班布特罗,肾上腺能 β_2 受体激动剂)	
泰素(紫杉醇,抗肿瘤药)	泰特(谷胱甘肽,肝胆疾病辅助用药)	泰诺(对乙酰氨基酚复方制剂,非甾体解热镇痛药)	
倍美安(结合雌激素)	倍美力(结合雌激素)	倍美盈(雌激素、结合雌激素等)	
立复欣(利福霉素,抗结核药)	立复丁(法莫替丁,组胺 H_2 受体阻断剂)	立复宁(抗人胸腺细胞球蛋白,免疫抑制剂)	
特美肤(丙酸氯倍他松,糖皮质激素)	特美力(环丙沙星,氟喹诺酮抗菌药)	特美汀(替卡西林/克拉维酸钾,青霉素类与 β 内酰胺酶抑制剂)	
赛福宁(头孢唑啉,头孢菌素类抗生素)	赛福定(头孢拉定,头孢菌素类抗生素)	赛福隆(头孢噻肟钠,头孢菌素类抗生素)	
安定(地西泮,抗焦虑药)	安宁(甲丙氨酯,催眠药)	安坦(盐酸苯海索,抗帕金森病药)	
氟嗪酸(氧氟沙星,氟喹诺酮抗菌药)	氟哌酸(诺氟沙星,氟喹诺酮抗菌药)	氟哌啶醇(抗精神病药)	氟灭酸(氟芬那酸,非甾体抗炎药)
雅施达(培哚普利,血管紧张素转换酶抑制剂)	雅司达(对乙酰氨基酚,非甾体解热镇痛药)	亚思达(阿奇霉素,大环内酯类抗生素)	压氏达(氨氯地平,钙通道阻滞剂)

📖 知识拓展

1. 单剂量配方系统

单剂量配方制(unit dose dispensing system,UDDS)又称单元调剂或单剂量配发药品。所谓 UDDS 就是调剂员把患者所需服用的各种药品固体制剂(如片剂、胶囊剂等),按一次剂量包装,可借助分包机将分包加热密封后单独包装。上面标有药品名称、剂量、剂型、适应证、用法用量、注意事项等,便于核对,患者服用也方便,重新分包也提高了药品的稳定性并减少浪费。当前我国已有医院药房实行了 UDDS。

2. 药品编码

建立国家药品编码系统是我国药品监督管理的一项标准化工作。药品作为特殊商品,要杜绝伪劣药品出现,必须实现"单品单码"。"单品单码"就像每个人都拥有自己唯一的身份证号码一样。而要实现这个目标,就需要有足够的商品个性化描述信息被详细记录。形成真实完整的信息数据库,利用现代信息与网络技术,可以获得药品流通全过程的记录。这样才能达到药品识别、鉴别、跟踪、查证的目的。

实操训练

实训 6-1　中药饮片计价的操作技能

【实训目的】

1. 通过计价实训,让学生对国家物价管理规定有深刻的认识。

2. 掌握计算中药饮片价格的方法,使学生具有熟练的算方技能。

3. 培养严谨的工作作风。

【实训场所】

模拟药店。

【实训用品】

1. 标注每味药物单价的处方若干。

2. 调剂台、计算器、坐椅。

【实训内容】

1. 2 人一组,每人抽取 5 张处方计价。

2. 实训结束教师做出评价,并填写处方计价成绩表(表 6-6)。

【处方正文举例】(括号内为 10 g 的价格)

处方一:

黄芪 18 g(0.32)	党参 15 g(0.40)	当归 6 g(0.87)	炒白术 9 g(1.00)
升麻 6 g(0.70)	柴胡 6 g(1.58)	陈皮 3 g(0.12)	炙甘草 9 g(0.36)

2 剂

处方二:

连翘 15 g(0.60)	金银花 15 g(6.57)	桔梗 6 g(0.80)	牛蒡子 6 g(0.20)
淡豆豉 6 g(0.17)	薄荷 6 g(0.16)	淡竹叶 5 g(0.17)	荆芥 5 g(0.15)
甘草 5 g(0.30)			

3 剂

处方三:

桃仁 12 g(0.60)	红花 9 g(2.10)	当归 9 g(0.87)	生地黄 9 g(0.29)
川芎 5 g(0.60)	赤芍 6 g(0.79)	牛膝 9 g(0.35)	桔梗 5 g(0.80)
柴胡 3 g(1.58)	枳壳 6 g(0.38)		

5 剂

处方四:

生地黄 30 g(0.29)	小蓟 15 g(0.10)	滑石 15 g(0.30)	川木通 6 g(0.35)
炒蒲黄 9 g(0.66)	藕节 9 g(0.14)	淡竹叶 9 g(0.17)	当归 6 g(0.87)
栀子 9 g(0.30)	炙甘草 6 g(0.36)		

6 剂

处方五：

陈皮 6 g(0.12)   苦杏仁 6 g(0.58)   枳实 6 g(0.40)   黄芩 6 g(0.78)

瓜蒌 6 g(0.53)   茯苓 6 g(0.30)   胆南星 9 g(0.66)   制半夏 9 g(1.17)

3 剂

表 6-6　处方计价成绩表

班级：　　　　姓名：　　　　学号：

项目	处方 1	处方 2	处方 3	处方 4	处方 5
单价					
总价					
得分					

【考评标准】

1. 每张处方按 20 分计。

2. 每位同学计算 5 张处方的单价与总价。

3. 在 15 min 内,5 张处方计价准确无误者得 100 分。

实训 6-2 中药饮片调配操作技能

【实训目的】

1. 能熟练完成调配的全过程。

2. 掌握包药、捆扎的操作技术。

3. 掌握发药的知识和交代患者的技能。

【实训场所】

模拟药店。

【实训用品】

1. 处方、戥称、捣药缸、包药纸、包装袋、纸绳、小刷子。

2. 固定斗谱的饮片柜,200～300 种中药饮片、调剂台。

【实训内容】

调配下列处方：

处方一：

熟地黄 20 g　附子 15 g　炒白术 12 g　桂枝 10 g　山萸肉 12 g　山药 15 g　车前子 9 g　茯苓 12 g　泽泻 9 g　黄芪 12 g　巴戟天 18 g　菟丝子 12 g

3 剂

处方二：

黄芩 15 g　黄连 15 g　栀子 12 g　玄参 10 g　柴胡 10 g　陈皮 9 g　连翘 6 g　板蓝

根 8 g 马勃 5 g 牛蒡子 5 g 薄荷 5 g 升麻 3 g

3 剂

处方三：

柏子仁 12 g 枸杞子 9 g 麦冬 18 g 当归 5 g 石菖蒲 5 g 茯苓 9 g 玄参 6 g 酸枣仁 12 g 生龙牡各 20 g 夜交藤 10 g 远志 10 g

3 剂

要求：

1. 学生分组实践，每组 6 人，3 人实操，3 人观察，做完互换，分别轮流扮演调剂员和顾客，顾客将已收费的处方交调剂员调配，同时观察调剂员的操作过程，对调配结果进行审核。并按评分要求量化评价调剂员工作质量。提示：已经划价收费的处方仍可能有错误，调配时应进一步审核处方。

2. 让学生自己做点评，老师做评价。

3. 填写实训记录，见表 6-7。

表 6-7 调配实训记录

调剂员姓名	操作技能得分	评价人姓名	教师评价	备注

【考评标准】见表 6-8。

表 6-8 中药饮片调剂操作标准

项目	评分标准	分值	扣分	得分
个人准备	着操作服(束紧袖口) 戴工作帽(前面不露头发) 工作衣帽洁净 双手洁净(不留长指甲)	8 分	留长指甲扣 5 分	
工具准备	检查戥秤是否洁净 包装纸、审方(压方木块)整齐放置 检查冲筒是否洁净 持戥(手心向上抄)、查戥(戥杆、戥盘上下干净,戥绳不绕、戥盘水平)、校戥(举戥齐眉,面向顾客,手不挨戥)	3 分 8 分 10 分	不审方者扣 5 分 不校戥者扣 5 分	

续表 6-8

项目	评分标准	分值	扣分	得分
调配	抓药(戥、斗靠近,手心向上取出药物,反手入戥,不洒药无角片,按处方顺序取药),称量(戥盘不转不晃不洒药),面向顾客展示称量无误,举戥齐眉 分剂量(复称),全方误差±5% 倒药(按处方顺序)	6 分 4 分 6 分 4 分	全方误差超过 ±5% 扣 10 分	
特殊处理	捣碎(品种正确捣药均匀而快动作熟练),先煎、后下、包煎(另包,注明,小包美观,动作熟练)	6 分 10 分	不捣和捣错品种的扣 3 分,没包小包的扣 5 分	
复核	查药、查量、查特殊处理药物	6 分	不复核的扣 6 分	
包装	包大包(美观、快速、熟练) 捆扎(牢固、美观、便携、熟练)	12 分	包药时洒药时扣 5 分	
发药	递药、交代(特殊处理药物)	12 分	交代不清的扣 6 分	
清场	戥秤复原 清洁冲筒 清洁工作台	5 分		
调配时间	要求 30 min 做完,超时扣分,每超 1 min 扣 1 分。提前完成不加分			
合计		100 分		

目标检测

一、判断题(对的打"√",错的打"×")

1. 木鳖子的别名是番木鳖。　　　　　　　　　　　　　　　　　　　（　　）

2. 白附子与白附片为同一种药物。　　　　　　　　　　　　　　　　（　　）

3. 吴茱萸的常用量是 5~10 g。　　　　　　　　　　　　　　　　　　（　　）

4. 雷丸不宜入煎剂,一般研粉服。　　　　　　　　　　　　　　　　　（　　）

5. 鸦胆子常用量 0.5~2 g,用龙眼肉包裹或装入胶囊吞服。　　　　　（　　）

6. 对有配伍禁忌或超剂量的处方,必须经药店经理签字后才可调配。　（　　）

7. 达克宁的通用名称是硝酸咪康唑乳膏。　　　　　　　　　　　　　（　　）

8. 多潘立酮片可用于周岁以内婴儿的消化不良。　　　　　　　　　　（　　）

9. 维生素 C 片变色后仍可服用。 （　　）

10. 六神丸含雄黄成分,若与含硫酸盐、硝酸盐的药物如硫酸镁合用,会把雄黄中的主要成分硫化砷氧化而增加毒性。 （　　）

二、单项选择题(每题只选一个最佳答案)

1. 处方中并开荆防时,调配应付为 （　　）
    A. 荆芥、防己   B. 荆芥炭、防风
    C. 荆芥、防风   D. 荆芥炭、防己

2. 焦四仙的组成是 （　　）
    A. 焦神曲、焦谷芽、焦山楂、焦槟榔
    B. 焦神曲、焦麦芽、焦栀子、焦槟榔
    C. 焦神曲、焦麦芽、焦山楂、焦栀子
    D. 焦神曲、焦麦芽、焦山楂、焦槟榔

3. 中药处方调配分剂量的操作应是 （　　）
    A. 逐药分剂   B. 估量分剂
    C. 等量递减   D. 手抓分剂

4. 处方日期超过 3 天,应当 （　　）
    A. 患者修改日期后才可调配
    B. 药房负责人修改日期,并签字后才可调配
    C. 任何医师修改日期,并签字后才可调配
    D. 处方医师修改日期,并重新签字后才可调配

5. 处方中出现下列哪种情况时,复核时应纠正 （　　）
    A. 开泻叶付番泻叶   B. 开胡桃仁付核桃仁
    C. 开牛膝付川牛膝   D. 开川军付大黄

6. 中药调剂中的复核非常重要,其内容不包括 （　　）
    A. 药味   B. 剂量
    C. 价格   D. 药品质量

7. 配方时需捣碎的药物 （　　）
    A. 枸杞子   B. 砂仁
    C. 车前子   D. 五味子

8. 中药调剂的操作程序是 （　　）
    A. 审方、计价、调配、复核、发药   B. 收方、计价、调配、复核、发药
    C. 收方、计价、调配、复核、发药   D. 审方、计价、收费、调配、发药

9. 颗粒剂易发生的变异现象是 （　　）
    A. 糖结晶析出   B. 结块、发霉
    C. 粘连、软化   D. 发霉、虫蛀

10. 艾司唑仑片的商品名是 （　　）
    A. 安定   B. 舒宁
    C. 硝基安定   D. 舒乐安定

三、多项选择题（选两个或两个以上答案,少选、多选均不得分）

1. 下列哪些情况可拒绝调配 （ ）
   - A. 漏写剂量
   - B. 有配伍禁忌
   - C. 超剂量
   - D. 超时间

2. 下列哪项是完全不同的中药 （ ）
   - A. 海螵蛸与桑螵蛸
   - B. 破故纸与云故纸
   - C. 石决明与草决明
   - D. 天麻与升麻

3. 审方时哪种情况必须请处方医师更改,并重新签字 （ ）
   - A. 有配伍禁忌时
   - B. 超剂量用药时
   - C. 使用毒麻药时
   - D. 有一字之差笔下误时

4. 下列在配方时要求包煎的有 （ ）
   - A. 车前子
   - B. 旋覆花
   - C. 蒲黄
   - D. 香附子

5. 计价时可使用的笔为 （ ）
   - A. 中性笔
   - B. 铅笔
   - C. 圆珠笔
   - D. 钢笔

6. 不宜与磺胺类配合使用的中成药有 （ ）
   - A. 六味地黄丸
   - B. 保和丸
   - C. 山楂丸
   - D. 乌梅丸

7. 不宜久服、多服的中成药是 （ ）
   - A. 六神丸
   - B. 牛黄解毒丸
   - C. 牛黄清心丸
   - D. 跌打丸

8. 药酒与下列哪些药物合用会增加副作用 （ ）
   - A. 氯丙嗪
   - B. 胰岛素
   - C. 硝酸甘油
   - D. 地高辛

9. 含汞类的中成药与下列哪些合用会产生毒副作用 （ ）
   - A. 溴化钾
   - B. 碘化钾
   - C. 硫酸亚铁
   - D. 磺胺类

10. 贮藏期间允许有少量轻摇易散的沉淀的剂型是 （ ）
    - A. 糖浆剂
    - B. 合剂
    - C. 酒剂
    - D. 露剂

第七章　中药煎煮技术

本章完成 3 个小节:第一节,认知中药煎煮工作的基本条件,了解对煎药室、煎药人员的管理要求;第二节,熟知煎药常用的设备、操作规程,掌握中药常规煎药方法;第三节,了解特殊煎法的种类,学会特殊煎法的技能。

第一节
认知中药煎煮工作的基本条件

【学习目标】

1. 熟知煎药室、煎药人员管理的要求。

2. 掌握煎药室相关工作人员工作制度及岗位责任制。

| 活动一 | 学习煎药室管理对设备、人员的要求 |

案例 7-1　王某身体不佳平时看中医后,一直喜欢用简便快速的电磁炉煎中药。有人告诉他不科学他不信,经请教专家才知道,用电磁炉、微波炉等现代化的家用电器煎药,虽能达到明火热量,但使用这类火源煎煮中药会造成有效成分的大量破坏,使临床疗效大打折扣。专家建议煎中药最好选择柴火、炭火或燃气灶等火源。

(案例来源:中国中医药报)

课堂互动

教师:同学们结合上述案例,讨论你所见到的医院和家庭中药汤剂煎药的卫生条件、设备设施、煎药人员的现状和存在问题。

学生:结合实际按照老师事先网上所查资料讨论,发言提出问题和建议。

(一)汤剂基本知识

中药汤剂是我国传统医学中应用最早,目前仍广泛应用的一种剂型,具有制备简便、奏效迅速、加减灵活、适应中医辨证施治等多种优点。然而实践发现,要制备临床应用效果好、安全合格的中药汤剂,除了对原材料质量严格把关外,还需要在医疗机构的中药煎药室大力加强对设施设备、煎药人员的规范化、制度化建设的管理。

(二)对煎药室设施设备的要求

1. 中药煎药室应当远离各种污染源,周围地面、路面植被应当避免因其造成的污染。

2. 煎药室的房屋和面积应当根据本医疗机构的规模和煎药量合理配置,工作区和生活区应当分开,工作区内设有储藏、准备、煎煮、清洗等功能区域。

3. 煎药室应当宽敞、明亮,地面、墙面、屋顶应当平整、干净、无污染、易清洁,应当有有效地通风、除尘、防积水以及消防等设施。

4. 煎药室应当配备完善的煎药设备设施,并根据实际需要,配备储药设备、冷藏设施以及量杯、过滤装置、计时器、贮药容器、药瓶架等。

5. 煎药工作台面应当平整、洁净。煎药砂锅应当以陶瓷、不锈钢、铜材料制作为宜,禁用铁制等易腐蚀器皿。

6. 储药容器应当做到防尘、防霉、防虫、防鼠、防污染。用前严格消毒,用后及时清洗。

(三)对煎药人员的要求

1. 煎药室应当由具备一定理论水平和实际操作经验的中药师具体负责煎药室的业务指导、质量监督及组织管理工作。

2. 应当经过主管部门对中药煎药相关技能考试合格后方可从事煎药工作,单位和个人要有计划地进行专业操作岗位培训。

3. 煎药人员应每年至少体检1次,传染病、皮肤病等患者不得从事煎药工作。

4. 煎药人员应注意个人卫生,煎药前洗手清洁,工作时应穿戴洁净工作服、佩戴工作卡。

活动二　**熟悉煎药室相关制度和技术规范资料**

案例 7-2　孙某在某市中医院就医后抓中药代煎后服用,喝了 3 d 后,病情没有丝毫好转。心存疑虑的她拿起中药汤剂袋一看,发现汤剂上的标签竟然是别人的名字。"是药三分毒,医院的管理怎么这么乱?"孙女士要向医院讨个说法。医院调查后答复是本院某煎药人员工作失误在孙女士药袋上贴上了别人的标签。医院已将药工开除,愿意赔礼道歉,退还医药费。而孙女士坚持一定是医院煎错了药,决心维护自身权益要向司法部门讨说法。

(案例来源:津报网,2009 年 2 月 7 日)

课堂互动

教师:请同学们对上述案例发表意见,指出问题并讨论煎药室建立相关制度和岗位责任制的重要性。

同学:讨论发言,指出煎药房建立工作制度和岗位责任制重在落实,不能停留在口头!

教师导言

为保证中药煎药室各项职能的正常完成,从而保证临床应用中药汤剂的安全高效,煎药室必须建立相关业务制度和岗位责任制,建立质量规范性文件及文字记录表格等(表7-1~表7-3),从而减少或杜绝质量安全事故的发生,促进医药事业健康发展。

(一)煎药室工作制度

1. 严格遵守中药煎煮操作规程,保证中药汤剂质量。

2. 领取中药必须履行交接手续,填写中药代煎单(一式两份,调剂室与煎药室各一份)。正确核对包装上的姓名、性别、年龄、床号、剂数。

3. 对特殊煎法的药物要认真核实方法、包装质量要求并认真操作。煎后包装好的中药检查无外观形状和质量问题的则有护士验收签字后领取。

4. 中药包装袋、煎药容器、贮药容器之间要有明显标志易于区别。药渣应保存24 h备查。

5. 认真做好文字记录和交接手续。汤剂煎药记录必须留档保存1年。

6. 煎药设备设施、容器使用前确保清洁,并有清洁规程和每日清洁记录。内服、外用者煎煮器要严格分开使用。使用煎药机械要严格按操作规程操作。

7. 煎药人员在领药、煎药、发药时,应当认真核对处方或煎药凭证,做好收发记录真实完整。

8. 住院病人和急诊病人随取随煎,并做到在2 h内完成煎药操作。

9. 煎药室应定期消毒。传染病人的盛药容器原则上使用一次性用品,用后按医疗废物进行管理和处置。

10. 煎药室要加强水、电、气等安全工作维修和检查,保持清洁卫生。非工作需要不得进入煎药室。

表7-1　中药汤剂加工记录

年　月　日	病区	床号	姓名	方剂类型	汤液量	煎药者	领药者

表7-2　中药汤剂代煎单

年　月　日	姓名	性别	年龄	方剂类型	剂数	特煎法	服药日期	调剂者	领药者

表7-3　汤剂煎药记录卡

编号：　　　　　姓名：　　　　　性别：　　　　　　　　年　　月　　日
病区：　　　　　科：　　　　　床号：　　　　　帖重：　　　　方药类型：
浸泡时间：　　点　　分到　　点　　分,共　　分钟

煎次	加水量/ml	沸腾时间 点　分	沸后煎煮时间 点　分	停止加热时间 点　分	取汤量 /mL
1					
2					
3					

特殊煎法及药名：＿＿＿＿＿＿
特殊煎法制备过程：＿＿＿＿＿＿
总煎药液量：＿＿＿＿＿＿　　　汤液质量：＿＿＿＿＿＿
煎药人：＿＿＿＿＿＿　　　　　检查员：＿＿＿＿＿＿

(二)煎药人员岗位制度

1.坚守工作岗位,严格按照国家卫生部、中医药管理局颁发的《医疗机构中药煎药室管理规范》和本单位制定操作规程进行煎药,确保质量和安全。

2.检查维修设施设备,保持用具、容器、机械等设施设备整洁安全使用。

3.煎煮中药开始前应核对姓名、性别、牌号、日期等信息,确保无误方可进行操作。煎好的袋装中药送交患者或护士领药时应再次核对,无误后签收。

4.上下班注意水、电、气开关正常。上班穿工作衣、戴工卡,保持个人和煎药室整洁卫生。

5.认真执行各项规章制度,责任到人,严防各类差错和安全事故发生。

第二节
煎药操作常规

【学习目标】
1. 熟知中药煎药的常用设备。
2. 掌握中药常规煎药方法。

活动一 认知煎药设备和特点

课堂互动

1. 想一想，医院或社会药店、家庭煎药时常用的设备有哪些？
2. 举手发言，比较其不同点。

教师导言

为保证中药煎煮汤剂的安全高效，煎药室都配备有完善的煎药设备设施，并根据实际需要配备储药设施、冷藏设施、过滤装置等。

众所周知，传统中医处方除部分使用中成药外，大多数使用的是中药汤剂，而汤剂的主要制备和供应者是医院药房和社会药房，它们的服务对象一部分主要是医院门诊、住院患者的处方加工汤剂，另一部分则是社会药房为顾客代加工处方汤剂。目前制备汤剂的煎药设备首先有传统型的煎药器具，如砂锅、陶瓷罐、不锈钢锅等（图7-1），主要热源多是柴火、天然气类等；其次是改良型的可控电加热砂锅类（图7-2）；最后是现代型的煎药机，此类可与液体包装机连接，方便使用（图7-3，图7-4）。上述三类煎药设施各有特点（表7-4）。

（一）不同类型的煎药器具实物图

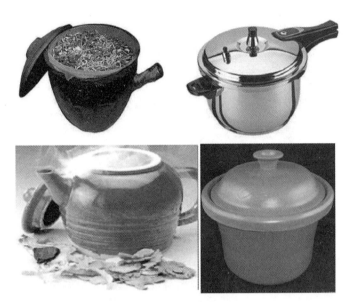

图 7-1　传统型煎药容器

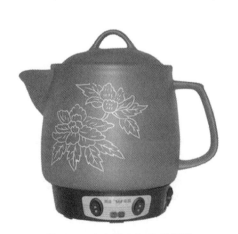

图 7-2　改良型电加热砂锅类

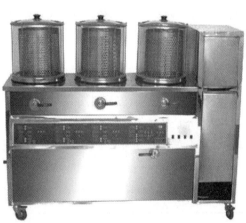

图 7-3　现代型中药煎药机

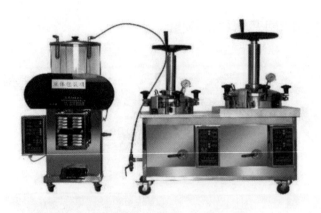

图7-4 煎药机与液体包装机联用实物

（二）不同类煎药器具的特点比较

不同类煎药器具的特点见表7-4。

表7-4 3种类型煎药器具特点

传统型煎药器具	改良型电加热砂锅	现代型中药煎药机
制备量小,以砂锅、陶瓷罐、不锈钢锅（筒）为多。禁用铁器	传统与现代结合加入电能和电子等现代元素。安全可控,煎药生活两用	制备量较大,适合医院、药品经营企业加工或代加工
1. 受热均匀,性能稳定,成分不易损失 2. 可进行复杂的特殊煎法操作。不足是效率低、费力	1. 传热、性能均匀稳定,对成分不易破坏 2. 可控、安全省力。造价较高,对热源有选择性	1. 自动化程度高,并可用液体包装机联用（塑料袋包装） 2. 省力、方便、实用 3. 卫生放置时间长,质地较硬的中药煎煮,可提效率高 缺点:成分有一定损失,不适合特殊煎法

活动二　汤剂煎煮的常规操作

案例7-3　女生小田在中医院妇科诊治为"血瘀型青春期闭经",抓了3剂中药吃了一剂好转,吃了第3剂后患者烦躁、乳胀、月经停止。再次找医生诊治并告知医生药方中"包煎"的蒲黄不注意而粘锅炭化。咨询专家答复是活血的蒲黄碳化后性能变化,恰恰有相反的止血功能。

（资料来源:生命时报）

课堂互动

1. 想一想:通过上述案例,讨论中药汤剂煎煮操作方法正确与否的重要性。

2. 老师引导学生,思考煎药容器、火候、加水量、煎药时间、人员责任等对煎取汤剂质量的影响。

教师导言

临床上影响汤剂疗效因素很多,其中中药汤剂煎取制备就是一道十分重要的工序,并被多数人所忽视。明代医药学家李时珍说"凡服汤药,虽品物专精,修治如法,而煎药鲁莽造次,水火不良,火候失度,则药亦无功。"清代名医徐灵胎则告戒后人医者:"煎药之法最宜深究,药之效与不效,全在于此。"可见,加强药房煎药室各项管理并做好煎药质量不利条件的控制,是保证临床安全高效一个多么重要的环节。

常见中药汤剂制备常规操作方法及步骤如下。

(一)接单、核查与准备

煎药人员接药后(随药附有调剂处方或代煎单)要核对处方或煎药单有关信息,看其是否与中药饮片名称、剂数,特殊煎法是否相符。此后,认真检查煎药设备设施功能、状态、卫生状态及水、电、气供应是否正常,无误方可进入下一道制备工序。

(二)加水浸泡

1. 净选后的药材饮片放入适当容器,加入符合国家卫生标准的饮用水。煎药用水量头煎一般超出药面 3～5 cm;二煎超过药面 1～2 cm。松泡易吸水的花、叶、草类可适当增加用水量。浸泡时间不少于 30 min,质地坚实类饮片 60 min 左右。饮片事先浸泡可吸水、膨胀以利于煎煮溶出中药成分。

2. 现代煎提加水按每克中药加水约 10 mL 计算,然后将计算的总水量70%放到第一煎(次),余下的30%留作二煎用。加水量要根据饮片质地而定。

(三)煎煮操作

1. 煎煮次数:每剂药一般煎煮两次,将两煎药汁混合后平均分装。补益类如黄芪、熟地、麦冬等,也可煎 3 次。

2. 煎煮时间:应当根据方剂的功能主治和药物功效确定。一般药物煎煮沸后再煎煮 20～30 min;解表药类、清热类、芳香类药物不宜久煎,煮沸后再煎 15～20 min;滋补药武火煮沸后文火慢煎约 30～60 min。第二煎的煎煮时间应比第一煎的时间略缩短。

3. 煎煮火力:先武后文即沸前宜武火,沸后用文火,保持微沸状态使成分缓缓溶出,而总的水量蒸发减少。

（四）过滤、收药液

汤剂煎好后应趁热采用无毒筛网、不锈钢网筛等过滤器材取药汁或压榨。所剩药渣也有用离心机类设备分离取汁的。

煎药得药量：儿童每剂两次得药液一般为 200～400 mL，成人每剂两次一般得煎液 400～600 mL。每剂两次所得药液按两份等量分装或灌装，一般分早晚两次服用。

（五）发药

对制备、代煎好的汤剂，按照调剂程序要求，煎药人员按发药程序核对科别、姓名、性别、年龄、方剂类别等无误后签字发药；住院病房煎剂由护士签字领取。

📖 知识链接

煎药注意事项如下。

1. 根茎质地坚硬者宜切成薄片，疏松类不必粉碎切制。

2. 煎药过程中要搅拌药料 2～3 次。搅拌用具以陶瓷、不锈钢、铜等材料的棍棒为宜。

3. 煎液要及时过滤，防止冷却胶凝造成过滤困难。

📖 知识拓展

1. 汤剂质量标准

（1）具有中药特征气味，无焦煳或霉烂味。

（2）颜色为半透明或不透明的黄棕色或棕黑色浑悬液体。

（3）取 5 mL 药液，加水 10 mL 搅拌使溶，放置 3 min 观察，不得有焦屑等异物。

2. 煎煮工序质量评定

（1）浸泡质量要求，饮片充分湿润，断面无干心。

（2）煎煮质量要求充分、饮片无硬心，药渣不焦煳，药汁收量为加水量的 1/4～1/3。

（3）药渣经压榨，药液残留不超过药渣重量的 20%。

第三节
学习中药的特殊煎法

【学习目标】

1. 熟知特殊煎法的中药。
2. 掌握中药特殊煎法种类和具体操作。

活动 中药特殊煎法的具体操作

案例7-4 朱某和工友在桂林打工,阴雨潮湿的气候导致他腰痛复发。工友自称有一止痛良方献给他,他随后到附近药店买了3剂中药煎服。还没吃完一剂就出现头晕、心跳加快、全身无力、大汗淋漓、呕吐不止后昏倒,经医院抢救几天才脱离危险。医院调查证实:事故原因为方中有祛风湿止痛且毒性较大的川乌,由于煎煮时间过短其毒性过大所致。

(资料来源:广西健康网)

课堂互动

教师:请大家结合专业知识,发言讨论本案中毒的原因。

学生上网查资料:

1. 川乌性能应用及服用注意事项。
2. 结合医疗用毒性药品管理规定和处方管理办法,指出调剂和应用川乌必需炮制和久煎。

教师导言

特殊煎法在中医处方中称"脚注",是医生对某些药物的特殊煎煮要求。由于汤剂组成复杂,有的难溶于水,有的易挥发,易分解,易煳锅焦化或毒性强烈。要提高煎出成分质量避免不安全事故发生,药房煎药人员必须按照《医疗机构中药室煎药管理规范》对处方凡注明先煎、后下、另煎、烊化、包煎、煎汤代水、冲服等特殊要求的中药饮片,按照操作规程严格操作,如表7-5。

表 7-5　中药特殊煎法的具体操作及实例

特殊煎法	具体操作	实例与说明
先煎	1. 将药物先煎 15～30 min,再加入其他中药共煎(先行浸泡) 2. 毒性药物如川乌类、姜南星等,先煎 1～2 h 以降低毒性	1. 矿石、贝壳、角甲类,质硬成分难煎出先煎 2. 毒性药先煎好放凉再加浸泡后群药合煎 3. 毒性中药煎煮前咨询医师药师
后下	后下药在第一煎药物即将煎至预定量时,投入群药再同煎 5～10 min	1. 含挥发性成分中药如薄荷、佩兰、砂仁等 2. 成分易破坏的应后下,如大黄、钩藤等
另煎	切成小薄片,先武火后文火煎药 2 h,过滤取汁;再将其药渣并入群药中同煎,最事将前后药液混匀服用	适合另煎的中药多为名贵药材。为使成分充分煎出,避免他药对其吸附影响造成损失,如人参、西洋参、番红花、鹿茸等
煎汤代水	应将该类药加水浸泡后,先煎 15～25 min,去渣取汁,放凉,再与方中其他群药同煎	有些饮片用量大,煎出浓度低,药性不活跃。为使整个中药群组更好发挥疗效,故采用上述煎法,如伏龙肝等
烊化	方法 1:将胶类中药打成块,放入带盖容器加 10 倍冷开水,隔水炖 1～2 h 兑入另煎药液搅匀服用 方法 2:将打成小块的胶类中药直接置煎好的汤液中慢慢溶化备用 方法 3:在其他群药煎至预定量时(即快煎好前),将需烊化的中药放入过滤后的汤液中微搅拌溶解备用	如阿胶、龟甲胶、鳖甲胶、鹿角胶、芒硝、饴糖、蜂蜜等,避免混煎后黏性大,粘锅烊化使药液受损弃用
冲服	将需冲服的中药研成细粉,调入煎好的药汁中冲服	1. 贵重药三七粉、牛黄等 2. 鲜药汁,如生地汁等 3. 溶解度低的如朱砂

 实操训练

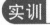 **中药的特殊煎法训练**

【实训目的】

1. 知识技能目标:通过学习使学生理解中药特殊煎法含义及在处方调剂中的重要性。

2.操作技能目标:在理论学习的基础上,通过动手实践,使学生学会中药特殊煎法的具体操作。

3.情感价值目标:培养学生认真、科学求实的职业态度和以人为本的职业道德及团结协作精神。

【实训场所】

模拟煎药室。

【实训用品】

1.煎药设备(砂锅10个、陶瓷罐10个、不锈钢锅10个)。

2.燃气灶(30个)。

3.过滤筛若干,储液桶、量筒、搅拌棍等配套设施。

4.中药饮片每两个学生1组,处方张贴在黑板上。

5.每组一张煎药记录(事先印好)。

【实训内容】

1.情景设置(5 min)

一男生(扮演刘大爷),一女生(扮演煎药员小王),煎药室走来手拿处方的刘大爷。

小王:(微笑、亲切的)大爷,您好! 有什么事吗?

刘大爷:嗨,小同志,这两天感冒了,有些发烧、喉咙干痛、口渴。(递过处方)这是医生开的方来让您代俺煎中药。

小王:(接过3剂中药和处方后,审方、读方。)

处方前记(略)

R

荆芥 15 g(后下) 金银花 12 g 连翘 15 g

柴胡 12 g 薄荷 9 g(后下) 甘草 6 g

3 剂,水煎,每日 1 剂,早晚分服

处方后记(略)

面对处方,小王满脸困惑不解,嘴里念叨着荆芥、薄荷后下 ?!

2.教师指导

根据上述情景,小王面对处方调剂遇到的难题,引出处方调剂和煎药的信息,处方脚注就是中药的特殊煎法(5 min)。

(1)回顾复习特殊煎法内容,介绍薄荷后下的特殊煎法(具体操作)。

(2)结合实例(容器和中药饮片实物演示),每两人一组,布置本节课后下的操作。

(3)将上方饮片(事先准备好的)分给每组一剂。老师具体讲解操作程序和应注意的安全、质量等问题(可师生对话)。

3.学生分组、操作

参考前面所讲煎药操作规程中的内容,做好实训记录(每组 2 人,60 min)。

(1)对照药物(金银花 15 g、连翘 12 g、荆芥 15 g、柴胡 12 g、薄荷 9 g、甘草 6 g)核对无误。

(2)净选、加水浸泡,加水量_____,浸泡时间_____。

(3)加热火候_____,煎煮时间_____,后下的时间_____。

(4)停火、过滤、收药的药液质量标准? 外观、颜色、口味、总量、药渣存药液是否超过 20%,口感有无霉味、焦糊味等。

4.教师点评评价标准(20 min)。

【考核标准】

本组对照记录和标准自己打分,老师检查:

1.着装整洁、分工明确、合作默契。　　　　　　　　　　　　　　(5分)

2.设备、用品准备齐全,完好、到位。　　　　　　　　　　　　　(5分)

3.处方和实物核对正确、净选彻底。　　　　　　　　　　　　　(10分)

4.加水量准确、浸泡时间符合实现统一时间。　　　　　　　　　(10分)

5.简要操作火候、时间、搅动、后下时间。　　　　　　　　　　　(30分)

6.过滤正确,不浪费。　　　　　　　　　　　　　　　　　　　(10分)

7.收药量和质量标准符合要求。　　　　　　　　　　　　　　　(20分)

8.在规定时间内完成,不拖堂。　　　　　　　　　　　　　　　(5分)

9.文明操作、礼貌,无违纪、全组整体设计、布局效果好。　　　　(5分)

【实训说明】

1.整个实训时间 90 min。

2.所有设备、物品必须事先根据人数、操作项目精心计划准备好。

3.做完每组上交实验记录。

目标检测

一、判断是非题(对的"√",错的打"×")。

1.煎药室面积应与医疗规模和门诊量合理配置。　　　　　　　(　　)

2.煎药室应当由具备一定理论水平和实际操作经验中药士负责煎药的业务指导。

　　　　　　　　　　　　　　　　　　　　　　　　　　　　(　　)

3.中药包装袋、煎药容器、贮药容器之间要有明显标志易于区别。　(　　)

4.汤剂煎药记录必须留档保存半年。　　　　　　　　　　　　(　　)

5.中药汤剂煎药容器应当以陶瓷、不锈钢、铜等材料的器皿为宜。　(　　)

6.传统煎药砂锅受热不够均匀,不稳定其药液成分易损失变化。　(　　)

7.煎药机省心省力,方便卫生。　　　　　　　　　　　　　　(　　)

8.中药煎煮浸泡时间应不少于 10 min。 （　）

9.滋补药物应先煎沸后再文火慢煎药 30 ~ 60 min。 （　）

10.川乌先煎 1~2 h 的目的是增强止痛的疗效。 （　）

二、单项选择题（每题选择一个最佳答案）

1.特殊煎法中属于烊化的是 （　）

　　A.石膏 　　　　　　　　　　B.车前子

　　C.阿胶 　　　　　　　　　　D.西洋参

　　E.薄荷

2.蒲黄的特殊煎法为 （　）

　　A.先煎 　　　　　　　　　　B.后下

　　C.另煎 　　　　　　　　　　D.包煎

　　E.冲服

3.煎药容器禁止使用的是 （　）

　　A.不锈钢 　　　　　　　　　B.铁类

　　C.铜器 　　　　　　　　　　D.陶瓷类

　　E.以上均非

4.煎药过程中要搅拌药料 （　）

　　A.2 ~ 3 次 　　　　　　　　　B.不断搅料

　　C.5 ~ 6 次 　　　　　　　　　D.10 次左右

　　E.都不是

5.中药煎煮工序的滤过质量要求药液残留量不应超过药渣重量的 （　）

　　A.10% 　　　　　　　　　　B.20%

　　C.30% 　　　　　　　　　　D.40%

　　E.50%

6.专家认为在中药煎药时对中药成分易造成破坏的是 （　）

　　A.电磁炉 　　　　　　　　　B.燃气炉

　　C.砂锅 　　　　　　　　　　D.不锈钢锅

　　E.陶瓷罐

7.煎煮中药时一般采用火力是 （　）

　　A.先文火后武火 　　　　　　B.先武火后文火

　　C.文武火交替 　　　　　　　D.一直用文火

　　E.一直用武火

8.对汤剂的质量标准"气味、颜色"描述不正确的是 （　）

　　A.具中药的特征气味 　　　　B.具中药的焦煳味

　　C.黄棕色 　　　　　　　　　D.棕黑色

　　E.无霉烂味

9.下列煎药设备不包括 （　）

　　A.煎药机 　　　　　　　　　B.包装机

C. 量筒 　　　　　　　　　D. 过滤装置

E. 粉碎机

10. 中药汤剂代煎单内容不包括 　　　　　　　　　（　　）

　　A. 姓名 　　　　　　　　　B. 性别

　　C. 方剂类型 　　　　　　　D. 患者电话

　　E. 领药者

三、**多项选择题**（每题选两个或两个以上答案，少选、多选均不得分）

1. 中药汤剂是我国古今广泛应用的一种剂型，其优点是 　　　　（　　）

　　A. 制备简便 　　　　　　　B. 奏效迅速

　　C. 加减灵活 　　　　　　　D. 适应辨证

　　E. 色香味俱佳

2. 《医疗机构中药煎药室管理规范》中对煎药室要求应做到 　　（　　）

　　A. 远离各种污染源 　　　　B. 避免地面对煎药的污染

　　C. 工作区和生活区分开 　　D. 煎药室宽敞、明亮、洁净

　　E. 有效的通风、除尘、防积水、消防等设施

3. 煎药室应当配备完善的设施设备是指 　　　　　　　　　（　　）

　　A. 煎药设施设备 　　　　　B. 量杯、量筒、计时器

　　C. 过滤装置 　　　　　　　D. 储藏、冷藏设备

　　E. 粉碎机

4. 汤剂制备时其煎药容器应选择 　　　　　　　　　　　（　　）

　　A. 陶瓷类 　　　　　　　　B. 不锈钢类

　　C. 铁器类 　　　　　　　　D. 砂锅类

　　E. 铝锅类

5. 国家《医疗机构中药煎药室煎药管理规范》中对煎药人员要求 （　　）

　　A. 经过中药煎药知识技能培训　B. 培训后考核合格

　　C. 每年至少体检一次 　　　　D. 传染病、皮肤病不得从事此工作

　　E. 穿专用洁净工作服

6. 中药的特殊煎法主要有 　　　　　　　　　　　　　（　　）

　　A. 先煎 　　　　　　　　　B. 后下

　　C. 另煎 　　　　　　　　　D. 烊化

　　E. 包煎

7. 煎药室工作制度规定的主要内容有 　　　　　　　　　（　　）

　　A. 遵守煎煮操作规程 　　　B. 领发中药和汤剂要履行交接签字手续

　　C. 煎药记录要保存 6 个月　 D. 急诊病人随到随煎

　　E. 非工作需要不得进入煎药室

8. 现代煎药机与传统煎药容器比，它的优点是 　　　　　　　（　　）

　　A. 自动化程度高 　　　　　B. 可与液体包装机联用

　　C. 省力、方便、实用 　　　D. 能适应特殊煎法

E. 煎药的温度低其成分不会损失、破坏

9. 中药汤剂制备的常规操作步骤为 　　　　　　　　　　(　)

   A. 接单、核查与准备　　　　　　B. 加水浸泡

   C. 煎煮操作　　　　　　　　　　D. 过滤、收药液

   E. 发药、签字记录

10. 下列中药在特殊煎法中为"冲服"的是 　　　　　　　　(　)

   A. 三七粉　　　　　　　　　　　B. 牛黄

   C. 车前子　　　　　　　　　　　D. 朱砂

   E. 阿胶

第八章 特殊药品的调剂使用

作为药品调剂员,如何正确地使用、调配特殊管理药品是调剂工作中的重要环节,故本章主要围绕麻醉药品、精神药品、毒性药品、贵重药品及其他相关药品展开学习,通过学习目标、开展活动、案例分析、知识学习、实训操作,使学习者全面掌握特殊管理药品的调剂技术。

第一节
麻醉和精神药品的调剂使用

【学习目标】
1. 认识麻醉药品和精神药品。
2. 能熟练掌握麻醉药品和精神药品的调配方法。
3. 了解该类药品的管理。
4. 知道滥用该类药品的危害。

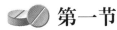 活动一　认识麻醉药品和精神药品

(一)案例分析

有些人员对麻醉药品、第一类精神药品使用不当或滥用麻醉药品、第一类精神药品,又加上社会上有些不法分子不顾国家法纪,通过不正当手段采用各种非法途径贩卖毒品,给社会和家庭造成极大危害。请看以下案例。

案例8-1　麻醉药品对驾车危害最大

《首都医药》杂志的记者调查中发现,药后驾车的祸患正在悄悄向人们逼近。据报道,一份有关在致命性交通事故中用药情况的调查表明:在药后驾车的人群中,用抗抑郁镇静剂的事故率达97%,服用镇吐剂的事故率是90%,另一项是抗组胺药,造成事故率为72%,而饮酒后驾车的事故率是87%。很多人还没有认识到药后驾车的危害,而近几年,药后驾车司机发生交通事故的比例比未服药正常状态下开车的司机高出许多倍。药后

驾车已经成为引发交通事故的主要因素之一。北京第六医院药剂科主任张志珍介绍,精神药品、麻醉药品这些都是法规中明确禁止服用后驾车的。

(案例来源:北京青年报)

案例8-2 药学硕士梦断K粉王国

四川省公安厅,成都、宜宾市公安机关联合进行的一次禁毒行动中,24名涉案人员落网,其中包括某医科大学药学系毕业研究生、成都某生物研究所的一名副研究员,以及其他医药专业人员。

姚某,医科大学药学系研究生毕业,原成都某生物研究所副研究员。在制毒人员力邀下,他出任生产厂长,提供技术指导,在某化工有限公司研制生产毒品氯胺酮。

周某,化学工程专业本科毕业,曾工作于药业集团,担任某化工有限公司的生产厂长,具体负责毒品的生产及监督产品数量。

(案例来源:新浪网)

课堂互动

★ 你有没有接触麻醉药品的经历,说一说你认识的麻醉药品有哪些?
★ 请同学们讨论自己认识的精神药品有哪些? 你认为什么是精神药品?
★ 分组讨论滥用麻醉药品对人类的危害(表8-1)。

表8-1 滥用麻醉药品和精神药品的危害性

类别	危害性
对个人的危害	开始吸食毒品时,吸毒者会产生飘飘欲仙的幻觉,吸毒者为了追求吸食后的快感,反复用药以至成瘾,由于长期大量用药,常呈现出中毒症状,如肝炎并发症、局部脓肿、肺炎、败血症等,严重摧残吸毒者的身心健康
对家庭的危害	吸毒者每天要花上百元钱,所有吸毒者,对自己的家庭实行"三光"政策(骗光、偷光、抢光),加之成瘾者个人道德沦丧,从而导致家庭破裂
对社会的危害	吸毒者不择手段去获取毒品而构成犯罪行为,带来严重的社会治安问题。同时,政府又不得不付出额外的经济开支去对付这一社会毒害;加之上瘾者的劳动能力下降,影响劳动生产率,造成经济上的损失是十分严重的

(二)麻醉药品

1. 定义

麻醉药品是指连续使用后易产生身体依赖性,易成瘾癖的药品。

2. 分类

麻醉药品包括阿片类、可卡因类、大麻类、合成麻醉药类及其他易产生依赖性的药品、药用原植物及其制剂。

2013 年 11 月 11 日国家食品药品监管总局、国家公安部和国家卫生计生委联合发布《麻醉药品品种目录》,共 121 种,其中我国生产的品种有可卡因、二氢埃托啡、地芬诺酯(苯乙哌啶)、芬太尼、美沙酮、吗啡、阿片、哌替啶(度冷丁)及其盐和制剂、罂粟壳、蒂巴因、可待因、右丙氧芬、乙基吗啡、吗啉乙基吗啡(福尔可定)、氢可酮、氢吗啡酮、羟考酮、瑞芬太尼、舒芬太尼、双氢可待因、布桂嗪、罂粟浓缩物。

(三)精神药品

1. 定义

精神药品是指直接作用于中枢神经系统,使之兴奋或抑制,连续使用能产生精神依赖性的药品。依据精神药品依赖性潜力和危害人体健康的程度,分为第一类和第二类管理。各类精神药品的品种由国家药品监督管理部门确定并公布。

2. 分类

《精神药品管理办法》将精神药品分为第一类精神药品和第二类精神药品两大类。第一类精神药品比第二类精神药品易于产生依赖性,并且毒性和成瘾性较强。

国家《精神药品品种目录》(2013 年版)公布了精神药品品种目录,共 149 种,我国生产的有:

第一类:司可巴比妥、丁丙诺啡、哌醋甲酯、γ-羟丁酸、氯胺酮、马吲哚、三唑仑。

第二类:异戊巴比妥、喷他佐辛(镇痛新)、阿普唑仑、巴比妥、地西泮(安定)、艾司唑仑、氟西泮、甲丙氨酯(眠尔通)、硝西泮(硝基安定)、匹莫林、苯巴比妥、氯硝西泮、格鲁米特、戊巴比妥、氯氮䓬、劳拉西泮、咪达唑仑、奥沙西泮、唑吡坦、咖啡因、丁丙诺啡透皮贴剂、布托诺啡及其注射剂、安钠咖、地佐辛及其注射剂、麦角胺咖啡因片、氨酚氢可酮片、曲马多、扎来普隆、佐匹克隆。

(四)麻醉药品与麻醉药(剂)的区别

实行特殊管理的麻醉药是指麻醉性镇痛药,它具有药物依赖性,所以我们说要实行特殊管理的麻醉药品都是有依赖性的药物	麻醉药(又称麻醉)是指具有麻醉作用的麻醉剂,包括全身麻醉和局部麻醉药,虽有麻醉作用但不成瘾,不产生依赖性

📖 知识拓展

　　毒品：毒品是指鸦片、海洛因、冰毒、吗啡、大麻、可卡因以及其他能够使人形成瘾癖的麻醉药品和精神药品，也包括近年来在美国等地流行起来的迷幻药（图8-1）。国际上通常把毒品分为九大类，其中对人体危害最大的有鸦片类、可卡因类和大麻类，可卡因类被称为"百毒之王"。毒品摧毁的不但是人的肉体，也是人的意志。每年的 6 月 26 日是联合国确定的国际禁毒日。

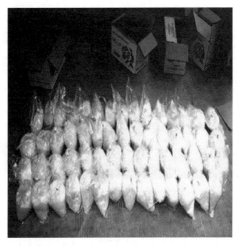

图8-1　毒品

　　阿片：又称鸦片，俗称大烟（图8-2）。鸦片是一种天然产物，系未成熟的罂粟果用刀割裂后渗出的白色浆液，在空气中晾干而得到的黑色膏状物，也是世界上最早的毒品。鸦片中含有 20 多种生物碱，其中吗啡的含量占 10% 左右。

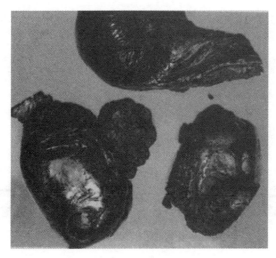

图8-2　鸦片

罂粟:茄科草本植物,一般株高1.5 m左右(图8-3),常种植在海拔300~1 700 m的地方,需要一定的气候和环境条件,是一种在热带或寒带气候条件下均能生长的有花植物。罂粟花开在绿色茎秆顶端,色彩鲜艳美丽,夏季开花,花色分红、黄、白、紫、粉红,十分夺目,这些美丽的花朵就是邪恶毒品的根源。

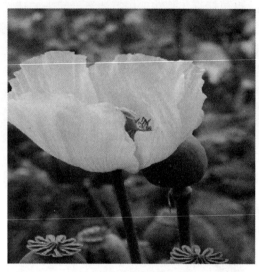

图8-3 罂粟

地西泮:义名安定,白色结晶性粉末(图8-4)。临床常用于治疗焦虑症及各种神经官能症、失眠、癫痫等。长期大量服用可产生耐受性并成瘾。久服地西泮骤停可引起惊厥、震颤、痉挛、呕吐、出汗等戒断症状。用药过量有头痛、言语不清、震颤、心动徐缓、低血压、视力模糊及复视等,有嗜睡、疲乏、头昏及共济失调(走路不稳);超剂量可导致急性中毒,表现为动作失调、肌无力、言语不清、精神混乱、昏迷、反向减弱和呼吸抑制直至死亡等,也可引起精神错乱、关节肿胀、血压下降等。

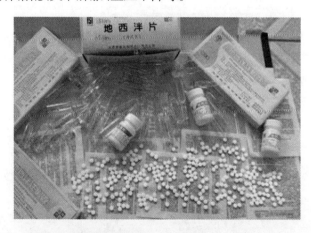

图8-4 安定

活动二　麻醉药品的调配

(一)案例分析

案例 8-3　擅自调剂麻醉药品,医院被处理

记者获悉,南昌市某医院擅自将麻醉药品芬太尼、哌替啶和精神药品盐酸麻黄碱注射液调剂给江西某老年关怀医院,严重违反了"不得擅自调剂麻醉、精神药品"的规定。南昌市食品药品监督管理局对上述医疗机构进行了通报批评,并依据相关法规对上述单位做出处理。

(案例来源:大江网-江西法制报)

案例 8-4　某医院一内科医生贪财卖起麻醉药品

辉县市人民法院审结一起贩卖毒品案,被告人宋群虎因贩卖毒品罪,被判处有期徒刑 3 年,缓刑 3 年,并处罚金 1 万元。

宋群虎系辉县市某医院内科医生。他利用有权开具麻醉药品处方的工作便利,以住院病人的名义开具麻醉药品处方和私自从内科护士办公室取出备用麻醉药品,先后 4 次(每次两支),将 8 支麻醉药品哌替啶(每支 100 mg 规格)以每支 100 元的价格出售给吸毒人员陈某使用。法院认为,被告人宋群虎身为有权开具麻醉药品处方的医生,违反国家规定,以谋利为目的,多次向注射毒品人员提供麻醉、精神药品,其行为已触犯刑律,构成贩卖毒品罪。鉴于被告人有悔罪表现,可以宣告缓刑,法院遂依法做出上述判决。

(案例来源:今日安报)

案例 8-5　沈阳某医院用假病历大量购买麻醉药品转卖毒贩

医院本该是救死扶伤的地方,然而沈阳市某医院,却骇人听闻地成了"毒窝"! 沈阳警方查明,该院经营者利用假癌症患者的病历,从药监部门大肆套购麻醉药盐酸二氢埃托啡片,转卖给毒贩。

沈阳市公安局通报了这起涉及 5 省的特大贩卖毒品案,9 名犯罪嫌疑人被抓获,包括医院院长王永和其母亲徐成,甚至连医院护士长丁某也参与作案。一起特大贩毒案浮出水面。

(案例来源:人民网)

通过以上 3 个案例,请给予分析,见表 8-2。

表 8-2　案例分析

分析主题	分析结果
1. 试谈你读过这 3 个案例后的感受	
2. 这些事件造成的危害是什么	
3. 如何避免	

（二）医疗机构使用麻醉药品的要求（表 8-3）

表 8-3　医疗机构使用麻醉药品

医疗机构使用麻醉药品的要求	门诊、急诊、住院可设周转库（柜），存量适当，应当每天结算（日清日结） 固定发药窗口，专人负责调配，调配基数不得超本单位规定量（保持各调剂部门库存最高限量不超过 8 d 量，健全三级管理网络）
	门诊西药房、住院西药房发药窗口麻醉、精神药品调配基数不得超过药剂科规定的数量
	门诊西药房、住院西药房应固定发药窗口，有明显标识，并由专人负责麻醉、精神药品调配
	调配凭据：有麻药处方权的执业医生开具的合格专用处方，建立相应的病历，建立随诊或者复诊制度
	麻醉药品处方应书写完整，字迹清晰，有明确的诊断，签写处方医生姓名，配方应严格核对，配方和核对人员均应签名，并建立麻醉药品处方登记册。医务人员不得为自己开处方使用麻醉药品。使用麻醉药品的患者必须用其真实姓名，必须到医院挂号看病，要有医生诊断和处方，并有病历记录，不准由家属去请医师开方买药
	医疗机构不得自行配制麻醉药品制剂。医疗机构特殊需要而市场无供应的麻醉药品制剂，经国家药品监督管理部门批准，可由持《医疗机构制剂许可证》并有麻醉药品使用权的医疗机构配制。医疗单位应加强对麻醉药品的管理。禁止非法使用、储存、转让或借用麻醉药品
	药剂科要配备专人负责管理工作，并建立储存麻醉药品和第一类精神药品的专用账册。药品入库双人验收，出库双人复核，做到账物相符。专用账册的保存期限应当自药品有效期期满之日起不少于 5 年
	使用麻醉药品、第一类精神药品注射剂或贴剂的患者，再次领药时需将空安瓿或用过的贴剂交回，并记录收回的空安瓿或者废贴数量
	盐酸哌替啶注射剂不宜长期用于癌症疼痛和其他慢性疼痛治疗

续表8-3

非临床使用麻醉药品和第一类精神药品的门(急)诊癌症疼痛患者和中、重度慢性疼痛患者,麻醉药品注射剂仅限于医疗机构内使用。门(急)诊癌症疼痛患者需长期使用麻醉药品和第一类精神药品注射剂可以带出医疗机构使用(哌替啶除外)。对于需要特别加强管制的麻醉药品,盐酸二氢埃托啡为一次常用量,仅限于二级以上医院内使用,盐酸哌替啶处方为一次常用量,仅限于医疗机构内使用	
医疗单位要有专人负责,专柜加锁,专用账册,专用处方,专册登记。处方保存3年备查 医疗单位对违反规定、滥用麻醉药品者有权拒绝发药,并及时向当地药品监督管理部门报告	

📖 知识链接

癌症病人三阶梯止痛的治疗原则

根据癌症患者的主观疼痛现象,分为轻度疼痛、中度疼痛、重度疼痛3个层面,分别制定止痛方法。

轻度疼痛给予非阿片类止痛药,如阿司匹林、对乙酰氨基酚(扑热息痛)、布洛芬、吲哚美辛(消炎痛)等。

中度疼痛给予弱阿片类药与非阿片类止痛药,如可卡因、氨酚待因、曲马多、布桂嗪(强痛定)及高乌甲素注射液等。

重度疼痛给予强阿片类药治疗,如吗啡口服液、哌替啶、二氢埃托啡、安那度尔(安依痛)、二氢吗啡酮等药物做止痛治疗。

我国是世界上最大的发展中国家,由于多种原因很多癌症患者确诊时已属晚期,疼痛难忍,生活质量极差,世界卫生组织于1982年制定全世界范围内"使癌症病人不痛"的目标,改善和提高癌症患者的生活和生存质量。

三阶梯止痛疗法的主要内容之一是对晚期重症疼痛的患者按时(3~6 h)给药,而不是"按需"(只在疼痛时给药);按量(止痛剂量直至病人疼痛消失)给药,而不是"定量"给药。这样防止用药剂量不足或给药间隔时间过长给癌症患者造成痛苦,使他(她)们在无疼痛的环境下为生存而治疗。

附　录(表8-4~表8-7)

表8-4　麻醉药品、第一类精神药品空安瓿、废贴回收记录

日期	科别(或)患者姓名	药品名称	规格	数量	批号	经办人签名	备注

表8-5 患者剩余的麻醉药品、第一类精神药品回收记录

日期	患者姓名	药品名称	剂型	规格	数量	批号	经办人	复核人	交库日期	库房负责人

表8-6 麻醉药品、第一类精神药品交接班记录

日期	药品名称		哌替啶针		吗啡控释片		交班人	接班人
	规格×固定基数		50 mg×100 支		10 mg×100 片			
	班次		药品	处方	药品	处方		

表8-7 麻醉药品、精神药品处方使用专册登记

使用日期	患者姓名	药品名称	剂型	规格	数量

活动三　精神药品的调配

（一）精神药品的使用

医生应根据医疗需要合理使用精神药品,严禁滥用,除特殊需要外,第一类精神药品的处方,每次不超过 3 d 常用量,第二类精神药品的处方,每次不超过 7 d 常用量,处方应当留存两年备查。

精神药品的经营单位和医疗单位要建立精神药品收支账目,按季度盘点,做到账物相符,医疗单位购买精神药品只准在本单位使用,不得转售。

(二)麻黄素、氯胺酮的调剂管理

🔲 **课堂互动**

★ 你知道麻黄素和冰毒有什么关系吗?

★ 什么是氯胺酮,它们属于哪一类药品?

★ 什么盐酸麻黄素? 片剂能买到吗? 属于国家管制药品吗?

1.案例分析

案例8-6 某女生麻黄素类药品减肥

某女生为了减肥而服用某种含有麻黄素成分的减肥药,吃后1周,突然觉得胸闷上不来气,头晕,医院检查是偶发室性心律不齐,后来又检查说是频发性早搏。

案例8-7 全力堵截氯胺酮

北京海关去年查获的毒品氯胺酮案件于北京市第二中级人民法院一审宣判。其中涉嫌走私毒品氯胺酮入境的3名被告分别被判处有期徒刑15年、13年、11年,并处相应罚金。据了解,这是北京海关首次查获毒品氯胺酮,同时也是该关查毒历史上查获毒品数量最大、携运人最多的案件。

(案例来源:国际商报)

通过这2个案例,请同学们试分析,见表8-8。

表8-8 案例分析表

分析主题	分析内容
1.能不能随便服用含有麻黄素的药品 2.减肥药中含有麻黄素合法吗 3.你知道滥用该类药品的危害是什么吗	

2.麻黄素

麻黄素(图8-5)是从麻黄草中提炼而得,是盐酸麻黄素、盐酸伪麻黄素、盐酸甲基麻黄素3个药物的简称,是传统的呼吸系统用药。我国是天然麻黄素的主要生产国和出口国之一。麻黄素既是制药原料,又是制造甲基苯丙胺(冰毒)的前体。

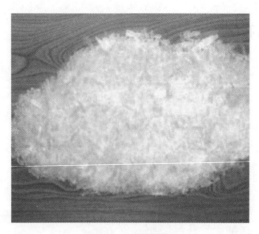

图 8-5　麻黄素

麻黄素购销和使用管理：国家食品药品监督管理局指定的各省、自治区、直辖市麻黄素定点经营企业承担本辖区麻黄素的供应，其他单位和个人不得从事麻黄素的经营活动。

经批准使用麻黄素的制药、科研单位只能到本辖区麻黄素定点经营企业购买。

麻黄素单方制剂由各地具有麻醉药品经营权的药品批发企业经营，只供应各级医疗单位使用。医疗单位开具麻黄素单方制剂处方每次不得超过 7 d 常用量，处方留存 2 年备查。药品零售商店和个体诊所不得销售或使用麻黄素单方制剂。

3. 氯胺酮

氯胺酮(图 8-6)俗称 K 粉，静脉全麻药，有时也可用作兽用麻醉药，临床常用于小儿麻醉前用药。一般人只要足量接触两三次即可成瘾，是一种很危险的精神药品。K 粉外观上是白色结晶性粉末，无臭，易溶于水，可随意勾兑进饮料、红酒中服下。服药开始时身体瘫软，一旦接触到节奏狂放的音乐，便会条件反射般强烈扭动、手舞足蹈，"狂劲"一般会持续数小时甚至更长，直到药性渐散身体虚脱为止，同时对记忆和思维能力都造成严重损害。

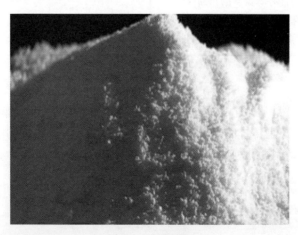

图 8-6　氯胺酮

　　氯胺酮的管理:氯胺酮(包括其可能存在的盐及其制剂)已列入第一类精神药品管理。氯胺酮只能由国家食品药品监督管理局指定的药品生产企业定点生产,其他任何单位及个人不得生产。生产企业必须按照国家食品药品监督管理局下达的氯胺酮生产计划组织生产。

　　按照第一类精神药品经营管理的有关规定,氯胺酮制剂必须统一纳入麻醉药品经营渠道经营。医疗机构凭《麻醉药品、第一类精神药品购用印鉴卡》从麻醉药品经营企业购买氯胺酮制剂。氯胺酮原料药生产企业应按照国家食品药品监督管理局下达的计划将氯胺酮原料药销售给制剂生产企业或经国家食品药品监督管理局批准的出口企业。

第二节
毒性药品的调剂使用

【学习目标】

1. 认识毒性药品。
2. 了解该类药品的分类。
3. 掌握毒性药品的调剂方法。

活动一　认识毒性药品

(一)案例分析

　　案例8-8　除皱针被列为毒性药品

　　除皱针(药品名为A型肉毒毒素)这一祛皱方法已被很多人了解。美国食品药品督管理局(下称FDA)又批准其用于美容领域,以消除抬头纹、眉间纹和鱼尾纹等。由于其效果明显,所以深受有美容需求者的欢迎,华人演艺圈中的不少人都曾公开承认注射过肉毒毒素。

　　FDA曾发出紧急通知,称已发现局部注射A型肉毒毒素的部分患者出现了全身性不良反应,包括吞咽困难、发音困难、呼吸困难、下肢麻木等,严重者需住院治疗,其中一部分患者已经死亡。近日,国家食品药品监督管理局发布了《关于将A型肉毒毒素列入毒性药品管理的通知》,将A型肉毒毒素及其制剂列入毒性药品,以加强监督管理。

(案例来源:都市快报)

课堂互动

　　★ 你所知道的毒性药品有哪些?
　　★ 它们都具有哪些方面的危害?

（二）定义

医疗用毒性药品（以下简称毒性药品）系指毒性剧烈，治疗剂量与中毒剂量相近，使用不当会致人中毒或死亡的药品。

（三）分类

我国有关部门规定毒性药品的管理品种中，毒性中药28种，毒性西药品种11种。具体品种如下：

1.毒性中药品种

砒石（红砒、白砒）　砒霜　水银　生马前子　生川乌　生草乌　生白附子　生附子　生半夏　生南星　生巴豆　斑蝥　青娘虫　红娘虫　生甘遂　生狼毒　生藤黄　生千金子　生天仙子　闹阳花　雪上一枝蒿　红升丹　白降丹　蟾酥　洋金花　红粉　轻粉　雄黄　（红升丹已于1988年被淘汰），其中砒石（红砒、白砒）、水银为一类毒性中药。

2.毒性西药品种

去乙酰毛花苷丙　阿托品　洋地黄毒苷　氢溴酸后马托品　三氧化二砷　毛果芸香碱　升汞　水杨酸毒扁豆碱　亚砷酸钾　氢溴酸东莨菪碱　士的宁　A型肉毒毒素等，包括其盐类化合物。

活动二　毒性药品的调配

（一）案例分析

案例8-9　为什么能在医院买到毒药？

在石台集市上做炒货生意的汪某某患有严重的肩周炎。她听信别人的中药偏方，来到石台某医院购买了生川乌、生草乌等6味中药用酒炮制。5日晚她服下一汤匙药酒后，出现严重的中毒症状，所幸经人民医院抢救及时才"起死回生"。新闻对此事件进行报道后，引起市民强烈关注。我国在1988年就已经出台了《医疗用毒性药品管理办法》，并对毒性中、西药品种进行了归类，其中毒性中药有28味，"生川乌""生草乌"两味中药就位列其中。对于农妇单凭一纸偏方就能购得"毒药"的现象，相关部门应查实后进行处罚。

（来源：淮北晨刊）

通过上述案例，思考"生川乌、生草乌是毒药吗？为啥能在医院买到毒药？国家对这类中药有没有相关管理办法？"

（二）医疗用毒性药品的调剂管理

科研及教学单位所需的毒性药品，必须持本单位证明信，经所在地县以上卫生行政部门批准后，供应部门方能发售。群众自配民间单、秘、验方需用毒性中药，购买时要持有本单位或者城市街道办事处，乡（镇）人民政府的证明信，供应部门方可销售，每次购用量不得超过 2 d 极量。

医疗单位供应和调配毒性药品，凭医生签名的正式处方；国营药店供应和调配毒性药品，凭盖有医生所在的医疗单位公章的正式处方。每次处方剂量不得超过 2 d 极量。医疗单位购入西药毒性药品仅作为制剂原料使用，如配制不同浓度和规格的阿托品滴眼剂、氢溴酸后马托品滴眼剂、毛果芸香碱滴眼剂等，医师开写毒性药品处方，只允许开制剂，不得开毒性药品的原料药。

调配处方时，必须认真负责，计量准确，按医嘱注明要求，并由配方人员及具有药师以上技术职称的复核人员签名盖章后方可发出。对处方未注明"生用"的毒性中药，应当付炮制品。如发现处方有疑问时，须经原处方医生重新审定后再行调配。处方一次有效，取药后处方保存 2 年备查。

（三）毒性中药的调配

毒性中药系指毒性剧烈、治疗量与中毒量相近、使用不当会致人中毒或死亡的一类中药。

毒性中药的调剂：

（1）毒性中药的收购、经营，由各级医药管理部门指定的药品经营单位负责。

（2）配方用药由国营药店、医疗单位负责，其他任何单位或者个人均不得从事毒性中药的收购、经营和配方业务。

（3）收购、经营、加工、使用毒性中药的单位必须建立健全保管、验收、领发、核对等制度，严防收假、发错，严禁与其他药品混杂，做到入库有验收有复核、出库有发药有复核，划定仓间或仓位，专柜加锁保管，有专人专账管理。

毒性中药的包装容器上必须印有毒性中药的标志。在运输毒性中药的过程中应当采取有效措施，防止发生事故。

（4）医疗单位供应和调配毒性中药，凭医师签名的正式处方。每次处方剂量不得超过 2 d 极量。

（5）调配处方时必须认真负责，使用与之剂量等级相适应的戥秤或天平称量，保证计量准确，按医嘱注明要求调配，并由配方人员和具备资格的药学技术人员、复核人员签名（盖章）后方可发出。对处方未注明"生用"的毒性中药，应当付炮制品。如发现处方有疑问时，须经原处方医师审定后再行调配。处方一次有效，取药后处方保存 2 年。

（6）特殊管理的毒性中药的品种、用法用量及注意事项见表 8-9。

表8-9　常见毒性中药品种

名称	用法用量	注意事项
砒石(红砒、白砒)	内服:0.03~0.075 g,入丸散用外服:研末撒、调敷或入膏药中贴之	有大毒,用时宜慎体虚及孕妇忌服
砒霜	0.009 g,入丸散用;外用适量	不能久服,口服、外用均可引起中毒
雄黄	0.05~0.1 g,入丸散用。外用适量,熏涂患处	内服宜慎,不可久用;孕妇禁用
水银	外用适量	不可内服,孕妇忌用
红粉	外用适量,研极细粉单用或与其他药味配成散剂或制成药捻	本品有毒,只可外用,不可内服。外用亦不宜持久用
轻粉	内服:0.1~0.2 g/次,2 次/d,多入丸剂或装胶囊,服后漱口。外用适量,研末掺敷患处	本品有毒,不可过量;内服慎用;孕妇禁服
白降丹	外用适量	不可内服
生马钱子	0.3~0.6 g,炮制后入丸散用	不宜生用、多服久服、孕妇禁用
生川乌	一般炮制后用	生品内服宜慎。不宜与贝母类、半夏、白及、白蔹、天花粉、瓜蒌同用
生草乌	一般炮制后用	一般不内服。同生川乌
生附子	3~15 g	孕妇禁用。不宜与半夏、瓜蒌、天花粉、贝母、白蔹、白及同用
雪上一枝蒿	内服:研末,0.062~0.125 g,或浸酒外用:酒磨敷	有剧毒、未经炮制,不宜内服;服药期间,忌食生冷、豆类及牛羊肉
生白附子	外用适量捣烂,熬膏或研末以酒调敷患处	孕妇慎用。生品内服宜慎
生半夏	3~9 g。外用适量,磨汁涂或研末以酒调敷患处	不宜与乌头类药材同用
生天南星	外用适量,研末涂患处,或捣烂以纱布包擦患处	孕妇禁用;不宜与牵牛子同用
生千金子	1~2 g;去壳、去油用,多入丸散服。外用适量,捣烂敷患处	孕妇及体弱便溏者忌服
生甘遂	0.5~1.5 g,炮制后多入丸散用	孕妇禁用,不宜与甘草同用
生狼毒	熬膏外敷	不宜与密陀僧同用
生藤黄	0.03~0.06 g;外用适量	内服慎用

续表 8-9

名称	用法用量	注意事项
天仙子	0.06～0.6 g;外用适量	心脏病、心动过速、青光眼患者及孕妇忌服
洋金花	0.3～0.6 g,宜入丸散。亦可作卷烟燃吸(分次用,每日不超过1.5 g)。外用适量	青光眼、外感及痰热喘咳,心动过速及高血压患者禁用
闹羊花	0.6～1.5 g,浸酒或入丸散,外用适量,煎水洗或鲜品捣敷	不宜多服、久服。体虚者及孕妇禁用
斑蝥	0.03～0.06 g,炮制后多入丸散。外用适量,研末或浸酒,或制成油膏涂敷患处,不宜大面积用	本品有大毒,内服慎用,孕妇禁用
青娘虫	0.05～0.1 g,外用适量	体虚及孕妇忌服
红娘虫	0.05～0.1 g,外用适量	体虚及孕妇忌服
蟾酥	0.015～0.03 g,多入丸散用。外用适量	孕妇慎用

第三节
贵重药品的调剂使用

【学习目标】
1. 知道贵重药品的品种。
2. 能熟练掌握贵重药品的调剂方法。
3. 能介绍贵重药材的功效和应用。

活动一 认识贵重药材

(一)案例分析

案例 8-10 贵重药材造假猖獗

王女士的儿子今年高三,她想给正在备战高考的儿子补补身子,听邻居说离家不远的药市上有卖人参、虫草、鹿茸之类的名贵中药材,于是花了 300 元到药市上买了一株人参回家。等到家打开包装,王女士发现,自己买的人参气味有些异常,她也没太在意,还是把这棵人参切成 2 cm 的小段,准备炖汤。可把人参放到锅里开始炖的时候,却发现炖出来的"人参"有股白萝卜的味道,并且煮的时间越长,这种味道越强烈。王女士尝了一口,发现人参汤有很浓的白萝卜味,王女士怀疑,自己买的人参是假的。为了验证自己的判断,第二天,王女士来到药检所请专家来鉴定一下自己所买人参的真假,最后检查结果出来以后,果然不出所料,王女士所买的"人参"原来只是普通的白萝卜。

通过上述案例,请同学们分组讨论(表8-10)。

表8-10 案例分析

分析主题	分析内容
你认识贵重药材吗? 你所知道的都有哪些?	

(二)贵重药材内容

1.贵重药材的含义

贵重药材一般是指某些疗效显著,来源特殊或生产年限长,产量稀少、价格昂贵和市场紧缺的药物。

2.贵重药材的分类

根据贵重中药相关管理规定,贵重中药又分为一类和二类。一类贵重药材以贵重补益饮片为主,也可纳入少量极贵重的中成药,一类贵重中药饮片品种同《国家基本医疗保险与工伤保险目录》中单独或复方均不支付费用的中药饮片及药材品种基本一致,具体包括白糖参、朝鲜红参、冬虫夏草、玳瑁、蛤蚧、狗宝、海龙、海马、红参、猴枣、琥珀、羚羊角、鹿茸、马宝、玛瑙、牛黄、珊瑚、麝香、西红花、西洋参、血竭、燕窝、野山参、移山参、珍珠(粉)、紫河车、各种动物内脏(鸡内金除外)和胎、鞭、尾、筋、骨等。

3.类型

(1)植物类:包括野山参、移山参、园参、西洋参、朝鲜人参、银耳、冬虫夏草等(表8-11)。

表8-11 贵重药材分类表

类型	特点
野山参	人参为五加科植物人参的根。野山参是指自然生长于山野森林中的野生人参的干燥根,生长期较长,生长于北纬40°~48°,东经120°~137°的范围内,包括中国、俄罗斯、朝鲜3国。一般分为生晒山参和糖山参两种加工品。野山参以"野""老"为基本特征,同时还必须看"五形",即芦、纹、体、皮、须
移山参	是野山参应用发展到一定时期的产物,是将很小的野山参移栽到山下或居住地附近,过若干年后挖出加以利用。一般也分为生晒参、糖山参及采用最新活性加工技术制作的活性移山参

续表 8-11

类型	特点
园参(红参、生晒参和糖参)	红参:是人参加工品的一种。加工红参需选择无破皮、浆水足的优质人参。其加工工艺流程可分为选参、下须、洗刷、蒸参、晒参、烘干、打潮、整形、再烘干、选支分级、包装
	全须生晒参:也是人参的一种加工品。其加工的主要工序为选参、刷参、晾晒、烘干、包装
	糖参:糖参的加工工序为选参、刷洗、焯参、排针、灌糖、烘干
西洋参	为五加科多年生草本植物西洋参的根,又名美洲人参、花旗参、洋参、西参等。主要产地为北美洲的加拿大南部和美国北部。大约分布于北纬30°~47°,西经60°~125°的山地森林中。西洋参可分为野生和种植两大类。野生和种植的西洋参均有原坯货和复制加工品两种
朝鲜人参	为五加科植物带根茎的根。按其加工方法的不同,可分为朝鲜红参和朝鲜白参
银耳	为银耳科真菌银耳的干燥子实体,又名白木耳,是一种珍贵的食用菌
冬虫夏草	为麦角科真菌冬虫夏草寄生在蝙蝠蛾科昆虫幼虫上的子座及幼虫尸体的复合体

(2)动物类:包括鹿茸、蛤蟆油、燕窝、蛤蚧等。

鹿茸:鹿茸为鹿科动物梅花鹿或马鹿的雄鹿头上未骨化密生茸毛的幼角。

蛤蟆油:蛤蟆油为脊椎动物门两栖纲蛙科动物中国林蛙雌蛙的输卵管,经采制干燥而得。

燕窝:燕窝为生活于热带沿海地区的鸟类(金丝燕)吐出的唾液筑成的巢窝或唾液与绒羽、纤细的海藻及其他软植物纤维混合筑成的巢窝。燕窝一般处于沿海的悬崖峭壁上,采集非常困难,且数量不多,故而十分珍贵。

蛤蚧:蛤蚧为壁虎科动物蛤蚧除去内脏的干燥体。

活动二 贵重药材的调配

课堂互动

★ 作为一名药品调剂员,要熟悉贵重药材才能在工作中更加准确、提高工作的效率,请分组讨论,你所知道的贵重药材有什么样的作用?

1.开具贵重中药处方不使用普通处方,一类贵重中药处方应该单独开具,具体审查贵重中药处方的具体品种,是否非自费开具。对分等级的贵重中药,计价人员必须在药名上注明单价。对不合法,不合理处方,药剂人员有权拒绝调配。

2.调配时要先洁净工具,如药盘、天平、戥秤等。调剂人员必须认真负责,称量准确,反对眼估手抓,以免造成称量误差。调配时要参看处方,不能凭记忆操作,以防记错。

3. 贵重药一般需另煎、研末冲服或单煎等,包药时需单包。处方单独合订保存,保存期1年。

4. 各调剂室应根据具体情况确定应纳入贵重中药管理的品种。

5. 严格执行医疗保险(工伤保险)用药目录,严格将自费药品转换成医保药品。

6. 贵重药品,须建立明细收支台账,实行专人专锁管理,换人时应有交班记录。二类贵重药以中成药为主,须建立逐日领发登记本,实行每日总量统计。

7. 凡属一类贵重药品,明细收支台账的内容应包括"日期""事件摘要""进、存、销数量""发药人""核对人"。发药处方逐张登记,在"事件摘要"项下应登记病人姓名和处方号等。

8. 相关管理人员应每日根据门诊用药消耗数量,及时补充药品以保证临床用药,当日消耗的贵重药品应及时登记入账,并应账物相符,贵重药处方应集中存放。

9. 贵重药品应定期检查,严防过期霉变的现象发生,易变质的药品应存放于带锁的冷柜中。

10. 执行贵重药品逐日消耗,日清月结制度,贵重药品每月盘点一次,并认真填写盘点明细表,上报财务科。

📖 知识拓展

贵重药材存放小方法

把中药材放入冰箱内,时间长了不但各种细菌容易侵入中药材内,而且还容易受潮和变质,影响中药材的药性,甚至发生不良反应,所以中药材不宜贮藏在冰箱内。

正确的做法是:用适量的糯米慢火炒至焦黄,待炒米晾凉以后,把中药材和炒米一起放入一只密封度高的玻璃瓶或小口瓷坛里,旋紧盖子,置于阴凉通风处,中药材即可较长时间保存。可以根据不同中药材的特性,采取以下方式进行贮藏

人参:红参可装在木盒或瓷瓶内密封贮存。白参容易生虫、发霉、变色。已受潮者,应及时晒干,收藏在瓷瓶内密封。

鹿茸:干燥后用细布包好,放入木盒内,在其周围塞入用小纸包好的花椒粉。

三七:易在支根折断处生虫,剔除干净后,放入布袋置木盒内,或装入纸袋、纸盒内,再放入生石灰缸中密封。

阿胶、鹿角胶、龟板胶:用油纸包好,埋入谷糖中密闭。

冬虫夏草:晾干后装入木盒,垫上防潮纸,置于干燥处或放入生石灰箱内。

麝香:可装在瓷罐或玻璃瓶内,并用蜡封口,置干燥阴凉处保藏,以免香气失散。

实操训练

实训　　特殊管理药品的调配训练

【实训目的】
1.熟悉麻醉药品、精神药品、毒性药品、贵重药品的调剂方法。
2.认识麻、精、毒、贵药品。
【实训场所】
模拟药店。
【实训用品】
1.收集各医院麻醉药品、精神药品处方实样若干;准备一批特殊管理药品(模拟)。
2.调剂台、坐椅、空药架多个、药品说明书多张。
3.学生预习后可根据自己创意自带道具。
【实训内容】
1.学生分组实践,每组4人。
2.辨别特殊管理药品,贵重、剧毒、麻药的调配。
任选5张合格处方,要严格按照有关管理规定进行调配,不得疏忽大意。
3.识别特殊管理药品处方。
4.填写记录表(表8-12)。

表8-12　特殊管理药品调配记录

序号	类别	分析内容及注意事项
1	麻醉药品的调配	
2	精神药品的调配	
3	毒性药品的调配	

5.以组为单位,根据核查记录进行点评,分析原因,制定防范、处理措施,写出实训报告。
【考评标准】
1.工作态度(分值20%):热情、耐心、周到,仪表符合调剂规范。
2.实训内容(分值40%):仔细认真、处方分类正确,处方差错识别准确。
3.实训结果(分值40%):记录填写规范;处方差错成因分析深刻全面,解决措施合理适当。

目标检测

一、判断题(对的打"√",错的打"×")

1. 麻醉、精一药品处方用纸为淡红色,处方右上角分别标注"麻""精一"。 （　　）

2. 第二类精神药品可以转售,处方应当留存 3 年备查。 （　　）

3. 对处方未注明"生用"的毒性中药,应当付炮制品。如发现处方有疑问时,须经原处方医生重新审定后再行调配。 （　　）

4. 毒性药品处方保存 3 年备查。 （　　）

5. 开具贵重中药处方使用普通处方,一类贵重中药处方应该单独开具。 （　　）

二、单项选择题(每题选择一个最佳答案)

1. 麻醉药品是指具有依赖性潜力的药品,滥用或不合理使用易产生 （　　）

   A. 身体依赖性　　　　　　　　B. 精神依赖性

   C. 药物依赖性　　　　　　　　D. 身体依赖性和精神依赖性

2. 罂粟壳的批发业务的经营单位,须经哪个部门审批 （　　）

   A. 国家卫生部　　　　　　　　B. 国家药品监督管理部门

   C. 省卫生厅　　　　　　　　　D. 省级药监部门

3. 下列关于麻醉药品管理,论述错误的是 （　　）

   A. 麻醉药品可以进行委托生产

   B. 麻醉药品经营单位不得自行调剂麻醉药品

   C. 罂粟壳凭盖有医疗单位公章的医师处方使用,严禁单味零售

   D. 麻醉药品只限用于医疗、教学和科研需要

4. 麻醉药品每张处方片剂、酊剂、糖浆剂等不得超过 （　　）

   A. 2 d 常用量,连续使用不得超过 5 d

   B. 2 d 常用量,连续使用不得超过 7 d

   C. 3 d 常用量,连续使用不得超过 5 d

   D. 3 d 常用量,连续使用不得超过 7 d

5. 下列关于精神药品的论述,错误的是 （　　）

   A. 精神药品原料药和第一类精神药品制剂不得委托生产

   B. 精神药品制剂可以在药店零售

   C. 托运或邮寄精神药品时,应当注明"精神药品",并加盖"精神药品专用章"

   D. 精神药品经营单位不得自行调剂精神药品

6. 《精神药品管理办法》规定,精神药品的处方必须载明患者的 （　　）

   A. 姓名、年龄、药品名称、剂量、用法、住址

   B. 姓名、年龄、性别、药品名称、剂量、用法

   C. 姓名、药品名称、剂量、用法

   D. 姓名、年龄、门诊号、住院号、职业、地址

7. 医疗单位调配毒性药品,每次处方剂量不得超过 （　　）

    A. 2 d 剂量   B. 3 d 剂量

    C. 2 d 极量   D. 3 d 极量

8. 《医疗用毒性药品管理办法》规定,生产毒性药品必须建立完整的生产记录,保存

   几年备查 （　　）

    A. 2 年   B. 2 年

    C. 5 年   D. 6 年

9. 下列说法不正确的是 （　　）

    A. 麻醉中药是指连续使用后易产生生理依赖性、能成瘾癖的一类中药

    B. 经营和使用单位应加强对罂粟壳的管理,禁止非法使用、贮存、转让或借用罂

       粟壳

    C. 使用罂粟壳的医务人员必须是执业医师,持有"麻醉药品使用资格证书",并将

       签名字样交药剂科备案后方可行使麻醉药品处方权

    D. 麻醉药品专用处方应由药剂科留存 2 年备查

10. 第二类精神药品的处方,每次不超过 （　　）

    A. 3 d 常用量   B. 5 d 常用量

    C. 7 d 常用量   D. 2 年

三、多项选择题(每题选两个或两个以上答案,少选、多选均不得分)

1. 药物依赖性包括下列哪些现象 （　　）

    A. 精神依赖性   B. 身体依赖性

    C. 成瘾性   D. 习惯

    E. 耐受性

2. 精神药品分为第一类和第二类管理是依据 （　　）

    A. 依赖性潜力   B. 产生身体依赖性的程度

    C. 危害人体健康的程度   D. 产生精神依赖性的程度

    E. 对中枢神经系统的损害程度

3. 麻醉药品包括 （　　）

    A. 阿片类   B. 可卡因类

    C. 大麻类   D. 合成麻醉药类

    E. 其他易成瘾癖的药品、药用原植物及其制剂

4. 毒性药品生产、配制时,必须 （　　）

    A. 严防与其他药品混杂   B. 包装容器要有毒药标志

    C. 所用容器和工具要清洁卫生   D. 标示量要准确无误

    E. 每次配料,必须双人以上复核,并详细记录每次所用原料和成品数

5. 凡加工炮制毒性中药,必须按照 （　　）

    A. 《中华人民共和国药典》   B. 《中药志》

    C. 《中药大辞典》   D. 《植物志》

    E. 《炮制规范》

第九章　常用非处方药的使用指导

　　本章共完成两个小节:第一节,熟知非处方药的概念、特点、合理使用非处方药的注意事项;第二节,掌握常见非处方中成药的功能、主治、注意事项,了解常见非处方药化学药的一般知识。非处方药的概念、特点、应用、注意事项等,是药品调剂工作中调剂人员的必备知识。本章通过案例解析、知识学习、互动交流、实训操作,使学习者全面掌握非处方药的一些基本知识。

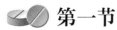

第一节
非处方药与处方药的认知

【学习目标】
1.知道非处方药与处方药概念。
2.熟悉非处方药的特点。
3.掌握使用非处方药的注意事项。

活动一　理解非处方药与处方药的概念与特点

　　案例9-1　零售药店未按处方销售处方药处罚的案例

　　报载:申江市东城区药监部门发现某药品零售连锁有限公司在当地开设的一家零售药店在未收到处方的情况下销售了"甲硝唑片"。东城区药监局认为该药店违反了《药品流通监督管理办法》第十八条第一款规定,构成"未凭医师开具的处方销售处方药",按照第三十八条第一款规定对其罚款。

　　案例9-2　记者暗访,未按处方销售处方药

　　记者在大连市西安路、侯二小区等几家药房暗访看到,处方药与非处方药一样摆在柜台内,处方药旁没有任何提示。当记者询问"阿莫西林""阿奇霉素"价格时,营业员直接拿过来几盒不同厂家的药给记者,没有索要处方。

　　在另一家药房,记者表示要买"头孢氨苄胶囊"等抗生素药物,虽然这种药的前方挂着处方药类的牌子,但是店员还是直接拿出来递给记者。随后,记者表示想买治疗糖尿病的"消渴丸",店员二话不说,拿出一盒扔给记者。记者问:"我没有处方,能买这种处方

药吗?"店员回答:"这是中药,没有不良反应。"

店员的说法被大连市某医院一位医生驳斥,这位医生介绍,国家之所以硬性规定消费者凭处方购买药品,首要原因是很多药品的不良反应非常大,有些药品的超常规服用或过剂量服用可伤及患者性命,这位医生举例说,大剂量的"消渴丸"就能引发患者头晕或深度昏迷。

在走访的 6 家药房里,只有一家营业员询问记者是否有过敏史,而且要求记者必须拿处方才能购买处方药。

案例 9-3　超市销售非处方药

在一家超市的药品专柜,不但可以看到感冒药、口腔溃疡治疗药等产品,还可以看到六味地黄浓缩丸等 OTC 品种。超市、商场毕竟是人们购物的主要场所,而且在这里顾客主要是购买日用消费品,怎么能卖药品呢? 超市怎么就成了一个药品销售的渠道呢?

课堂互动

思考一下

★ 结合以上案例,谈谈你是怎样理解非处方药、处方药的含义的?

★ 药店医师不在、没有处方是否所有的药可以买? 为什么?

★ 谈谈你日常购买药品是否也有过这样的经历? 你是如何处理的?

(一)非处方药

非处方药是指经国家食品药品监督管理局批准,不需要凭执业医师或执业助理医师处方,消费者按说明书即可自行判断和使用的安全有效的药品。非处方药的英文称 Non-prescription Drug,而美国称之为"柜台销售药(Over the Counter Drug)"简称为 OTC Drug,为了方便,将 OTC Drug 略称或代称为 OTC,已成为国际上通用的"非处方药"简称,报纸、杂志、书籍和商店见到的"OTC"字样,即指非处方药,这也体现了与国际接轨。

非处方药具有法律属性,只有国家批准和公布的非处方药目录中发布的药品才是非处方药。这类药品多属于维持和增进健康,缓解轻度不适,或治疗轻微病症的药品。非处方药的安全性、有效性及通俗易懂的标签就显得格外重要,有关药品的主要信息都记录在说明书或标签上。非处方药必须具备以下特点如下。

1. 使用安全,适用范围窄

非处方药无潜在的毒性,不易引起体内蓄积和中毒;不含有成瘾的药物成分;不诱发耐药性或抗药性;不会有"三致"作用;依照标签使用时,在规定的正常用法、用量范围内不产生严重药品不良反应;使用药品前后不须做特殊试验。主要治疗常见的轻微疾病,如感冒、咳嗽、发热头痛、胃病及小外伤等,往往通过药物治疗能及时得到缓解。

2. 疗效确切

非处方药作用针对性强、适应证明确,容易为消费者所掌握;能减轻疾病的初始症状或防止恶化;对已经确诊的慢性疾病,能减轻症状或延缓病情发展;连续多次应用不会引起疗效降低。

3.质量稳定

非处方药物理化学性质稳定,在一般条件下储存较长时间也不会变质(在有效期内),并明确标出有效期及生产批号。

4.标签说明通俗易懂

药品说明书及药品包装说明,均力求科学、简明、详细、准确无误,文字浅显,通俗易懂,以利操作。必要的提示要显著,可指导合理用药,药品的包装规范化。

5.应用方便

一般以口服、外用、吸入等剂型为主,便于消费者自行使用,药品的剂量简单明确。

📖 知识拓展

非处方药专有标识

非处方药专有标识图案为椭圆形背景下的 OTC 三个英文字母的组合,即 Over The Counter 的缩写,是国际上对非处方药的习惯称谓。我国公布的非处方药标识,甲类为红色椭圆形底阴文,色标为 M100Y100(红底白字);乙类为绿色椭圆形底阴文,色标为 C100M50Y70(绿底白字)。

非处方药专有标识作为药品标签、使用说明书和包装的专有标识,也可用作经营非处方药企业的标志(图 9-1)。

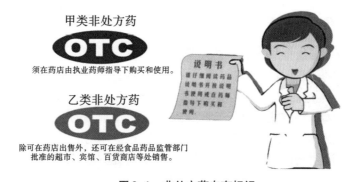

图9-1　非处方药专有标识

(二)处方药

相对于非处方药而言,处方药是指必须凭执业医师或执业助理医师处方才可调配、购买和使用的药品。国外常用的术语有:Prescription Drug. Ethical(Ethic) Drug, Legend Drug(美国用),简称为 Rx,在处方的左上角,常写有"R"或"Rp",是拉丁文"Recipe"(请取)的缩写,表示医生需取用此药。因此"R"有处方药之意。处方药包括:

1.刚上市的新药

对其活性、不良反应还要进一步观察。

2.可产生依赖性的某些药物

如吗啡类镇痛药及某些催眠安定药物等。

3.药物本身毒性较大

如抗癌药物等。

4.某些疾病必须由医生和实验室进行确诊

使用药物需医生处方,并在医生指导下使用,如心血管疾病药物等。

5.国际规定管制的特殊药品

如麻醉药品、精神药品、医疗用毒性药品等。

6.治疗借助于诊断手段(光、电、核、声仪器或血、尿、粪、组织的生化分析)来确诊的疾病

专属性强、病情严重而又需要医护人员监督指导使用的药品。

7.非肠道给药的制剂

主要是粉针剂、大输液及各类注射剂。

课堂互动

判断是非

★ 处方药是指必须凭执业医师或执业助理医师处方才可购买和使用的药品。(　　)

★ 非处方药是指经国家食品药品监督管理局批准的,具有法律属性。(　　)

★ 非处方药专有标识图案为椭圆形背景下有OTC三个英文字母字样。(　　)

活动二　掌握使用非处方药的注意事项

案例9-4　非处方药也不能乱用

荆楚网(楚天都市报):65岁的胡爹爹听人说维生素C可以提高免疫力,增强机体对外界环境的抗应激能力和免疫力,也可以预防动脉硬化、保护细胞、解毒、保护肝脏。为防血管硬化,3年来天天坚持服用大剂量服维生素C,胡爹爹认为维生素C是非处方药,没有多大危害,有病治病,没病强身嘛!结果出现肾结石。

报讯:哈佛大学布里格姆妇女医院的研究人员研究发现,复合维生素像其他膳食补充类食品一样,只是整个健康生活方式的一部分,服用维生素C或维生素E并不能减少患癌症和心血管疾病的概率。

看来非处方药也不能滥用呀!同学们,应用非处方药应注意哪些问题?

(一)在合法零售药店购买

国家食品药品监督管理局规定,医疗机构(医院)根据医疗需要可以推荐使用非处方药。销售非处方药(甲、乙类)的零售药店必须具有《药品经营许可证》和《营业执照》。经批准可销售乙类非处方药的普通商业企业和普通商业连锁超市,必须有乙类非处方药的准销标志。不得采用有奖销售、附赠药品或礼品销售等方式,暂不允许采用网上销售。

（二）正确自我判断、正确选用药品

消费者对自己的症状应做正确的自我判断，查看非处方药品手册中有关的介绍，或在购买前咨询执业医师、执业药师，正确挑选适宜的药品。如含糖的制剂，糖尿病患者不宜应用，应选用无糖剂型。

（三）重视药品的双重性

药品是特殊商品，既有防病治病的一面，也有不良反应的一面。处方药与非处方药是两类不同的药品，各有其适应证、用量、用法、不良反应等，那种认为"非处方药是安全的药品，可以随意买、随便吃、无毒性""非处方药治不了大病，也要不了命"的想法是错误的。

（四）注意合理用药，防止滥用

使用非处方药切忌"无病用药"，要病愈为止，防止滥用，区分"慎用""忌用"与"禁用"，牢记禁忌证。

（五）不要买"三无"产品

购买非处方药，要查看外包装药品药名、适应证、批准文号、生产批号、注册商标、生产厂家、有效期、使用说明书等。不要买包装破损或封口已被开过的药品。

（六）用药前详细阅读药品说明书

药品说明书是指导用药的最重要、最权威的信息资料，药品的主要信息都记录在此，要严格按照药品说明书的要求，并结合患者的病情、性别、年龄等，掌握合适的用法、用量和疗程。若列有禁忌证，应慎重或向执业医师或执业药师咨询。

（七）严格按药品说明书用药

注意药品用量，不可超量或过久服用，使用非处方药进行自我药疗一段时间（一般3 d）后，如症状未见减轻或缓解，应及时到医院诊断治疗，以免贻误病情。

（八）应妥善保管好药品

储存中应注意温度、湿度、光线对药品的影响，经常检查药品的有效期，保留非处方药的说明书，切勿混用，更勿放于小儿可触及之处，避免小儿误服而发生危险。

课堂互动

讨论

★ 什么叫非处方药，非处方药有哪些特点？非处方药与处方药相比有何异同？

★ 根据自己的了解、经历，请同学们讨论合理使用非处方药应注意哪些问题？

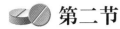

第二节
常用非处方药使用介绍

【学习目标】

1. 学习非处方药的种类、功能主治、适应证。
2. 掌握使用非处方药的不良反应、注意事项。
3. 了解非处方药的用法、用量。

活动一　感冒、发热用药的介绍

实例　"大雪"过后,"冬至"将至。天气愈加寒冷起来,普通感冒和流行感冒的人还真不在少数,感冒药又成了药店的"畅销品"。如今市面上的感冒药可谓五花八门(表9-1,表9-2),很多人在购买感冒药时真是一头雾水,根本弄不清不同的感冒药区别何在。学生小王最近身体不适,发热,恶寒,头痛,鼻塞,流鼻涕,咽痒咳嗽,常用治疗感冒、发热药有哪些? 请同学们给他推荐一下!

(一)中成药

1. 风寒感冒颗粒

[功能主治]　解表发汗,疏风散寒。用于风寒感冒,发热,头痛,恶寒,无汗,咳嗽,鼻塞,流清涕。

[用法用量]　口服。一次 1 袋,一日 3 次。

[注意事项]　风热感冒者不适用,表现为发热明显,汗出,口渴,咽喉肿痛,咳吐黄痰。

2. 风热感冒颗粒

[功能主治]　疏风清热,利咽解毒。用于风热感冒,发热,有汗,鼻塞,头痛,咽痛,咳嗽,多痰。

[用法用量]　口服。一次 1 袋,一日 3 次。

[注意事项]　①风寒感冒者不适用。②脾胃虚寒,症见腹痛、喜暖、泄泻者慎用。

3. 双黄连口服液、颗粒、片、气雾剂、胶囊、糖浆

[功能主治]　清热解毒。用于风热感冒发热,咳嗽,咽痛。

[用法用量]　口服液:口服,一次 2 支,一日 3 次。颗粒剂:口服或开水冲服,一次 1 袋,一日 3 次。片剂:口服,一次 4 片,一日 3 次。气雾剂:振摇均匀后,口服吸入,一日 1~2 支,间隔 0.5 h 吸入 1 次,每次吸入 10~15 喷。胶囊剂:口服,一次 4 粒,一日 3 次。糖浆剂:口服,一次 20 mL,一日 3 次。

[注意事项]　①风寒感冒者不适用。②脾胃虚寒,症见腹痛、喜暖、泄泻者慎用。

其他感冒、发热用中成药见表9-1。

表9-1 其他感冒、发热用中成药

名称	功能	主治	用法	注意事项
羚翘解毒丸、颗粒、片	疏风清热,解毒	用于风热感冒,恶寒发热	口服	风寒感冒者不适用,脾胃虚寒慎用
银翘解毒片、颗粒、胶囊、蜜丸	辛凉解表,清热解毒	用于风热感冒,发热头痛,咳嗽,口干,咽喉疼痛	口服	风寒感冒者不适用,脾胃虚寒慎用
柴胡口服液	解表退热	用于风热感冒发热	口服	
参苏丸、片、胶囊、颗粒	疏风散寒,祛痰止咳	用于体弱感冒,气短乏力,怕冷发热,头痛等	口服	
维C银翘片	辛凉解表,清热解毒	用于流行性感冒发热、头痛、咳嗽、咽干痛	口服	肝肾功能不全者慎用;中西药联用时请注意;服药期间不宜驾驶车辆
板蓝根颗粒、胶囊、口服液	清热解毒	用于病毒性感冒,咽喉肿痛	口服	

课堂互动

判断是非

★ 板蓝根颗粒用于病毒性感冒。( )

★ 羚翘解毒丸用于风热感冒,恶寒发热,风寒感冒者不适用。( )

★ 双黄连口服液用于风热感冒发热,风寒感冒者不适用。( )

知识链接

感冒为感受外邪所导致的外感疾病,临床表现以鼻塞、流涕、喷嚏、咳嗽、头痛恶寒发热、全身不适为主要特征。中医根据其证候表现常分风寒表证、风热表证、暑湿表证等。

(二)化学药

1.酚麻美敏片(泰诺)

[适应证] 具有解热镇痛,消除鼻部充血、镇咳和抗过敏作用。用于感冒和上呼吸道过敏,能缓解因感冒引起的鼻塞、流涕、流泪、打喷嚏、头痛、咽喉痛、发热、咳嗽等症状。

[不良反应] 偶有轻度思睡、多汗、头晕、乏力、恶心、上腹不适、口干和食欲不振和皮疹等,可自行恢复。

[注意事项] ①不得与其他含对乙酰氨基酚的药物同时服用。②不宜与镇静药、催

眠药同时服用。③服用降压药或 2 周内服用过单胺氧化酶抑制剂者,请勿服用本品。④服药期间避免同时饮用酒精类饮料。⑤驾驶员和操作机器人员慎用。

2.阿司匹林

包括阿司匹林钙、脲、锌,赖氨酸阿司匹林。

[适应证]　用于感冒或流感的解热,减轻轻度或中度疼痛,如关节痛、神经痛、肌肉痛、头痛、偏头痛、痛经、牙痛。

[不良反应]　常见胃肠道反应,如胃部不适、食欲不振、恶心、呕吐、消化不良、耳鸣、听力减退、头晕、哮喘、皮疹,个别可见胃出血。

[注意事项]　有哮喘、消化道溃疡病史者,以及对本品过敏者禁用,服药期间不得饮酒。

其他感冒、发热用化学药见表 9-2。

表 9-2　其他感冒、发热用化学药

名称	适应证	不良反应	用法	注意事项
布洛芬	感冒或流感的解热;减轻疼痛,如关节痛、神经痛、肌肉痛、头痛、痛经、牙痛	常见胃肠道反应;皮疹、瘙痒、头晕等长期服用可致肾功能不全	口服	对阿司匹林过敏者、哮喘患者、孕妇、哺乳期妇女、高血压患者以及消化道溃疡患者禁用。服药期间不得饮酒
吲哚美辛(消炎痛)	外搽用于减轻肌肉痛及关节痛,栓剂塞肛用于解热	外用不良反应少见,偶有刺激感	外用和塞肛	对阿司匹林或其他非甾体抗炎镇痛药过敏者慎用或禁用;孕妇慎用
阿苯片含阿司匹林、苯巴比妥	用于小儿退热,预防发热所致的惊厥	偶见过敏性皮炎、皮疹、瘙痒及血象改变	口服	对本品各成分过敏者禁用,服药期间不得饮酒

📖 **知识拓展**

感冒用药要综合考虑

感冒是常见的疾病之一,感冒时常伴有头痛、发热等,治疗感冒时,需要注意不同患者间的个体差异。

首先应根据不同的年龄选择不同的剂型、药物。同时,还要考虑到患者本身原有的一些基础疾病,一些消化性溃疡者应慎用阿司匹林和感冒通等解热镇痛剂,因这些药品可刺激胃黏膜,引起胃痛、出血;支气管哮喘患者慎用含阿司匹林的药品,因可引起过敏诱发哮喘发作。

| 活动二 | 咳嗽用药的介绍 |

实例 夏天的一天早上,王大爷来到药店,告诉药店营业员:这几天晚上经常咳嗽,痰黏稠、黄,感觉咽部有异物感、发痒,还流黄涕、头痛,很痛苦,可影响休息与睡眠了,喝过白萝卜水、冰糖加梨水,但还是反反复复,也不是很有规律性,而且胃口不太好,不过感觉不是很严重,现在家里有川贝枇杷露、蛇胆川贝液,按我的情况可不可以吃这些药? 请介绍一下!

(一)中成药

1.川贝枇杷颗粒、露、糖浆

[功能主治] 清热宣肺,化痰止咳。用于感冒咳嗽。

[用法用量] 口服。颗粒剂:开水冲服,一次 3 g,一日 3 次。露剂:一次 15 mL,一日 3 次。糖浆剂:一次 10 mL,一日 3 次。

[注意事项] 本品适用于风热咳嗽,其表现为咳嗽,痰不爽、黏稠或黄,常伴有鼻流黄涕、口渴、头痛、恶风、身热。

2.桂龙咳喘宁胶囊

[功能主治] 止咳化痰,降气平喘。用于外感风寒,湿阻肺引起的咳嗽、气喘、痰涎壅盛。

[用法用量] 口服。一次 5 粒,一日 3 次。

[注意事项] 本品适用于风寒咳嗽,其表现为咳嗽声重、气急、咽痒、咳痰稀薄色白,伴鼻塞,流清涕、头痛、肢体酸痛、恶寒发热、无汗。

其他咳嗽用中成药见表9-3。

表9-3 其他咳嗽用中成药

名称	功能	主治	用法	注意事项
蛇胆川贝胶囊、散、液	清肺、止咳、除痰	用于肺热咳嗽,痰多	口服	孕妇、体质虚弱者慎用
养阴清肺膏、颗粒、口服液	养阴润肺,清热利咽	用于咽喉干燥疼痛,干咳、少痰或无痰	口服	痰湿壅盛患者、风寒咳嗽者不宜服用
百合固金丸、浓缩丸、口服液	养阴润肺,化痰止咳	用于肺肾阴虚,干咳少痰,咽干喉痛	口服	风寒咳嗽者、痰湿壅盛患者不宜服用

续表9-3

名称	功能	主治	用法	注意事项
苏子降气丸	降气化痰	用于痰多色白,咳嗽喘促,气短胸闷,动则加剧	口服	阴虚燥咳者忌服,其表现为干咳少痰,咽干咽痛、口干舌燥
止嗽定喘口服液、丸	清肺热、平喘咳	用于发热口渴,咳痰黄,喘促,胸闷	口服	虚喘者忌用,表现为咳声低弱,动则气喘气短,自汗怕风;高血压患者应在医师指导下服用
川贝止咳露	止咳祛痰	用于肺热咳嗽,痰多色黄	口服	风寒咳嗽者不宜服用;糖尿病患者服用前应向医师咨询

📖 知识链接

咳嗽是一个常见临床症状,它既是一种保护性的生理反射,因受刺激而诱发,又是多种疾病的病理表现,甚至是主要的临床表现。

临床上将其分为外感咳嗽和内伤咳嗽。慢性支气管炎、慢性阻塞性肺疾病、支气管扩张合并感染;肺炎及肺脓疡;肺结核、肺癌、咳嗽型哮喘;心力衰竭等病人;儿童、老年人、孕妇和哺乳期妇女咳嗽的不适于自己选择用药,宜去医院进行诊治。

(二)化学药

枸橼酸喷托维林(咳必清)

[适应证]　用于各种原因引起的无痰干咳及频繁剧烈的咳嗽。

[不良反应]　头晕、口干、恶心和腹胀、皮肤过敏等;偶见便秘、头痛。

[注意事项]　①对本品过敏者禁用。②青光眼及心功能不全者、孕妇及哺乳期妇女慎用。③痰量多者应并用祛痰药。

其他镇咳、平喘、祛痰用化学药见表9-4。

表9-4　其他镇咳、平喘、祛痰用化学药

名称	适应证	不良反应	用法	注意事项
磷酸苯丙哌林	用于各种原因引起的无痰干咳及频繁剧烈的咳嗽	偶见口渴、乏力、头晕、嗜睡、胃部不适、食欲减退	口服	对本品过敏者禁用;口服时勿咬碎药片,应整片吞服,以防止药物麻醉口腔黏膜;孕妇慎用

续表9-4

名称	适应证	不良反应	用法	注意事项
盐酸氯丙那林(氯喘)	用于支气管哮喘,喘息型支气管炎	个别患者用后出现头痛、恶心、胃部不适、心悸以及手指震颤等	口服	对本品过敏者禁用;心律失常、高血压、甲状腺功能亢进、糖尿病、前列腺增生的排尿困难者慎用;茶碱类药物能增强本品之作用,尽量不与其同用
羧甲司坦	用于黏痰不易咳出者,慢性支气管炎、支气管哮喘等疾病	有时可见恶心、腹部不适、腹泻、头晕以及皮疹等	口服	对本品过敏者禁用;应避免同服强效镇咳药;有出血倾向的消化道溃疡患者应慎用;孕妇及哺乳期妇女慎用

💊 课堂互动

判断是非

★ 养阴润肺,化痰止咳用百合固金口服液。(　　　)

★ 降气化痰可选苏子降气丸,阴虚燥咳者最好。(　　　)

★ 蛇胆川贝液清肺、止咳、除痰,用于肺热咳嗽、痰多。(　　　)

活动三　　中暑用药的介绍

1. 仁丹

[功能主治]　清暑开窍。用于伤暑引起的恶心胸闷、头昏、晕车晕船。

[用法用量]　含化或用温开水送服。一次10～20粒。

[注意事项]　不宜在服药期间同时服用滋补性中成药。

2. 藿香正气水、颗粒、口服液、片、软胶囊、胶囊

[功能主治]　解表化湿,理气和中。用于暑湿感冒,头痛身重胸闷,或恶寒发热、脘腹胀痛、呕吐泄泻。

[用法用量]　口服。水:一次0.5～1支,一日2次,用时摇匀。颗粒剂:温开水冲服,一次1袋,一日2次。口服液:一次0.5～1支,一日2次,用时摇匀。片剂:一次4～8片,一日2次。软胶囊剂:一次2～4粒,一日2次。胶囊剂:一次4粒,一日2次。

[注意事项]　①藿香正气水含乙醇,乙醇过敏者慎用。②不宜在服药期间同时服用滋补性中成药。

[不良反应]　有报道服用藿香正气水可引起心动过速、心源性休克、过敏性药疹等。

其他防治中暑中成药见表9-5。

表9-5　其他防治中暑中成药

名称	功能	主治	用法	注意事项
六一散	清暑利湿	内服治暑热身倦,口渴泄泻,小便黄少;外治痱子	调服或包煎服	孕妇慎用
六合定中丸	祛暑除湿,和胃消食	用于暑湿感冒,恶寒发热、头痛,胸闷,恶心、呕吐,不思饮食,腹痛泄泻	口服	不宜在服药期间同时服用滋补性中成药
清凉油	清凉散热,醒脑提神,止痒止痛	用于伤暑引起的头痛、晕车、蚊虫叮咬	外涂于太阳穴或患处	本品为外用药,不可内服。眼睛、外阴等皮肤黏膜及破损处禁用
十滴水、软胶囊	健胃、祛风	用于伤暑引起的头晕、恶心、腹痛,胃肠不适	口服	服药期间不宜同服滋补性药;软胶囊一日用量不得超过8粒;孕妇忌服

课堂互动

填空

★ 六合定中丸的主要功效为:_____。

★ 解表化湿,理气和中,暑湿感冒选:_____。

★ 含化,清暑开窍,伤暑引起的恶心胸闷、头昏、晕车选:_____。

知识链接

中暑是指暑天感暑热或受暑湿之邪,出现身热,头晕,大渴引饮,饮不解渴,咽痛喉燥,小便短赤;或是身热,胸闷,头晕胀,渴不多饮,恶心,吐泻等证候。

活动四　消化不良用药的介绍

(一)中成药

1. 江中健胃消食片

[功能主治]　健胃消食。用于脾胃虚弱所致的食积,症见不思饮食、嗳腐酸臭、脘腹胀满;消化不良见上述证候者。

[用法用量]　口服,可以咀嚼。每次3片,每日3次。小儿酌减。

[注意事项] ①饮食宜清淡,忌食辛辣、生冷、油腻食物。②孕妇及哺乳期妇女慎用。③胃阴虚者不宜用,其表现为口干欲饮、大便干结、小便短少。

2. 保和颗粒、口服液、片、丸、浓缩丸

[功能主治] 消食、导滞,和胃。用于食积停滞、脘腹胀满、嗳腐吞酸、不欲饮食。

[用法用量] 口服。颗粒剂:开水冲服,一次 4.5 g,一日 2 次。口服液:一次 10 ~ 20 mL,一日 2 次。片剂:一次 4 片,一日 3 次。丸剂:水丸一次 6 ~ 9 g,大蜜丸一次 1 ~ 2 丸,一日 2 次。浓缩丸:一次 8 丸,一日 3 次。

[注意事项] 孕妇忌服,哺乳期妇女及糖尿病患者慎用。

3. 大山楂丸、颗粒、咀嚼片

[功能主治] 开胃消食。用于食欲不振,消化不良。

[用法用量] 口服。丸剂:一次 1 ~ 2 丸,一日 1 ~ 3 次。颗粒剂:一次 1 袋,一日 1 ~ 3 次。咀嚼片:一次 4 ~ 8 片,一日 1 ~ 3 次。

[注意事项] 孕妇及哺乳期妇女慎服。

其他防治伤食中成药见表 9-6。

表 9-6　其他伤食中成药

名称	功能	主治	用法	注意事项
复方鸡内金片	健脾开胃,消食化积	用于脾胃不和引起的食积胀满,饮食停滞,呕吐泄泻	口服	
山楂调中丸	消食健脾,和胃	用于内积食滞,不思饮食,伤食作泄	口服	孕妇及哺乳期妇女慎服
加味保术丸	健胃消食	用于饮食积滞,消化不良	口服	
香砂枳术丸	健脾开胃,行气消胀	用于脘腹胀闷,食欲不振,大便不畅	口服	
木香顺气丸	行气化湿,健脾和胃	用于脘腹胀痛,恶心,嗳气	口服	

📖 **知识链接**

消化不良(伤食),临床主要表现为胃脘胀满疼痛,拒按,恶心厌食,嗳腐吐馊,或肠鸣腹痛,泻下粪便臭如卵,或大便秘结,舌苔厚腻,脉滑或弦滑。

(二)化学药

吗丁啉(多潘立酮片)

[适应证] 用于消化不良、腹胀、嗳气、恶心、呕吐。

[不良反应] 常规用量少见不良反应。大剂量(大于 60 mg/d)可能引起锥体外系

反应、非泌乳期泌乳、男性或绝经后女性乳房胀痛。其他偶有口干、一过性皮疹或痉挛、腹泻、头痛、神经过敏等。

［注意事项］　①1岁以下儿童不能排除中枢神经系统不良反应的可能。②不宜与抗胆碱能神经药同用。

其他助消化用化学药见表9-7。

表9-7　其他助消化用化学药（活性成分）

名称	适应证	不良反应	用法	注意事项
干酵母	用于助消化、腹胀、补充B族维生素	过量服用可致腹泻	口服	不宜与碱性药物合用
乳酶生	用于助消化、腹胀、轻度腹泻	少见不良反应	口服	不宜与制酸药、磺胺类、抗生素、铋剂、活性炭、酊剂等同时应用
胰酶	用于助消化	未见不良反应	口服	不宜嚼碎服，不宜与酸性药同服

课堂互动

填空

★ 江中健胃消食片的功能为：_____。

★ 山楂丸的功能为：_____，但孕妇及哺乳期妇女慎服。

★ 为胃肠促动力非处方化学药，用于消化不良，腹胀、嗳气、恶心、呕吐的药是：_____。

活动五　胃痛用药的介绍

夸张的广告词：浙江天台山六百年传世《百花散》是根据梅氏族谱记载的秘方，采集天台山灵兰、乌药、麝香、猴头菇等奇花异珍精制而成。在缺医少药的天台山区具有"药王"、"起死还魂散"之美称，乃集治病、健体、强身为一体的食疗极品。

《百花散》对胃绞痛、胃炎、胃胀、胃酸、胃痛、胃黏膜糜烂、胃溃疡、胃出血、胃窦炎、十二指肠溃疡、胃下垂、萎缩性胃炎、胃肠息肉、肠化生、胃癌、食管癌、食管炎、结肠炎、直肠炎以及内痔、便秘等胃肛肠疾病有着现代药物无可比拟的神奇效果。在短短5年时间里（自2015年5月20日上网销售起截至2020年5月19日止），已使海内外生不如死的病痛患者摆脱病魔而恢复健康。

课堂互动

思考

★ 请同学们找资料,回答百花散是国药准字药吗? 疗效真有如此神奇吗?

★ 说说你和你的家人有没有患过胃脘痛病,服过哪些药? 并讨论一下还有哪些药?

(一)中成药

1. 复方元胡止痛片

[功能主治] 疏气止痛。用于肝胃气痛,胃脘胀痛,胸胁痛,月经痛。

[用法用量] 口服。一次 2~4 片,一日 3 次。

[注意事项] 孕妇慎用。

2. 三九胃泰胶囊、颗粒

[功能主治] 清热燥湿,行气活血,柔肝止痛。用于上腹隐痛,饱胀,反酸,恶心,呕吐,纳减,心口嘈杂。

[用法用量] 口服。胶囊剂:一次 2~4 粒,一日 2 次。颗粒剂:用开水冲服,一次 1 袋,一日 2 次。

[注意事项] ①不适用于脾胃阴虚,主要表现为口干、舌红少津、大便干。②孕妇慎用。

其他胃脘痛用中成药见表9-8。

表9-8 其他胃脘痛用中成药

名称	功能	主治	用法	注意事项
香砂养胃丸、浓缩丸、颗粒、胶囊	温中和胃	用于不思饮食,胃脘满闷或泛吐酸水	口服	胃痛症见胃部灼热、隐隐作痛、口干舌燥者不宜服用本药
温胃舒胶囊、颗粒	温胃止痛	用于慢性胃炎,胃脘凉痛,饮食生冷,受寒痛甚	口服	胃大出血时忌用;孕妇慎用
养胃舒胶囊、颗粒	滋阴养胃	用于慢性胃炎,胃脘灼热,隐隐作痛	口服	孕妇慎用
气滞胃痛颗粒、片	舒肝和胃	用于慢性胃炎,胃脘胀痛	口服	孕妇慎用

课堂互动

填空

★ 滋阴养胃,慢性胃炎选用:_____。

★ 温胃止痛,慢性胃炎选用:＿＿＿＿＿＿,但胃大出血时忌用。

★ 温中和胃,不思饮食,胃脘满闷或泛吐酸水选用:＿＿＿＿＿＿。

📖 知识链接

胃脘痛主要指上腹胃脘部经常发生疼痛为主要症状的病证。长期慢性胃病,体弱者;上消化道溃疡胃脘痛,出现大便潜血或排出柏油样黑色稀便者;儿童、老年人、体弱者、孕妇应在医师指导下用药或去医院进行诊治。

(二)化学药

西咪替丁(甲氰咪胍、泰胃美)

[适应证]　用于缓解胃酸过多引起的胃痛、胃灼热感(烧心)、反酸。

[不良反应]　有时有头痛、便秘、腹泻、倦怠、潮红、肌痛,偶见肌酐轻度升高或转氨酶升高。

[注意事项]　①肾功能不全或老年患者、孕妇及哺乳期妇女慎用。②16岁以下儿童不推荐使用。

其他抗酸与保护胃黏膜、胃肠解痉用化学药见表9-9。

表9-9　其他抗酸与保护胃黏膜、胃肠解痉用化学药

名称	适应证	不良反应	用法	注意事项
盐酸雷尼替丁	用于胃酸过多、胃灼热	常见的有恶心、皮疹、便秘、乏力、头痛、头晕等,少见肝功能轻度损伤,停药后即可恢复	口服	肝功能不全及老年患者、孕妇及哺乳期妇女慎用。16岁以下儿童不推荐使用
法莫替丁	用于胃酸过多、胃灼热	少数患者可有口干、便秘、腹泻、皮疹、面部潮红、白细胞减少,偶有轻度转氨酶升高	口服	严重肾功能不全者、孕妇、哺乳期妇女禁用。16岁以下儿童不推荐使用
硫糖铝	用于胃炎、胃酸过多	常见便秘,少见或偶见有腰痛、腹泻、恶心、眩晕、嗜睡、口干、疲劳、皮疹、瘙痒以及背痛等	口服	习惯性便秘者慎用。不宜与多酶片合用,不宜与四环素、地高辛等同时服用
氢溴酸山莨菪碱	用于胃肠痉挛性疼痛	可见口干、皮肤潮红、心率增快、视力模糊、排尿困难。用量过大可出现阿托品样中毒症状	口服	严重心衰及心律失常患者、前列腺肥大患者慎用,尿潴留、手术前和青光眼患者禁用。本品不宜与多潘立酮、甲氧氯普胺同服

活动六　泄泻用药的介绍

(一)中成药

1.葛根芩连片、胶囊、口服液

[功能主治]　解肌,清热,止泻。用于泄泻腹痛,便黄而黏,肛门灼热。

[用法用量]　口服。片剂:一次 3～4 片,一日 3 次。胶囊剂:一次 3～4 粒,一日 3 次。口服液:一次 1 支,一日 2 次。

[注意事项]　①泄泻腹部凉痛者忌服。②对因滥用抗生素造成菌群紊乱病人疗效欠佳。

2.香连片、水丸、浓缩丸、胶囊、颗粒

[功能主治]　清热燥湿,行气止痛。用于泄泻腹痛,便黄而黏。

[用法用量]　口服。片剂:一次 5 片(大片),一日 3 次,小儿一次 2～3 片(小片),一日 3 次。水丸:一次 3～6 g,一日 2～3 次。浓缩丸:一次 6～12 丸,一日 2～3 次。胶囊剂:一次 2～3 粒,一日 2 次。颗粒剂:开水冲服一次 4～8 g,一日 2～3 次。

[注意事项]　孕妇慎用。

📖 知识链接

泄泻临床上主要表现为大便次数增多,粪便不成形,呈溏软、溏稀、薄状或稀水状,或带黏液脓血,或含多量脂肪。

(二)化学药

盐酸小檗碱(活性成分)片(黄连素)

[适应证]　用于肠道感染的止泻,如胃肠炎。

[不良反应]　口服不良反应较少,偶有恶心、呕吐、皮疹和药热,停药后消失。

[注意事项]　①本品过敏者、溶血性贫血患者禁用。②妊娠期头 3 个月慎用。

活动七　便秘用药的介绍

(一)中成药

1.麻仁润肠丸、软胶囊

[功能主治]　润肠通便。用于肠燥便秘,老年便秘。

[用法用量]　口服。大蜜丸:一次 1～2 丸,一日 2 次。软胶囊剂:一次 8 粒,一日 2 次,年老、体弱者酌情减量使用。

[注意事项]　①孕妇忌服。器质性病变,如结肠癌、肠道憩室、肠梗阻及炎症性肠病

等忌用。②月经期慎用。③服用本药出现大便稀溏时应立即停服。

2.苁蓉通便口服液

[功能主治]　润肠通便。用于老年便秘,产后便秘。

[用法用量]　口服。一次 1~2 支(10~20 mL),一日 1 次,睡前或清晨服用。

[注意事项]　①孕妇慎用。②年轻体壮者便秘时不宜用本药。③服用本药出现大便稀溏时应立即停服。

课堂互动

填空

★ 肠燥便秘选用:＿＿＿＿＿＿较好。

★ 葛根芩连片的功能主要是:＿＿＿＿＿＿。

★ 老年便秘、产后便秘选用:＿＿＿＿＿＿治疗便秘较好。

(二)化学药

甘油栓剂

[适应证]　本品为润滑性泄药,主要用于轻度便秘。

[注意事项]　栓剂外用,临床多用于治疗小儿或年老体弱者的便秘。本品无不良反应。

活动八　实火证用药的介绍

实例　小李舌头起疱,是上火引起的,他每天早上喝点板蓝根,最近又听说鸡蛋加白糖水去火,晚上睡觉前就喝鸡蛋加白糖水,这样有效吗? 如果要根治,你给他推荐几种中成药吧。

1.芩连片

[功能主治]　清热解毒,消肿止痛。用于脏腑蕴热、头痛目赤,口鼻生疮,湿热带下,疮疖肿痛。

[用法用量]　口服。一次 4 片,一日 2~3 次。

2.三黄片

[功能主治]　清热解毒,泻火通便。用于三焦热盛,目赤肿痛,口鼻生疮,咽喉肿痛,牙龈出血,心烦口渴,尿赤便秘。

[用法用量]　口服。一次 4 片,一日 2 次。

知识链接

实火证是中医学中的一个特有病证,俗称"上火"。临床上以目赤胀痛,口干,口苦,口臭,牙龈肿痛,口舌生疮,或伴有大便秘结、小便短赤等为主要症状。

活动九 头痛用药的介绍

实例 头痛是人类最常见的疾病之一,根据统计资料显示,有85%的人在一年之内最少会遇上一次头痛,亦有38%成年人将会在两周之内遭受到头痛困扰。由此看到头痛这个疾病是多么的常见。

1. 复方丁香罗勒油(红花油)

[功能主治] 祛风镇痛。用于感冒头痛,风湿骨痛。

[用法用量] 外用,适量。涂搽患处。

[注意事项] 外用药,不可内服。外用以头部太阳穴、印堂穴为主。

2. 芎菊上清丸、片、颗粒

[功能主治] 清热解毒,散风止痛。用于外感风邪引起的怕风发热、偏正头痛、鼻塞、牙痛。

[用法用量] 口服。丸剂:水丸一次6 g,一日2次,大蜜丸一次1丸,一日2次。片剂:一次4片,一日2次。颗粒剂:开水冲服,一次1袋,一日3次。

[注意事项] ①体虚者慎用。②糖尿病患者应在医师指导下服用。

3. 黄连上清丸、片

[功能主治] 清热通便,散风止痛。用于内热火盛引起的头晕脑胀、牙龈肿痛、口舌生疮、咽喉红肿、耳痛耳鸣、暴发火眼、大便干燥、小便色黄。

[用法用量] 口服。丸剂:一次1~2丸,一日2次。片剂:一次6片,一日2次。

[注意事项] ①孕妇慎用。脾胃虚寒者禁用。②不宜在服药期间同服温补性中成药。

4. 牛黄上清丸、片

[功能主治] 清热泻火,散风止痛。用于头痛眩晕,目赤耳鸣,咽喉肿痛,口舌生疮,牙龈肿痛,大便燥结。

[用法用量] 口服。丸剂:一次1丸,一日2次。片剂:一次4片,一日2次。

[注意事项] 不宜在服药期间同时服用滋补性中成药。

5. 川芎茶调丸、颗粒、散

[功能与主治] 疏风止痛。用于风邪头痛,或有恶寒,发热,鼻塞。

[用法与用量] 饭后清茶送服,一次3~6 g,一日2次。

[注意事项] ①本药以治疗外感风邪引起的感冒头痛效果较好,也用于经过诊断明确的偏头痛、神经性头痛或外伤后遗症所致的头痛等。②久痛气虚、血虚,或因肝肾不足,阳气亢盛之头痛不宜应用。③孕妇慎服。

课堂互动

填空

★ 川芎茶调丸主要功能为:_____。

★ 疏风止痛,治疗风邪头痛选用:_____。

★ 三焦热盛,目赤肿痛,泄三焦之火选用:_____。

📖 知识链接

头痛可见于多种急慢性疾病。体质虚弱反复头痛者;头痛剧烈者;头痛过程中出现其他症状者;儿童、老年人、孕妇及哺乳期妇女头痛不适于自己选择用药,宜在医师指导下选择用药或去医院进行诊治。

活动十　失眠用药的介绍

实例　世界卫生组织统计:失眠是危害人类身心健康的常见病,患病率达 6.1% ~ 9.5%;在中国有 2 600 万人。

专家忠告:失眠不容忽视,长期失眠,久病不治会对人身体、心理造成极大伤害,可导致情绪低落,悲观厌世,产生抑郁症,甚至,产生轻生念头,必须做到早发现,早治疗。

(一)中成药

1. 安神补脑液

[功能主治]　健脑安神,生精补髓,益气养血。用于神经衰弱,失眠,健忘,头晕乏力。

[用法用量]　口服。一次 10 mL,一日 2 次。

2. 养血安神丸、片、糖浆

[功能主治]　健脑安神。用于失眠多梦,心悸头晕。

[用法用量]　口服。丸剂:一次 6 g,一日 3 次。片剂:一次 5 片,一日 3 次。糖浆剂:一次 18 mL,一日 3 次。

[注意事项]　脾胃虚寒,大便溏者忌服。

3. 枣仁安神颗粒、液

[功能主治]　补心安神。用于失眠、头晕、健忘。

[用法用量]　临睡前服。颗粒剂:开水冲服,一次 5 g。液:一次 10 ~ 20 mL,一日 1 次。

[注意事项]　①由于消化不良所导致的睡眠差者忌用。②孕妇慎用。

📖 知识链接

失眠临床表现轻重不一,轻者入寐困难,或寐而易醒,或醒后不能再寐,亦有时寐时醒等,严重者则整夜不能入寐。

慢性疲劳综合征;感染、中毒、颅脑创伤及一些慢性疾病诱发该病的;严重精神分裂症、抑郁症等及儿童、老年人、孕妇和哺乳期妇女,宜去医院进行系统诊治。

（二）化学药（活性成分）

1. 氯美扎酮（芬那露）

[适应证]　本品具有弱的安定及肌肉松弛作用,可抗焦虑,解除紧张、恐惧等症状,适用于镇静、助眠。服用后 15～20 min 后可显著缓解症状,持续 6 h 以上。

[不良反应]　有疲倦,药疹,眩晕,潮红,恶心,水肿,排尿困难,无力,头痛等不良反应,但是可逆,罕见有多形斑症,偶见黄疸。

[注意事项]　①哺乳或生育期妇女慎用。②如有困倦发生,应减少剂量,并避免从事需集中精力的工作,如驾车、操作机器等。

2. 谷维素

[适应证]　用于更年期综合征、各种神经官能症、月经前期紧张症,也用于脑震荡后遗症的辅助治疗,解除焦虑、烦躁等症状。

[不良反应]　推荐剂量较少不良反应。偶见胃部不适或皮疹、瘙痒。

[注意事项]　过量服用可致脱发、体重增加,一经发现应减量或停药。

📖 **知识拓展**

失眠有多种因素

失眠从临床来看,有生理因素、疾病因素、药物因素、饮食因素所致的病例远远少于心理因素所致的病的病例数。遇事自己心胸开阔、积极参加体育锻炼最重要!

活动十一　眩晕用药的介绍

（一）中成药

1. 脑心舒口服液

[功能主治]　滋补强壮,镇静安神。用于身体虚弱,心神不安,失眠多梦,神经衰弱,头痛眩晕。

[用法用量]　口服。一次 10 mL,一日 2 次。

2. 全天麻胶囊

[功能主治]　平肝,息风,止痉。用于头痛眩晕,肢体麻木。

[用法用量]　口服。一次 2～6 粒,一日 3 次。

[注意事项]　外感头痛眩晕者忌服。

3. 脑立清丸、胶囊、片

[功能主治]　平肝潜阳,醒脑安神。用于头晕目眩,耳鸣,口苦,心烦难寐。

[用法用量]　口服。丸剂:一次 10 粒。一日 2 次。胶囊剂:一次 3 粒,一日 2 次。片剂:一次 5 片,一日 2 次。

[注意事项] 体弱虚寒者不宜服用,其表现为气短乏力,倦怠食少,面色白,大便稀溏。

课堂互动

讨论

★ 根据自己的体会、经历,谈谈坐车船眩晕如何用药?
★ 脑心舒口服液与脑立清丸的功能、主治有何异同?
★ 安神补脑液、枣仁安神颗粒的功效、主治如何?

知识链接

眩晕患者轻者闭目即止,重者如坐车船,旋转不定,不能站立,或伴有恶心、呕吐、汗出,甚至晕倒。

中枢性、颈性、药物中毒性眩晕;前庭系统疾病患者;严重高血压者;儿童、老年人、孕妇及哺乳期妇女不适于自己选择用药,宜在医师指导下选择用药或去医院进行系统诊治。

(二)化学药

茶苯海明(乘晕宁)

[适应证] 用于防治晕动病,如晕车、晕船、晕机所致的恶心、呕吐。

[不良反应] 常见不良反应有:迟钝、思睡、注意力不集中、疲乏、头晕,也可由胃肠不适。罕见:幻觉、视力下降、排尿困难、皮疹等反应。

[注意事项] ①孕妇及对本品或其他抗组胺过敏者,驾驶车、船,操作机器设备、高空作业者工作时禁用。②服用本品禁止饮酒、禁与其他中枢神经抑制药同服。③老年人慎用。

其他抗过敏与眩晕用化学药见表9-10。

表9-10 其他抗过敏与眩晕用化学药

名称	适应证	不良反应	用法	注意事项
盐酸异丙嗪(非那根)	用于过敏、镇静	可见有中枢抑制、困倦、乏力、口干、口苦、食欲下降、痰液黏稠。偶见过敏、低血压、肝功能损害等	口服	高空作业、机械操作、驾驶员工作时禁用,孕妇、新生儿禁用,对本品过敏者禁用。青光眼、癫痫、甲亢患者慎用,肝肾功能不良者慎用。勿与苯二氮䓬类及酒精类制剂同用

续表 9-10

名称	适应证	不良反应	用法	注意事项
马来酸氯苯那敏（扑尔敏）	用于过敏	可见中枢抑制、困倦、乏力、口干、痰液黏稠。偶见过敏反应	口服	高空作业、机械操作、驾驶员工作时禁用。勿与苯二氮䓬类及乙醇类制剂同用。孕妇、哺乳期妇女、老年人慎用。对本品过敏者禁用
盐酸苯海拉明	用于过敏和眩晕引起的恶心、呕吐	可见有中枢抑制、困倦、乏力、嗜睡、口干、胃肠道不适。偶见过敏、心悸、兴奋	口服	高空作业、机械操作、驾驶员工作时禁用。孕妇、哺乳期妇女、新生儿禁用。对本品过敏者禁用。勿与苯二氮䓬（安定）类及乙醇类制剂同用
氢溴酸东莨菪碱	用于防治乘车、飞机、船引起的眩晕、恶心和呕吐	可见口干、皮肤潮红、视物模糊	口服	青光眼、前列腺肥大者禁用。老年人、孕妇、哺乳期妇女、儿童慎用

📖 **知识拓展**

世界公认的疑难症——梅尼埃综合征

1861 年，Meniere 医生，翻译成中文，这位医生叫美尼尔，也称梅里埃，他对平衡器官作了解剖，发现平衡器官有异常病理改变，压力增大，循环障碍，保持不了液体平面，从而揭开了眩晕的由来。人们为了纪念他，把这种眩晕症与 Meniere 医生的名字联系在一起，从此这种眩晕症称为梅尼埃综合征。

活动十二　外用药的介绍

实例　下楼梯，不小心摔倒了，擦伤了手臂。

夏季，天气闷人，经常受到蚊子叮咬，瘙痒难耐。

逢年过节，与火打交道的机会增加，烫伤、烧伤的机会也大大增加。如何急救？请同学们讨论外科用中成药。

风油精

［功能主治］　清凉，止痛，祛风，止痒。用于蚊虫叮咬及伤风感冒引起的头痛、头晕、晕车不适。

［用法用量］　外用。涂搽于患处。

［注意事项］　①瓶盖宜拧紧，以防止药物挥发。涂药时注意不要将药误入眼内。外

搽后皮肤出现皮疹瘙痒者应停用。②孕妇和 3 岁以下儿童慎用。③皮肤有烫伤、损伤及溃疡者禁用。

其他外科用中成药见表 9-11。

表 9-11 其他外科用中成药

名称	功能	主治	用法	注意事项
复方紫草油	清热凉血,解毒止血	用于轻度水、火烫伤	外用	烫伤局部用药一定要注意清洁干净
京万红	活血解毒,消肿止痛,去腐生肌	用于轻度水、火烫伤,疮疡肿痛,创面溃烂	外用	烫伤局部用药一定要注意创面的清洁干净,在清洁的环境下最好采用暴露疗法;孕妇慎用;本药使用时应注意全身情况,如有高热、全身发抖等症状应去医院就诊
马应龙麝香痔疮膏	清热解毒,去腐生肌	用于痔疮肿痛,肛裂疼痛	外用	排便时不要久蹲不起或用力过度,平时应适当运动,促进气血流畅。敷药前应将肛门洗净;孕妇慎用;多食蔬菜水果,防止便秘,节制烟酒,辛辣食物

📖 知识链接

外科用药可分为虫蜇伤类药、冻伤类药、疖肿类药、手足皲裂类药、水火烫伤类药和痔疮类药。

活动十三 妇科用药的介绍

(一)中成药

益母草膏、口服液、颗粒、片、流浸膏

[功能主治] 活血调经。用于月经量少,产后腹痛。

[用法用量] 口服。膏剂:一次 10 g,一日 1~2 次。口服液:一次 1~2 支,一日 3 次。颗粒剂:开水冲服,一次 1 袋,一日 2 次。片剂:一次 3~4 片,一日 2~3 次。流浸膏剂:一次 5~10 mL,一日 3 次。

[注意事项] ①孕妇禁用。②气血两虚引起的月经量少,色淡,质稀,伴有头晕心悸、疲乏无力等不宜选用本药。

其他妇科用中成药见表9-12。

表9-12　其他妇科用中成药

名称	功能	主治	用法	注意事项
同仁乌鸡白凤丸	补气养血,调经止带	用于气血两亏引起的月经不调、行经腹痛、少腹冷痛、体弱乏力,腰酸腿软	口服	孕妇忌服;月经过多者不宜服用本药,带下量多气臭者应去医院就诊;服药期间不宜同时服用藜芦、五灵脂、皂荚或其制剂;不宜喝茶和吃白萝卜,以免影响药效
逍遥丸、浓缩丸、合剂、颗粒	疏肝健脾,养血调经	用于肝气不舒所致月经不调,胸胁胀痛,头晕目眩,食欲减退	口服	孕妇服用时请向医师咨询;糖尿病患者应选用无糖型制剂
四物合剂	养血调经	用于头晕乏力,月经量少、色淡	口服	有内科疾病或正接受其他治疗者,均应在医师指导下服用;一般服药1个月经周期,其症状无改善者,应去医院就诊
妇康宁片	调经养血,理气止痛	用于气血两亏,经期腹痛	口服	
元胡止痛片、口服液、胶囊	理气,活血,止痛	用于行经腹痛,胃痛,胁痛,头痛	口服	不宜用于虚证痛经;服药中如出现皮疹、胸闷等过敏症状者应停药去医院就诊

🔗 **课堂互动**

填空

★ 风油精具有:_____的功能。

★ 活血调经,治疗月经量少,产后腹痛用:_____。

★ 调经养血,理气止痛,治疗气血两亏,经期腹痛用:_____。

📖 **知识链接**

妇科用药主要有月经不调类药、痛经类药、妇科炎症用药。

有慢性病的患者、希望生育者及服药无效者,或者有炎症者宜在医师指导下选择用药或去医院进行诊治。

（二）化学药

制霉素（或制霉菌素）片

[适应证]　用于霉菌感染的外阴阴道假丝酵母菌病。

[不良反应]　局部外用有轻微刺激。

[注意事项]　对本品过敏者忌用。

其他妇科用化学药见表9-13。

表9-13　其他妇科用化学药

名称	适应证	不良反应	用法	注意事项
甲硝唑泡腾片、洗剂	外用于治疗阴道滴虫病、小袋虫病和皮肤利什曼病、麦地那龙线虫感染等	偶见局部刺激症状或过敏反应	外用或阴道用	未婚女性在使用前应咨询医师。用药期间不应饮酒
克霉唑栓剂	用于念珠菌性外阴阴道炎及酵母菌引起的感染性白带	偶见局部刺激，瘙痒或烧灼感	外用	孕妇、哺乳期妇女以及18岁以下女性在使用本品前应咨询医师；建议避免月经期间治疗；用药期间应注意个人卫生，防止重复感染；克霉唑阴道片仅供阴道使用，切忌口服

活动十四　儿科用药的介绍

1. 小儿清热速清口服液

[功能主治]　清热，解毒，利咽。用于风热感冒，发热头痛，咽喉红肿，鼻塞流黄涕，咳嗽，便秘。

[用法用量]　口服。口服液：1岁以内一次2.5～5 mL，1～3次一次5～10 mL，3～7岁一次10～15 mL，7～12岁一次15～20 mL，一日3～4次。

[注意事项]　风寒感冒、大便次数多者忌用。

2. 龙牡壮骨颗粒

[功能主治]　强筋壮骨，和胃健脾。用于小儿多汗，夜惊，食欲减退，消化不良。

[用法用量]　口服。开水冲服。2岁以下一次5 g，2～7岁一次7 g，7岁以上一次10 g，一日3次。

[注意事项]　服药期间应多晒太阳，多食含钙及易消化的食品。

其他儿科用中成药见表9-14。

表9-14　其他儿科用中成药

名称	功能	主治	用法	注意事项
小儿止咳糖浆	祛痰,镇咳	用于小儿感冒引起的咳嗽	口服	患有高血压、心脏病、肾病等慢性病者均应慎用
健胃消食片	健胃、消食	用于脾胃虚弱,消化不良	口服	为成人治疗脾虚消化不良症用药,对于小儿脾胃虚弱引起的厌食症,可减量服用,不能吞咽可磨成细颗粒冲服
婴儿素	健脾、消食、止泻	用于消化不良,乳食不进,腹胀,大便次数多	口服	用于大便次数增多,粪质稀气臭,含有未消化之物,乳食少进的患儿服用本品时可用温开水调成羹状后服用;忌食生冷、辛辣食物
金银花露、合剂	清热解毒	用于小儿痱毒,暑热口渴	口服	
儿康宁糖浆	益气健脾,和中开胃	用于儿童身体瘦弱,消化不良,食欲不佳	口服	轻症厌食者可服用,若服用10～14 d仍无改善者,应到医院就诊

课堂互动

判断是非

★ 具有祛痰、镇咳,治疗小儿感冒引起的咳嗽用小儿止咳糖浆。(　　　)

★ 龙牡壮骨颗粒剂可以治疗小儿夜惊、消化不良,可强筋壮骨。(　　　)

★ 小儿热速清口服液可以治疗风热感冒、发热头痛、鼻塞、咳嗽、便秘。(　　　)

知识链接

儿科用药主要有小儿感冒类药、小儿咳嗽类药、小儿泄泻类药,慢性病患儿感冒、慢性咳嗽不适于自己选择用药,宜在医师指导下选择用药或去医院进行诊治。

活动十五　五官科用药的介绍

(一)中成药

鼻炎康片

[功能主治]　清热解素,宣肺通窍,消肿止痛。用于急慢性鼻炎、过敏性鼻炎。

　　[用法用量]　口服。一次 4 片,一日 3 次。

　　[注意事项]　①孕妇慎用。②凡过敏性鼻炎属虚寒证者忌用。③高血压、心脏病等慢性病者,应在医师指导下服用。④本品含马来酸氯苯那敏,在中西药联用时请注意。⑤用药期间不宜驾驶车辆、管理机器及高空作业等。

　　其他五官科用中成药见表 9-15。

表 9-15　其他五官科用中成药

名称	功能	主治	用法	注意事项
复方草珊瑚含片	疏风清热,消肿止痛,清利咽喉	用于外感风热所致的咽喉肿痛、声嘶失音、急性咽喉炎属风热证者	含服	外感风寒之咽痛者应在医生指导下使用
西瓜霜润喉片	清音利咽,消肿止痛	用于咽喉肿痛,声音嘶哑,口舌生疮,咽喉炎,扁桃体炎,口腔溃疡,牙龈肿痛	含服	孕妇禁用;脾气虚寒,症见大便溏者慎用;扁桃体化脓及全身高热者应去医院就诊
冬凌草片、糖浆	清热消肿	用于慢性扁桃体炎,咽炎,喉炎,口腔炎	口服	用于咽炎、扁桃体炎之轻症,凡体温高、扁桃体化脓者慎用
穿心莲片、丸、胶囊	清热解毒	用于咽喉肿痛,口舌生疮	口服	凡声嘶、咽痛初起,兼见恶寒发热、鼻流清涕等外感风寒者忌用;声嘶、咽喉痛同时伴有如心悸、胸闷、咳喘等症状,应去医院就诊
珍视明滴眼液	明目去翳,清热解痉	用于青少年假性近视,缓解眼疲劳	滴于眼睑	药物滴入有沙涩磨痛、流泪频者忌用;用药后眼痒、眼睑皮肤潮红、结膜水肿者停用,并到医院就诊
杞菊地黄丸	滋肾养肝	用于肝肾阴亏的眩晕、耳鸣、目涩畏光、视物昏花	口服	儿童及青年患者应去医院就诊;脾胃虚寒、大便稀溏者慎用

📖 知识链接

　　五官科用药主要为:鼻病类药;喉痹类药;眼病类药等。儿童、老年人、孕妇及哺乳期妇女患有此病时不适于自己选择用药,宜在医师指导下选择用药或去医院进行诊治。

（二）化学药

红霉素眼膏

[适应证] 用于沙眼、结膜炎、角膜炎;预防新生儿淋球菌及沙眼衣原体眼部感染。

[不良反应] 可出现眼部刺激、发红及其他过敏;偶见眼睛疼痛,视力改变。

[注意事项] ①避免接触其他黏膜,用药后有烧灼感、瘙痒、红肿等情况应停药。②对本品过敏者禁用,过敏体质者慎用。③孕妇及哺乳期妇女应在医师指导下使用。

其他五官科用化学药见表9-16。

表9-16 其他五官科用化学药

名称	适应证	不良反应	用法	注意事项
富马酸酮替芬	滴鼻剂用于过敏性鼻炎;口服片用于过敏性支气管哮喘	口服时初期有困倦感和乏力感。偶见口干、恶心、胃肠不适	口服或外用	服降糖药时勿用本品,勿与苯二氮䓬类及乙醇制剂合用;对本品过敏、高空作业、驾驶员、机械操作者、集中思维工作者、运动员参赛禁用;孕妇慎用;滴鼻剂连续使用不应超过3 d;起效慢,对哮喘等用药2~4周后方见效
含四环素、醋酸可的松眼膏	用于结膜炎、沙眼、过敏性眼炎	偶见有局部过敏反应	外用	角膜溃疡者禁用

📋课堂互动

判断是非

★ 鼻炎康片具有清热解素,宣肺通窍,消肿止痛的功效。（ ）

★ 杞菊地黄丸滋肾养肝,可治疗肝肾阴亏引起的眩晕、耳鸣、视物昏花等。（ ）

★ 四环素、醋酸可的松眼膏可以治疗眼结膜炎、角膜溃疡、沙眼。（ ）

活动十六 骨伤科用药的介绍

云南白药气雾剂

[功能主治] 活血散瘀,消肿止痛。用于跌打损伤,瘀血肿痛,肌肉酸痛及风湿疼痛。

[用法用量] 外用。喷于伤患处,使用云南白药气雾剂,一日3~5次。凡遇较重闭合性跌打损伤患者,先喷云南白药气雾剂保险液,若剧烈疼痛仍不缓解,可间隔1~2 min

重复给药,一天使用不得超过3次。喷云南白药气雾剂保险液间隔3 min后,再喷云南白药气雾剂。

[注意事项]　①只限于外用,切勿喷入口、眼、鼻,皮肤受损者勿用。②孕妇禁用。③皮肤过敏者忌用。④使用勿接近明火,切勿受热,阴凉处保存。

其他骨伤科用中成药见表9-17。

表9-17　其他骨伤科用中成药

名称	功能	主治	用法	注意事项
红花油	祛风药	用于风湿骨痛,跌打扭伤,外感头痛,皮肤瘙痒	外用	外用药,禁止内服;皮肤、黏膜破损处禁用;孕妇禁用;皮肤过敏者停用
跌打活血散	舒筋活血,散瘀止痛	用于跌打损伤,闪腰岔气	口服	内服时对饮酒不适者可用温开水送服。皮肤破伤处不宜外敷;孕妇禁用。儿童慎用;肝肾功能异常者禁内服
跌打丸、片	活血散瘀,消肿止痛	用于跌打损伤口,闪腰岔气,瘀血肿痛	口服	孕妇禁用;儿童慎用;肝肾功能异常者禁用
三七片	散瘀止血,消肿定痛	用于外伤出血,跌打肿痛	口服	孕妇禁用;儿童慎用;肝肾功能异常者禁用
颈复康颗粒	活血通络,散风止痛	用于风寒湿痹所致筋骨疼痛,四肢麻木	口服	孕妇禁用
活络止痛丸	活血舒筋,祛风除湿	用于风湿痹痛,手足麻木酸软	口服	孕妇禁用;儿童慎用;严重高血压、心脏病、肾病患者慎用
伤湿止痛膏	祛风湿,活血止痛	用于风湿痛,关节、肌肉痛,扭伤	外用	性状改变时禁用;孕妇慎用;对橡胶膏及本药过敏、皮肤溃烂、外伤感染化脓者不宜用。

📖 **知识链接**

骨伤科用药以治疗急、慢性软组织扭挫伤、劲肩痛、腰腿痛等的药物为主,严重者宜在医师指导下选择用药或去医院进行诊治。

活动十七 皮肤科用药的介绍

实例 瘙痒、皮肤脱屑,甚至流脓淌水……各种皮肤病常常让人痛苦不堪。而一旦被皮肤病缠上,如何选对药物,请到药店调查一下,并想一想!

治疗痱子、粉刺、风瘙痒、脚湿气、风疹块等药物都属于皮肤科用药,主要有:

(一)中成药

防风通圣丸、大蜜丸、浓缩丸

[功能主治] 解表通里,清热解毒。用于荨麻疹,湿疹,大便秘结。

[用法用量] 口服。丸剂:水丸一次 6 g,一日 2 次。大蜜丸一次 1 丸,一日 2 次。浓缩丸:一次 8 丸,一日 2 次。

[注意事项] ①孕妇慎用。②不宜久服,服药 3 d 后症状未改善或皮疹面积扩大加重者,应去医院就诊。③因服用或注射某种药物后出现荨麻疹等皮肤症状者属于药物过敏(药疹),应立即去医院就诊。

其他皮肤科用中成药见表9-18。

表9-18 其他皮肤科用中成药

名称	功能	主治	用法	注意事项
皮肤康洗液	清热解毒,凉血除湿,杀虫止痒	主治湿热阻于皮肤所致湿疮、瘙痒、红斑、丘疹水疱渗出、糜烂;或湿热所致阴痒、白带多、阴道炎	外用	外用药,不可内服;对本品过敏者禁用;用于治疗湿疮见有水疱、糜烂渗出时,药液稀释后用作湿敷,其药液温度不宜过高;用药期间,涂药部位出现烧灼感、瘙痒、红肿等应立即停用,并用清水洗净;妇女月经期忌用,经净后 5 d 可以使用,使用期间忌房事
二妙丸	燥湿清热	用于湿疹,阴部湿痒	口服	服药期间患处尽量少接触水及碱性、刺激性物;如湿疹重,面积广,渗出液多,皮损糜烂,瘙痒重去医院就诊

💊 课堂互动

判断是非

★ 云南白药活血散瘀、消肿止痛,治疗跌打损伤效果好,属于国家保密配方。( )

★ 大多治疗骨伤科的中成药都是孕妇禁用或慎用的。( )

★ 防风通圣丸具有解表通里、清热解毒,可以治疗荨麻疹。(　　)

(二)化学药

联苯苄唑乳膏

[适应证]　用于治疗各种皮肤真菌病,如手、足癣,体、股癣,花斑癣。

[不良反应]　偶见过敏反应。个别患者局部发生瘙痒、灼热感、红斑等反应。

[注意事项]　①外用,避免接触眼睛和其他黏膜。②用药部位有烧灼感、红肿等情况应停药,将局部药物洗净,必要时向医师咨询。③对本品过敏者禁用,过敏体质者慎用。

其他皮肤科用化学药见表9-19。

表9-19　其他皮肤科用化学药

名称	适应证	不良反应	用法	注意事项
高锰酸钾	用于皮肤黏膜消毒及坐浴	有腐蚀性,即使是稀溶液、反复使用的溶液	外用	宜现用现配;消毒后留于容器或物品上的污垢应及时擦净
硝酸咪康唑	用于皮肤真菌感染,如手足癣、体癣、股癣	对本品过敏者可产生皮疹、发红、水疱、烧灼感和其他皮肤刺激症状	外用	对本品过敏者禁用;避免接触眼睛;乳膏应擦均匀,以免局部浓度过高,产生刺激

 实操训练

 问病荐药

【实训目的】

1.考查学生问病推荐非处方药的注意事项、处方的管理。

2.考查学生问病荐药服务的规范性。

【实训场所】

模拟药店。

【实训用品】

1.收集4~6种各种剂型常见或经常使用的关于治疗泄泻药品及药品说明书。

2.调剂台、坐椅。

【实训内容】

1.学生分组实践,每组6人分别查看药品或者说明书。

2.给出案例:

小田所在药店是24 h售药。一天深夜一位中年人按响门铃买药,原来与中年人一起出差的同伴闹起了肚子,需要买治拉肚子的药。小田未经仔细询问,给了中年人一盒"泻立停",中年人付款后走了。

从以上销售案例的描述中,请你点评一下小田的服务,其服务有没有明显的纰漏?请指出并说明理由。

3.以小组为单位,轮回发言,根据每个同学的发言进行点评、补充,分析纠正,写出实训点评报告。

【考评标准】

1.能答出店员在售出药品前,没有详细询问病情,尤其不是本人买,替人买药,更要问病售药,对症下药,仔细询问患者或顾客有关情况;能结合药学知识说出这些对症荐药的纰漏(以拉肚子为例,也有饮食不洁、受凉等多种原因。比如:是食物中毒还是中暑,或是水土不服的原因没问清楚)。(30分)

2.问清楚年龄、性别、过敏史和其他病史。(10分)

3.能答出泻立停属处方药,必须凭处方销售的纰漏(泻立停成分为颠茄磺苄啶,是处方药,必须凭执业医师或执业助理医师处方才可调配、购买和使用。即使点名买此药,小田也应问其要处方,无处方者应建议其到医院或诊所就诊后再拿药,或者夜间无法到医院开具处方,可以根据病情向他推荐思密达、葛根芩连片、香连片等非处方药)。(25分)

4.荐药后店员应向顾客说明服用方法、饮食禁忌、注意事项。(20分)

5.店员应为顾客开具发票等购药凭证。(5分)

6.服务规范、礼貌认真并加强售药后服务。(10分)

目标检测

一、判断题(对的打"√",错的打"×")

1.处方药不需要医师的处方。　　　　　　　　　　　　　　　(　　)

2.处方药应当凭医师处方销售、调剂和使用。　　　　　　　　(　　)

3.实施药品管理分类制度有利于推动我国医疗保健事业的发展。(　　)

4.非处方药要明确标示药物禁忌、饮食禁忌、妊娠禁忌。　　　(　　)

5.处方药用药前后不需要特殊检查、诊断。　　　　　　　　　(　　)

6.非处方药毒、不良反应小,可以加大剂量服用。　　　　　　(　　)

7.银翘解毒丸治疗风寒感冒效果比较好。　　　　　　　　　　(　　)

8.藿香正气软胶囊可以治疗暑湿感冒。　　　　　　　　　　　(　　)

9.六味地黄丸主要功能是滋阴补肾。　　　　　　　　　　　　(　　)

10.三黄片可以泻三焦之火。　　　　　　　　　　　　　　　　(　　)

二、单项选择题(每题只选一个最佳答案)

1.风寒感冒应选　　　　　　　　　　　　　　　　　　　　　(　　)

　　A.柴胡口服液　　　　　　　　　B.双黄连口服液

　　C.风寒感冒颗粒剂　　　　　　　D.藿香正气口服液

2. 痔疮出血可选用 （　　）
   A. 红花油　　　　　　　　　B. 云南白药气雾剂
   C. 三七片　　　　　　　　　D. 槐角丸

3. 关于下列中成药孕妇禁用的是 （　　）
   A. 板蓝根片　　　　　　　　B. 柴胡口服液
   C. 益母草膏　　　　　　　　D. 穿心连片

4. 关于非处方药遴选的原则叙述错误的是 （　　）
   A. 质量稳定　　　　　　　　B. 疗效确切
   C. 不良反应小　　　　　　　D. 使用方便

5. 实施非处方药管理制度的意义错误的是 （　　）
   A. 有利于增进人民的健康意识　B. 有利于推动我国医疗保健事业的发展
   C. 有利于与国际接轨　　　　　D. 有利于药品价格的改革

三、多项选择题（每题选两个或两个以上答案，少选、多选均不得分）

1. 非处方药的遴选原则是 （　　）
   A. 应用安全　　　　　　　　B. 疗效确切
   C. 质量稳定　　　　　　　　D. 价格合理
   E. 使用方便

2. 合理使用非处方药应注意 （　　）
   A. 不可久服　　　　　　　　B. 妥善保管
   C. 按说明书用药　　　　　　D. 不买三无产品
   E. 不可无病用药

3. 可以治疗风热感冒的中成药的是 （　　）
   A. 羚翘解毒丸　　　　　　　B. 桑菊感冒片
   C. 风寒感冒颗粒　　　　　　D. 银翘解毒片
   E. 三金感冒片

4. 消化不良病证可以使用的中成药是 （　　）
   A. 健胃消食片　　　　　　　B. 木香顺气丸
   C. 保和颗粒　　　　　　　　D. 香砂枳术丸
   E. 大山楂丸

5. 下列关于非处方药的叙述正确的是 （　　）
   A. 无致畸、致癌、致突变作用
   B. 可以缓解轻度不适
   C. 切忌放在小儿可以触及之处
   D. 使用前要详细阅读说明书，严格按说明书用药
   E. 疾病痊愈后不可停止用药

第十章 药品的合理应用

药品是人类和疾病进行斗争的一把利剑,正确、合理地应用药品可以最大限度地发挥药品的治疗效果,减少和避免不良反应的发生,节约医疗卫生资源和降低治疗成本。然而不合理、错误地应用药品不仅会降低药品的治疗效果、增加治疗费用、浪费医疗卫生资源,还可能引起非常严重的、不可挽回的不良后果,给患者身心带来危害。通过本章的学习,了解药品的概念、性质和分类,认识药品的作用及其影响因素,掌握药品合理应用的原则和具体方法,避免不合理用药现象的发生。

第一节
认识药品

【学习目标】
1. 熟悉药品的定义和作用。
2. 掌握药品的种类。
3. 了解药品具有的性质。

抗疟药奎宁的发现:传说有一个印第安人患上了严重的疟疾,昏昏沉沉地走在安地斯(Andes)高地山坡斜面,这个地方长有印第安人称之为有毒的奇那奇那(quin-quin)树林,在一处积水的低洼处,水中浸泡着倒下的有毒奇那奇那树。在高热、口渴的痛苦下,发热的印第安人喝了一口低洼处的积水,觉得有点苦,但却使他有清凉爽口之感,便不顾有毒与否,又连着喝了几口,结果不但没有中毒,反而热退病好了。从此,印第安人学会了用这种树皮泡水治疗疟疾。1826年法国药师佩雷蒂尔和卡文顿从金鸡纳树皮中提取出了治疗疟疾的药物——奎宁,至此人类拥有了第一个治疗疟疾的有效药物(图10-1)。

青霉素的发现:第一次世界大战期间,很多受伤的士兵因为伤口感染而死亡。弗莱明培养了一些细菌来研究。一天,他发现有些培养皿长了青霉菌,再一看,霉菌旁边的细菌都死掉了。弗莱明立刻意识到青霉菌里一定有一种杀死细菌的物质。因为以往从未报道过,弗莱明就给它起名叫盘尼西林(penicillin)。由于盘尼西林在战场上的广泛应用,拯救了千百万肺炎、脑膜炎、脓肿、败血症患者的生命,挽救了数以万计伤口感染士兵的性命。青霉素的出现,当时曾轰动世界。为了表彰这一造福人类的贡献,弗莱明因此于 1945 年荣膺诺贝尔奖(图 10-2)。

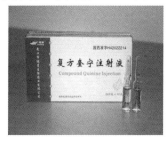

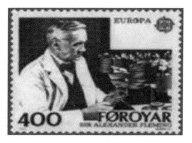

图 10-1　奎宁注射液　　　　图 10-2　弗莱明纪念邮票

课堂互动

★ 药品和食品、日常用品的区别是什么?

★ 药品包括哪些种类? 作用是什么?

★ 药品具有哪些特殊性?

知识链接

药品的定义和作用见表 10-1。

表 10-1　药品的定义和作用

项目	内容
药品的定义	《药品管理法》规定,药品是人类用来治疗、预防和诊断疾病,或为了调节人体功能、提高生活质量、保持身体健康,并规定有适应证或功能与主治、用法和用量的特殊商品。
药品的作用	1. 用于疾病的治疗 2. 用于疾病的诊断 3. 用于疾病的预防 4. 用于人体功能、机制的调节 5. 用于身体的保健
药品的种类	包括中药材、中药饮片、中成药、化学原料药及其制剂、抗生素、生化药品、放射性药品、血清、疫苗、血液制品和诊断药品等
药品的特殊性	1. 药品种类复杂性 2. 药品医用专属性 3. 药品质量严格性 4. 药品生产规范性 5. 药品使用两重性 6. 药品审批科学性 7. 药品检验专业性 8. 药品使用时效性 9. 药品效益无价性

课外活动

3~5 名同学为一组,收集药品包装盒、药品说明书。

第二节
药品的性质

【学习目标】
1. 掌握药品作用的性质。
2. 掌握药品的不良反应及类型。

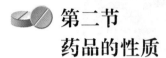

活动一　　**药品作用的选择性**

案例 10-1　某患者因发热、头痛、鼻塞 3 d 就诊,大夫为其开了普通感冒药和复方阿司匹林解热镇痛,患者服用后效果明显好转。此后多天,患者因腹泻出现腹部阵发性疼痛,他想起上次大夫曾说阿司匹林有止痛作用,就自行空腹服下一片,结果非但腹痛没有治好,反而出现呕血,去医院紧急抢救后方得以脱险。

案例 10-2　患者,男,66 岁,尿急、尿频、尿痛 5 d,自行在家服用阿奇霉素片 3 d 无效,到医院化验尿常规见大量脓性细胞,医生诊断为急性尿路感染,给予氧氟沙星片 2 片后症状明显减轻,继续治疗 2 d 后痊愈。阿奇霉素对革兰氏阳性细菌效果好,氧氟沙星对肠道及胆道感染效果好,对革兰阴性杆菌敏感。

课堂互动

★ 都为疼痛,为什么服用阿司匹林对头痛有效而对腹痛无效?

★ 同为抗生素,为什么阿奇霉素治疗尿路感染无效,而氧氟沙星就可以?

★ 药物作用选择性的机制是什么?

知识链接

药物在适当剂量时,只对少数器官或组织发生明显作用,而对其他器官或组织的作用较小或不发生作用的个别性,称为药物作用的选择性。

药品与机体的作用见表 10-2 和表 10-3。

表 10-2　药品对机体的作用

作用对象	机体组织、器官	病原体
作用类型	生理功能	干扰代谢
作用结果	兴奋或抑制	杀灭、抑制生长和繁殖
影响因素	受体的类型、数目;药品的用量和用法;药品与受体结合的亲和力和内在活性	病原体的特点;药品的药理作用特点;药品的用量和浓度
举例	阿司匹林为非甾体抗炎药,主要用于组织损伤或炎症引起的疼痛,对平滑肌绞痛、急性锐痛、严重创伤的剧痛无效	青霉素抑制细胞壁的合成,为繁殖期杀菌剂,对处于静止期的细菌作用很弱。对细菌感染有效,对真菌感染无效

表 10-3　机体对药品的作用

作用类型	作用部位	影响因素	举例
吸收	消化道,注射部位,皮肤和黏膜,呼吸道	药物的理化性质,首过效应,吸收环境	硫酸钡口服时不溶解、不吸收,可用作造影剂。硝酸甘油首过效应明显,故不采取口服给药而用舌下给药
分布	组织,器官	1.与血浆蛋白结合 2.局部器官血流量 3.组织的亲和力 4.体液的 pH 值和药物的理化性质 5.体内屏障:血-脑脊液屏障、胎盘屏障	碘主要作用于甲状腺;磺胺嘧啶与血浆蛋白结合率低,易透过血-脑脊液屏障,为细菌性脑膜炎的首选药
代谢	肝,某些组织	生理状况	非活性前体药物洛伐他汀在肝脏水解为活性产物 β-羟酸而抑制 HMG-CoA 还原酶,产生降血脂作用
排泄	1.肾脏排泄 2.胆汁排泄 3.乳腺排泄 4.其他:药物可从肠液、唾液、泪水或汗液中排泄	竞争吸收;肝肠循环;生理状况	口服利福平后汗液、唾液、尿液、痰、粪均可染成橘红色;青霉素与丙磺舒合用时,丙磺舒的转运较慢,可抑制青霉素的分泌,提高青霉素的血药浓度;洋地黄毒苷可在体内进行肝肠循环,使药物持续作用时间延长

活动二　药品作用的两重性

案例 10-3　20 世纪最大的药物灾难——反应停（Thalidomide）事件

20 世纪 50 年代后期，西欧国家生产并使用了治疗妊娠反应的镇静药 Thalidomide（又称反应停、沙利度胺、肽咪哌啶酮），该药出售后的 6 年间，先后在原联邦德国、澳大利亚、加拿大、日本以及拉丁美洲、非洲的共 28 个国家，发现畸形胎儿 12 000 余例，患儿无肢、短肢、肢间有蹼、心脏畸形等先天异常，呈海豹肢畸形。

案例提示：沙利度胺有致畸作用。

案例 10-4　某妇产医院对一个腹泻新生儿应用常规剂量的丁胺卡那霉素抗感染治疗，用药 2 d 治愈停药；后来成长过程中其家人发现小孩听不到声音，多方检查，最后定论为与出生后那次用丁胺卡那有因果关系，这家医院最后赔偿患者 51 万元，才算了结官司。

案例提示：丁胺卡那有耳毒性、肾毒性以及神经肌肉阻滞作用。

案例 10-5　某个体诊所，一天接诊一位 10 岁的肺炎患者，诊所大夫给予青霉素皮试，结果为阴性，然后应用青霉素常规剂量静脉滴注，速度不快，约 5 min 患者出现胸闷、气短，家属反映后，大夫立即停用青霉素，给予吸氧、强心、升压等抢救，终因病情发展太快，前后不到 10 min，患者呼吸心跳停止。

案例提示：临床常见青霉素皮试为阴性，但在药物的使用中却出现严重的过敏反应。

课堂互动

★ 什么是药品的不良反应？

★ 药品的不良反应有哪些类型？

★ 药物产生不良反应的原因有哪些？

★ 如何避免不良反应发生？

知识链接

药物对人体的作用具有双重性。一方面是能够改善机体的生理、生化或病理过程，达到防病治病的目的即治疗作用；另一方面也可能引起机体生理生化过程的紊乱或功能改变，给患者带来痛苦和危害，即不良反应（表 10-4，表 10-5）。药品的不良反应是指在预防、诊断、治疗疾病或调节生理功能过程中，给予正常用法、治疗剂量的药品时所出现的有害的与治疗目的无关的反应。

表 10-4　药品的不良反应

名称	概念	产生原因	特点	举例
副作用	使用治疗剂量药物后出现的与治疗无关的不适反应	药物作用选择性低,作用范围广	较轻微,是可逆性的功能变化。随治疗目的而转变。通常难以避免	使用阿托品解痉时,其抑制腺体分泌引起的口干和加快心率即副作用
毒性反应	用药剂量过大或用药时间过长而引起的不良反应	用药剂量过大或用药时间过长	一般超过极量才会发生。通常可预期,分为急性毒性和慢性毒性	抗肿瘤药对造血系统的损害
变态反应	机体受药物刺激发生的异常免疫反应	过敏性体质	与剂量无关或关系甚少,少数人发生,不易预知	青霉素引起的过敏性休克
继发性反应	由于药物治疗作用引起的不良后果	机体相互作用失衡	治疗时引起	长期服用广谱抗生素引起的二重感染
后遗效应	停药后血药浓度降至最低有效浓度以下时残存的生物效应	生物效应残存		大剂量应用链霉素引起的永久性耳聋
致畸作用	影响胚胎的正常发育而引起畸胎	基因突变	妊娠期发生	沙利度胺致海豹肢畸形婴儿

表 10-5　药品常见的系统不良反应

不良反应	常用的药物
消化系统反应	硫酸亚铁、抗酸药、林可霉素、克林霉素、丙戊酸钠等可引起恶心、呕吐,偶致腹泻。氟尿嘧啶、甲氨蝶呤可引起消化道黏膜损害。阿司匹林、吲哚美辛、乙醇、甲苯磺丁脲、利血平、维生素D等均可诱发胃及十二指肠溃疡
肝脏毒性反应	氯丙嗪可引起黄疸。对乙酰氨基酚的血浆浓度如超过 300 μg/mL 时能严重损害肝脏,如与乙醇同时应用,则对肝脏的损伤更严重。各种磺胺药都可引起黄疸。多数抗肿瘤药都有肝毒性

续表 10-5

不良反应	常用的药物
泌尿系统反应	卡那霉素可引起蛋白尿、血尿等,长期或大剂量应用可使肾功能减退。多黏菌素 B 大剂量时可造成肾小管坏死。头孢菌素类过大剂量应用可损害肾脏。磺胺甲嘧啶、磺胺甲噁唑、复方新诺明因结晶沉积而导致肾功能损害。有机汞剂可致肾小管变性坏死
神经系统反应	氯丙嗪及其衍生物、胃复安可引起锥体外系反应。异烟肼、巴比妥类、氯氮卓可诱发惊厥。氯霉素可致视神经炎。新霉素、卡那霉素、万古霉素、妥布霉素等对耳蜗神经可造成损害,链霉素、庆大霉素主要损害前庭神经,速尿耳毒性反应的发生率较高
造血系统反应	抗肿瘤药如白消安、环磷酰胺等,氯霉素,有机砷剂等均可引起再生障碍性贫血。长期应用阿司匹林可导致缺铁性贫血。西咪替丁、谷丙胺可引起粒细胞减少症
循环系统反应	过量使用强心苷类常引起心率失常,严重时可致死。口服维拉帕米可引起阿-斯综合征致死。新斯的明可使心率减慢、血压下降,乃至休克
免疫系统反应	肼屈嗪、氯丙嗪、苯妥英钠、三甲双酮、异烟肼、保泰松等可诱发红斑性狼疮
过敏反应	青霉素引起过敏性休克的反应率较高。磺胺类、抗生素、解热镇痛药、维生素 K 等可引起过敏性肺炎

📖 知识拓展

(一)药源性疾病

在治疗用药或诊断用药过程中,因药物或药物相互作用所引起的与治疗目的无关的不良反应,致使机体某 1(几)个器官或某 1(几)个局部组织产生功能性或器质性损害而出现各种临床表现的,称为药源性疾病。药源性疾病的发病与药物的不良反应密切相关。

(二)药品不良反应报告和监测

药品不良反应报告和监测是指药品不良反应的发现、报告、评价和控制的过程。2011 年 5 月 4 日国家卫生部颁布了《药品不良反应报告和监测管理办法》,对药品不良反应的报告和检测范围规定为:新的药品不良反应和药品严重不良反应。

新的药品不良反应是指上市后 5 年内的药品,在说明书中未载明的所有不良反应。

药品严重不良反应是指因服用药品引起以下损害情形之一的反应:①死亡;②致癌、致畸、致出生缺陷;③对生命有危险并能导致人体永久或显著的伤残;④对器官功能产生永久损伤;⑤导致住院或住院时间延长。

（三）药疗事故

医务人员及执行药学技术服务业务的药学技术人员知道或应该知道某药或某些药可能产生的危害却未予纠正或未将实情告知,导致患者或公众人身损害的事故。这里的"执行药学技术服务业务的药学技术人员"（以下称药学人员）是指国家认定的有相应药学职称的药学专业人员。

药疗事故分为三级:因用药造成病人死亡者为一等药疗事故;因用药造成病人残废者为二等药疗事故;因用药造成严重毒副反应,给病人增加重度痛苦是三等药疗事故。

（四）不良反应的报告

发现可能与用药有关的不良反应应按照《药品不良反应报告和监测管理办法》的规定,详细记录、调查、分析、评价、处理,并填写《药品不良反应/事件报告表》（图10-3,表10-6）。

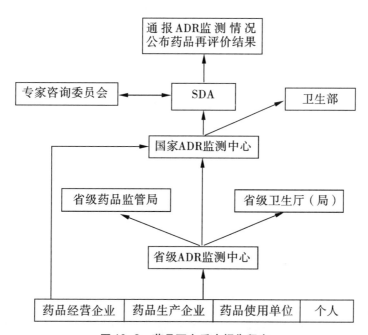

图10-3 药品不良反应报告程序

表 10-6 药品不良反应/事件报告表

制表单位:国家食品药品监督管理局

新的□　严重□　一般□　　医疗卫生机构□　生产企业经营企业□　个人□

编码□□□□□□□□□□□□□□□□□□

患者姓名	性别:男 □ 女□	出生日期: 年 月 日	民族	体重(kg)	联系方式	
家族药品不良反应/事件:有□　无□　不详□			既往药品不良反应/事件情况:有□　无□　不详□			
不良反应/事件名称:		不良反应/事件发生时间:年　月　日	病历号/门诊号(企业填写医院名称)			
不良反应/事件过程描述(包括症状、体征、临床检验等)及处理情况:						

商品名称	通用名称(含剂型,监测期内品种用*注明)	生产厂家	批号	用法用量	用药起止时间	用药原因
怀疑药品						
并用药品						

不良反应/事件的结果:治愈□　　好转□　　有后遗症□ 表现:　　　　死亡□ 直接死因:

死亡时间:　年　月　日

原患疾病:

对原患疾病的影响:不明显□　　病程延长□　　　病情加重□

导致后遗症□ 表现:　　　导致死亡□

国内有无类似不良反应(包括文献报道):　有□　无□　不详□

国外有无类似不良反应(包括文献报道):　有□　无□　不详□

关联性评价	报告人:肯定□　很可能□　可能□　可能无关□　待评价□　无法评价□　签名: 报告单位:肯定□　很可能□　可能□　可能无关□　待评价□　无法评价□　签名: 省级药品不良反应监测机构:　肯定□　很可能□　可能□　可能无关□　待评价□ 无法评价□　签名: 国家药品不良反应监测中心:　肯定□　很可能□　可能□　可能无关□　待评价□ 无法评价□　签名:

单位名称:　　　部门:　　　电话:　　　　报告日期:　　年　月　日

报告人职业(医疗机构):医生□　药师□　护士□　其他□

报告人职务职称(企业):　　　　　　　报告人签名:

📌 课外活动

登录国家食品药品监督管理局(SFDA)网站,查询常用感冒药品的不良反应信息。

活动三 | 药品作用的多样性

案例 10-6 患者,男,12 岁,全身浮肿 1 周。化验尿中蛋白 3.5 g/L,血浆白蛋白 27 g/L,诊断为肾病综合征,给予强的松片口服,治疗一年后病情好转并稳定,继续维持用药。

案例 10-7 患者,男,19 岁,全身瘙痒 3 天。全身散布淡红色风团样皮疹。诊断为荨麻疹,随即给予强的松片等治疗 3 h 后皮疹消失。

案例 10-8 患者,女,69 岁,因咳嗽、胸痛、低热半月住院,右肺低呼吸音消失,胸片提示右侧胸水,诊断为结核性胸膜炎,给予正规抗结核的同时,加上强的松片同时应用。

💊 课堂互动

★ 上述 3 个案例分别应用了强的松的哪个方面的作用?
★ 影响药物作用的多样性的因素有哪些?
★ 举出生活中类似的例子。

📖 知识链接

药品作用的多样性见表 10-7。

表 10-7 药品作用的多样性

影响因素	作用机制	举例
药品的性质	直接药理作用与间接药理作用	如利尿药氢氯噻嗪的基本作用是排钠利尿,可用作抗高血压药;治疗慢性心功能不全;消除水肿;解毒
给药途径	不同的给药途径,药物的吸收、分布、代谢不同。不同部位的组织器官上分布的受体种类和数量不同	硫酸镁口服给药用于导泻,注射给药用于治疗妊娠高血压

续表 10-7

影响因素	作用机制	举例
药品的用量	在一定剂量范围内,药物用量的大小与药效的强弱有关即量-效关系。药品用量低于最小有效量往往无效,高于最小中毒量又会出现中毒症状	阿托品治疗量对中枢神经系统作用不明显;较大剂量(1~2 mg)可兴奋延脑呼吸中枢;更大剂量(2~5 mg)则能兴奋大脑,出现烦躁不安、多言、谵妄等反应;中毒剂量(如 10 mg 以上)产生幻觉、定向障碍、运动兴奋,以致惊厥,严重中毒由兴奋转入抑制,出现昏迷
药品的相互作用	药动学相互作用包括吸收、分布、代谢、排泄;药效学相互作用包括协同作用如相加作用,增强作用,增敏作用和拮抗作用如药理性拮抗、生理性拮抗、生化性拮抗、化学性拮抗	抗酸药中的 Ca^{2+} 与四环素形成不能被吸收的螯合物,使四环素吸收减少,疗效降低;血管紧张素转化酶抑制剂卡托普利和利尿药氢氯噻嗪联合应用于抗高血压,效果优于单个使用;SMZ 与 TMP 合用,可双重阻断四氢叶酸合成,作用增强,由抑菌转化为杀菌作用;酚妥拉明等 α 受体阻断剂使肾上腺素的升压作用反转
机体因素	年龄、性别、遗传因素、生理病理状态等	成人口服氯霉素,24 h 后约有 90% 的药物在肝内与葡萄糖醛酸结合从尿中排出;但出生 10 d 的新生儿,一天排除还不到 50%,易发生积蓄中毒,引起灰婴综合征。复方阿司匹林片只降低发热者的体温至正常,正常人体温不影响;氯丙嗪可降温至正常体温以下。强心苷可使心功能不全患者心输出量增加、心率减慢,但对正常人没有影响

📌 课外活动

每 5~8 名同学组成一个课外活动小组,通过专业杂志、书籍或网络查找 3~5 种具有不同治疗作用的药物。

活动四 药品作用的时效性

案例 10-9 广州某县城,一年夏天被狗咬的人数共 24 个,均在当地诊所或防疫站全程注射了狂犬疫苗,其后有 13 个狂犬病发作导致死亡,此事引起广州市政府的关注,最后查明原来其中在诊所注射狂犬疫苗的都无效死亡,原因是诊所储存疫苗的条件简陋,温度达不到要求,而其防疫站正规保存疫苗,防疫的被咬伤者都没有发病。

案例 10-10 心肌梗死的抢救:患者,男,56 岁,胸痛、胸闷、大汗 10 min,到医院急诊,检查心电图后诊断:心肌梗死,立即行尿激酶溶栓治疗,1 周后痊愈出院。

案例提示:一般情况下心肌梗死发病后 3~6 h 紧急溶栓,效果较佳,否则预后效果很差,死亡率大大增加。

案例 10-11 甲醇、酒精中毒的抢救:患者肝硬化住院期间,因对生活丧失信心,服用自备的工业乙醇(含有甲醇)500 mL,大夫发现后积极抢救,30 min 左右患者昏迷,继之呼吸心跳停止。

案例提示:甲醇及乙醇在胃内吸收很快,抢救时机稍纵即逝。

课堂互动

★ 储存药品的注意事项有哪些?

★ 超过有效期的药品还能使用吗? 如何处理?

★ 药品在疾病发作的不同时间内的作用有区别吗?

★ 在什么样的情况下药品的作用效果最佳?

知识链接

(一)药品的使用时机

从上述案例可以看出,药品的使用具有极强的时效性,在疾病的初期,及时、恰当地使用药品进行治疗,可以最大限度地发挥药品的治疗作用,取得非常好的疗效;如果错过用药的最佳时机,药品的作用将会大打折扣甚至于无济于事。

(二)给药间隔、使用的时间和疗程的长短

1.适当的给药时间间隔是维持血药浓度稳定、保证药物无毒而有效的必要条件。对于一些代谢较快的药物可由静脉滴注维持血药浓度恒定,如去甲肾上腺素、催产素等。对于一些受机体生物节律影响的药物应按其节律规定用药时间,如长期使用肾上腺皮质激素,根据激素清晨分泌最高的特点,选定每日清晨给药以增加疗效,减少副作用。

2.药物的服用时间应根据具体药物而定。易受胃酸影响的药物应饭前服,如抗酸药;易对胃肠道有刺激的药物宜饭后服,如阿司匹林、消炎痛等;而镇静催眠药应睡前服,以利其发挥药效,适时入睡。

3.疗程的长短应视病情而定,一般在症状消失后即可停药,但慢性疾病需长期用药者,应根据规定疗程给药,如抗结核药一般应至少连续应用半年至 1 年以上。另外,疗程长短还应根据药物毒性大小而定,如抗癌药物应采用间歇疗法给药。

第三节
药品的合理应用

【学习目标】

1.明确合理用药的概念。

2.掌握合理用药的基本要素。

3. 了解合理用药的要求和目的。

4. 了解不合理用药的现象和危害。

活动一　合理用药的概念

案例 10-12　某患者女,24 岁,发热、咳嗽 10 d。体温 38.5 ℃,咽腔充血,扁桃体肿大,肺部呼吸音粗,血象正常范围,胸片提示右上肺有点片状密度不均匀阴影。诊断:肺结核。病因为结核杆菌感染,予以异烟肼+利福平+吡嗪酰胺+丁胺卡那霉素强化治疗 2 个月后,异烟肼+利福平巩固治疗 2 个月,治愈出院。

案例 10-13　患者男,14 岁,发热、咳嗽、流泪 4 d。发病初期患者以为是一般感冒,自行到药店购买感冒通、甘草片及头孢氨苄胶囊等,两天后病情加重,到医院就诊。查体:体温 35.6 ℃,耳后见淡红色皮疹,结膜及咽腔均有充血,扁桃体肿大,肺部呼吸音粗,血象正常范围。诊断:麻疹。病因为麻疹病毒感染,予以蚕衣煎水使皮疹出齐,双黄连、利巴韦林进行清热抗病毒治疗,1 周后治愈出院。

💊 课堂互动

★ 上述案例哪些做法或现象是合理的？哪些是不合理的？归纳合理用药的定义。

★ 列举发生在自身或身边的合理、不合理用药现象。

📖 知识链接

第一是用药要安全。曾经有个笑话说的是:一个驼背的患者找个中医骗子看病,骗子说保治没问题,收了钱后让患者趴在地上,拿一个木棍两棍把驼背者凸起的脊柱给夯平了,但人也死了。这样不计后果的治疗谈何疗效,故用药一定要安全。

第二是疗效要确切。只有针对病因选择药物,才能充分发挥药品的治疗作用,取得良好的疗效。上述两个案例均为呼吸道症状的咳嗽、咯痰加上发热,但病因不同,用药各异,麻疹为病毒性感染需选用抗病毒药;肺结核为结核杆菌所致,故应选用抗结核药治疗有效。

第三是用药应经济、适当。抗结核药物有一线、二线之分,一线药物效果好,价廉易得,上述的结核案例就是应用抗结核治疗的常规方案 6 个月花费 350 元治愈的。案例 10-13 误用了抗感染药和退热药,不但其后果严重,在经济上也造成极大的浪费。

合理用药的含义见表 10-8。

表 10-8 合理用药

项目	内容
合理用药的定义	以当代系统的医学、药学、管理学知识和理论为基础,安全、有效、经济、适当地使用药物
基本要素	包含安全、有效、经济与适当
合理用药的目的	1.最大限度地发挥药物治疗作用,并将不良反应降低到最低限度,甚至于零 2.患者用最少的支出、最小的风险,得到最好的治疗效果 3.有效的利用卫生资源,减少浪费,减轻患者的经济负担,方便患者使用所选药品
合理用药的核心	1.选药:即从疾病的病因选择疗效好、副作用小、价格经济的药物 2.用药:即从药物的特点出发,使所选物以正确的剂量、适当的给药途径和适当的疗程应用,达到最佳的预期目的

课外活动

调查合理用药的现状,讨论制定促进合理用药的措施。

活动二　了解不合理用药现象和危害

案例 10-14　患者男,7 岁,因"发热、昏迷 3 d"住院,诊断:乙型脑炎,期间呼吸衰竭,应用气管插管,上呼吸机,静脉应用广谱抗菌药头孢曲松钠预防感染,结果引发二重感染。第 12 天起,患者体温升高,呼吸再度不规律,肺部出现干、湿啰音。痰培养:白念珠菌生长,改用两性霉素 B 治疗两天,无效死亡。

案例 10-15　患者女,28 岁,腹痛、脓血便 2 d。诊断:急性细菌性痢疾。用药:复方苯乙哌啶片,氟哌酸胶囊,一天后患者发热达 39 ℃,昏迷,无大便。腹部透视肠穿孔,紧急手术,补液、抗感染等抢救,最终脱险。

案例 10-16　患者女,28 岁,主诉:间断咳嗽、咯痰、低热、盗汗 1 年,加重伴呼吸困难 1 周。1 年前患者到某大医院救治,诊断"肺结核",给予利福平、雷米封、链霉素及乙胺丁醇联合抗结核治疗,但患者经济条件差,病情稍有好转即停药,如此反复多次,自觉症状非但没有减轻,变本加厉,近来患者出现呼吸困难,胸片提示肺部多发空洞,痰涂片有结核菌,说明肺结核仍然排菌、传染,积极给予二线五联抗结核治疗并吸氧、强心等,效果差,最后住院 2 周时呼吸衰竭死亡。

课堂互动

★ 你认为什么是不合理用药? 你所了解的不合理用药现象有哪些?

★ 不合理用药对个人和社会可能带来哪些危害?

知识链接

"水能载舟,亦能覆舟"。不合理使用药品不仅不能达到治疗疾病的目的,反而使药物不良反应的发生概率增加,进而造成个人身心损害和社会资产的损失。由于诸多方面的原因,因为药物的不合理使用而引起的各种疾病的发病率正逐年上升。20世纪70年代,世界卫生组织曾宣布:全球有1/3的人不是死于疾病本身而是死于不合理用药。有报道上市药物中的70%被诸多原因而浪费,我国每年因药源性疾病而住院的患者达到250多万人,每年约有20万人死于用药不当。例如案例10-14中,由于不了解头孢曲松钠的适应证,不恰当过早地应用来预防气管插管处感染,长期使用的结果引发霉菌感染。因此,广谱抗菌药的应用必须严格掌握指征。案例10-15中,复方苯乙哌啶用于肠道功能性腹泻,或者药物性及慢性腹泻,只能在肠道感染较轻时用,反之可能引起肠穿孔、肠梗阻、感染性休克等并发症。此例为急性菌痢,没有按照药品的适应证用药,后果严重。案例10-16中,由于患者没有按照规定的用法用量和给药方法使用药品进行治疗,结果导致结核病菌产生严重的耐药现象,最后不治身亡。

导致不合理用药的原因、不合理用药的现象和危害列举见表10-9。

表10-9　不合理用药

项目	内容
不合理用药的现象	1. 药品选用不恰当 2. 不按照药品的适应证用药 3. 不合理联合用药 4. 用法用量不当 5. 给药操作不符合要求
不合理用药的危害	1. 药物治疗的质量下降甚至失败,贻误治疗,加重病情,危害健康,发病率和死亡率上升 2. 非期望效应如药物不良反应和出现耐药性的风险增加,导致药源性疾病 3. 增加患者的经济负担、浪费医药资源,对社会产生不利影响 4. 导致患者心理上的不良影响
产生的原因	医生,护士,患者,工作环境,生产厂家,药品供应系统,医药政策法规,药物信息等
预防措施	1. 推行基本药物政策 2. 开展用药监护,对治疗窗窄、治疗指数低的药物进行监测 3. 加强药品上市后的再评价工作 4. 发挥执业药师的作用,如定期进行处方和病历分析

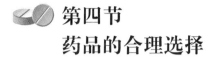

课外活动

分小组制作一个不合理用药的危害性宣传活动的展板。

第四节
药品的合理选择

【学习目标】

1. 掌握合理选择药品的依据。
2. 熟悉常见的联合用药的注意事项。

活动一 根据疾病病因合理选择药品

案例 10-17 患者男,56 岁,进食小摊上买来的熟猪肉后腹痛、腹泻、呕吐,急忙到药店购买止泻药物泻立停,立即服用 2 片,半天后腹泻停止,腹痛、呕吐加重,继之发热、头晕、口干、少尿,到医院测血压 80/40 mmHg,诊断:中毒性休克。积极抢救后脱险。

案例 10-18 患者女,32 岁,腹痛、脓血便、下坠 3 d,腹部压痛,大便有大量脓细胞、红细胞。诊断:急性细菌性痢疾。给予左氧氟沙星治疗后愈。

案例 10-19 患者女,1 岁,腹痛、腹泻、尿少 3 d,腹部压痛,大便化验有轮状病毒,给予干扰素、补水及电解质等治疗后愈。

课堂互动

★ 能否单纯根据症状选购药品?

★ 单纯根据症状选购药品会导致哪些不当或者严重的后果?

★ 药物选用的根据是什么?

知识链接

患者经常根据一些常见症状到药店购药,如头痛时购买止痛片、发热时购买扑热息痛、咳嗽时购买咳必清、腹泻时购买止泻药、高血压时购买降压片等。但引起临床症状的病因有许多种,许多不同病因的疾病可能会出现相同的或非常近似的症状,因此,要保证用药合理,必须要首先查明病因,然后才能根据病因选择有较强的针对性的药物。例如咳嗽,有可能是感冒,也有可能是支气管炎引起,还有可能是肺炎甚至是肺部肿瘤等引起,都必须根据症状与体征寻找病因、选准药物、足量足疗程用药。

上述 3 个案例中案例 10-17 是食物中毒,患者自行主张使用止泻药,结果导致毒素排不出,造成中毒性休克;案例 10-18 和 10-19 根据病因,针对细菌性痢疾及轮状病毒给予抗感染、抗病毒治疗,获得了良好的治疗效果。(见表 10-10)

表 10-10　疾病的特点与药物选择

选择依据	选择原则	举例
发病机制与症状	选择针对性强,疗效高,不良反应小的药物	同为糖尿病,1 型糖尿病需外源性胰岛素治疗,2 型糖尿病大多数用口服降糖药治疗即可。同为贫血,缺铁性贫血应服用铁制剂,恶性贫血的治疗应选用维生素 B_{12}
疾病的程度及类型	依据原发疾病病情及合并症的严重程度、诊断的主次,急则先治标,缓则先治本	外伤剧烈疼痛导致昏迷,应先抢救,然后再治疗外伤。感冒伴高热惊厥,首先镇静、退热,然后再治疗感冒。病毒型性感冒不需对症治疗,只需抗病毒治疗即可

活动二　根据药品的特点合理选择药品

案例 10-20　患者,女,68 岁,主诉:胸闷,心慌,气短,无尿 8 h。查体:重度缺氧,心率 120 次/min,肝脏肋下 5 cm,双下肢重度浮肿。诊断为急性心功能衰竭。给予西地兰及吸氧后症状缓解,追问患者病史,既往患者一直服用地高辛,近日换用另一厂家生产的地高辛,导致疗效降低,引发急性心功能衰竭。

课堂互动

★ 为什么不同厂家生产的相同剂量的药物在使用中会产生不同的效果?

知识链接

同一药物、同一剂量、不同的制剂会引起不同的药物效应,这是因为制造工艺不同导致了药物生物利用度的不同,例如,不同药厂生产的相同剂量的地高辛片,由于生产工艺不同,服用后其血药浓度可相差 7 倍(表 10-11)。不同剂型的吸收速度由慢到快依次为片剂、散剂、溶液剂、注射剂。

表 10-11　药品的特点及其对药物效应的影响

药品的特点	影响药效的因素	举例
生产工艺	辅料、药物粒度、药物晶形等	微晶螺内酯 20 mg 胶囊的疗效与普通晶形的螺内酯 100 mg 胶囊的疗效相当
理化性质	极性、离解性、脂溶性、pH 值等	脂溶性高的药物如磺胺嘧啶易透过血-脑屏障,对脑膜炎的治疗效果较脂溶性低的药物好
药物剂型	给药途径	抢救危急病人多使用可迅速产生药效的注射液,慢性疾病患者多使用方便服用的口服制剂

活动三　药品联合应用要合理

案例 10-21　患者,女,36 岁,间断咳嗽、气短 2 个月,到医院就诊,医生诊断是"支原体感染",建议服用阿奇霉素片 8 d,她觉得阿奇霉素损害肝脏的不良反应大,认为中药不良反应小,就让一位中医开了一个药方:薄荷、冬青叶、地榆、野百合、合欢皮、苍耳子等中药,服用至第 7 天时出现恶心、呕吐频繁,不能进食,眼黄如黄纸,尿色如浓茶水样等肝脏毒性反应,到医院化验肝功能转氨酶 3 700 U/L(正常 40 U/L 以下)总胆红素 286 μmol/L(20 μmol/L 以下正常),超声有腹水,急诊住院立即停服中药,经过 25 d 积极抢救治疗,终于从死亡线上把她拉了回来。

案例 10-22　患者男,62 岁,腹胀、尿少 2 个月,腹水大量,双下肢浮肿,诊断:肝硬化失代偿。予以保钾利尿剂螺内酯 160 mg/d,排钾利尿剂呋塞米片 40 mg/d,联合服用,维持了血钾的平衡,1 周后腹水消失,电解质正常范围。

案例 10-23　患者,男,慢性乙型肝炎,肝功能异常,应用拉米夫定抗病毒治疗,症状消失、肝功能正常,病毒量为零,继续服用,至 1 年时复查肝功能再次异常,病毒也明显升高,检测结果是病毒耐药,联合阿德福韦酯同时服用减缓耐药的发生,3 个月后患者病情又回归稳定。

课堂互动

★ 药品在什么情况下采取联合应用?

★ 药品联合应用与单独使用有什么区别?

★ 药品联合应用是否一定比单独使用效果好?

知识链接

随着制药工业的迅猛发展,药物品种不断增加,许多新类型、新作用的药物和新制剂大量上市。由于人类生活水平的提高,药物的联合使用已经是一个非常普遍的现象。药品联合应用在某些情况下,确实能获得比药品单独使用时更好的治疗效果,或者起到降低毒副反应程度、扩大适应证等作用。如表 10-12。

表 10-12　合理的药品联合应用

联合用药的目的	联合应用实例
提高疗效	β-内酰胺酶抑制剂克拉维酸与阿莫西林、替卡西林合用,抗菌作用明显增强。TMP 与磺胺类合用,可双重阻断四氢叶酸合成,磺胺类药物的抗菌作用增强数倍至数十倍
降低毒副反应	排钠保钾利尿药螺内酯与失钾性利尿药呋塞米合用,增强利尿效果并预防低血钾症的发生
扩大适应证	抗菌素联合用约,扩大抗菌谱
抢救危急病人	毒毛旋花子苷 K 与呋塞米合用抢救急性心力衰竭
延缓耐药性的产生	抗结核治疗"标准 6 个月方案"采用异烟肼、利福平和吡嗪酰胺联合用药,可防止耐药性发生
缩短疗程	抗感染药物
减少用药量	两性霉素 B 与氟胞嘧啶合用,可减少两性霉素 B 的用量。丙磺舒可抑制青霉素的分泌,提高青霉素的血药浓度,两者合用可减少青霉素的用量
标本兼治	复方感冒药中既有抗病毒药物金刚烷胺,又有解热药扑热息痛,还有止咳药物,起到了标本兼治的作用

但是,在药品联合应用发挥某些积极作用的同时,由于药物种类繁多、性质各异,药物联用后往往并不是各起作用、互不影响,而是在药剂、药动、药效、理化方面产生相互作用,以致可能产生种种不良反应,严重时甚至导致死亡。联合的药物越多,产生不良反应的可能性越大。据统计,当联合使用 5 种以下的药物时,不良反应的发生率为 4.2%,而联合使用 20 种以上的药物时,不良反应的发生率可上升为 45%(表 10-13)。因此,应尽量避免不必要的联合用药,特别是"开大处方""乱放箭"的用药方法一定要注意避免。

中药一般认为安全、副作用小或无副作用,可以放心服用。其实这种想法是片面的,甚至是错误的,中药亦不可滥用,中药同样有毒副作用,使用不当,同样会发生不良后果,如牛黄清心丸、朱砂安神丸等含有朱砂,大量久服可发生汞中毒;又如中药附子、草乌等过量也会出现心律失常。因使用中药而中毒死亡的病例时有报道,这些中药包括巴豆、苍耳子、六神丸、雷公藤、甜瓜蒂、木通、牵牛、苦楝子等。

表10-13　常见的中药和化学药品配伍禁忌

中药及中成药	不宜配伍的化学药	相互影响	不良后果
四季青、黄药子	四环素	中药肝脏损害增加	
石榴皮、地榆、诃子、五味子	红霉素	易发生中毒性肝炎	
川乌、草乌、附子以及含有这类药物和生物碱的中成药,如小活络丹、三七片、元胡止痛片、黄连素等	氨基糖苷类药物	增强化学药对听神经的毒性	
复方丹参注射液	抗肿瘤药如环磷酰胺、氟尿嘧啶、阿糖胞苷、丝裂霉素等	促进恶性肿瘤的转移	
	阿托品	丹参降压作用降低	
	雄性激素如甲基睾丸素、丙酸睾丸素等	降低雄性激素的活性	
乙醇的中成药如国公酒、藿香正气水、风湿止痛药酒、人参酒等	苯巴比妥、苯妥英钠、安乃近及降血糖西药	乙醇为药酶诱导剂,化学药疗效降低	疗效降低、毒副作用增加
含蛋白质及其水解产物的中成药,如珍珠丸、清热解毒丸、牛黄解毒丸等	黄连素	拮抗黄连素的抗菌作用	
茵陈	氯霉素	拮抗氯霉素的抗菌作用	
血余炭、艾叶炭、煅瓦楞	抗菌药	吸附,抗菌药作用降低	
含牛黄的中成药,如牛黄解毒丸、安宫牛黄丸等	水合氯醛、吗啡、苯巴比妥等	增加化学药的中枢神经抑制作用	
含有麻黄的中成药如麻仁石甘片、止咳定喘膏、防风通圣丸、哮喘冲剂、通宣理肺丸等	降压药	抵消降压药的疗效,甚至会升高血压	
	单胺氧化酶抑制剂痢特灵、优降宁、苯乙肼、甲基苄肼、异烟肼等	麻黄升压作用加强导致高血压危象和脑出血的危险	
	洋地黄类强心药	强心作用增强、毒性增加	
含有钙离子的中药,如石膏、龙骨、瓦楞子等,复方甘草片	强心苷类药	加强强心苷的作用和毒性	

续表 10-13

中药及中成药	不宜配伍的化学药	相互影响	不良后果
甘草、复方甘草合剂等甘草制剂和鹿茸、首乌及其制剂	阿司匹林	增加胃肠道不良反应，甚至诱发或加重消化道溃疡	
	降血糖药物如胰岛素、降糖灵等	甘草可拮抗降血糖药的作用	
金银花、连翘、黄芩、鱼腥草等	乳酶生、整肠生、胃酶制剂等	抑制或降低了酶制剂的活力	
桃仁、白果、杏仁	安定类等镇静催眠药	抑制呼吸中枢、损害肝脏	
苍耳子、雷公藤	抗癫痫药	加重肝脏损害	
元胡止痛片、健胃片、大活络丸等	阿托品、麻黄碱等生物碱类	中药毒副反应加重	
酸性中药如山楂、五味子、乌梅、山茱萸、女贞子等	碳酸氢钠、氧化镁、碳酸铋等	影响化学药的重吸收和排泄	
	口服红霉素制剂	红霉素分解加快	
	利福平、磺胺类、呋喃妥因	化学药的肾毒性增加	
含碱性成分的中药如煅龙骨、煅牡蛎、硼砂	阿司匹林、胃蛋白酶合剂等酸性药	作用互受影响	
甘草及其制剂	多元环碱性较强的生物碱如奎宁、麻黄碱、利舍平等	产生沉淀使机体吸收减少而降低疗效	
人参、三七、远志、桔梗等	酸性较强的药物	皂苷易在酶的作用下水解而失效	
含醌类成分的中药如大黄、虎杖、何首乌等	碱性药物	蒽醌苷在碱性溶液中易氧化而失效	

续表 10-13

中药及中成药	不宜配伍的化学药	相互影响	不良后果
含钙、镁、铝等矿物性成分的中药，如石膏、海螵蛸、石决明、龙骨、牡蛎、蛤壳、瓦楞子、明矾、磁石、代赭石、赤石脂、钟乳石等	四环素类和诺氟沙星等抗菌药	生成络合物,生物利用度降低,疗效降低	影响吸收
丹参及含丹参的中成药	抗酸药	与抗酸药中的金属离子结合成络合物,降低丹参的生物利用度,影响疗效	
含有槲皮素的柴胡、旋覆花、桑叶、槐花、槐角、山楂、侧柏叶及含芦丁的中药	碳酸钙、维丁胶性钙、硫酸镁、硫酸亚铁、氢氧化铝和碳酸铋类药物	形成络合物而相互影响疗效	
牛黄解毒片、麻黄丸、四季青片、清宁片等中成药和地榆、大黄、山茱萸、石榴皮、五倍子、虎杖等	胰酶、淀粉酶、胃蛋白酶、洋地黄类、麻黄素、硫酸亚铁、维生素 B_1	中药含大量鞣质与西药生成鞣酸盐沉淀,引起多发性神经炎、消化不良、食欲减退等	
朱砂、磁珠丸、苏合香丸等	三溴片、碘化钾等	生成溴化汞和碘化汞沉淀物,引起药源性肠炎	生成毒性物质
含雄黄的中成药,如牛黄解毒丸、六神丸、牛黄至宝丹、清热解毒丸等	硝酸盐、硫酸盐	毒性增加,长期应用引起砷中毒	

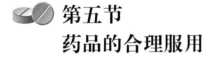

第五节
药品的合理服用

【学习目标】

1. 了解药品的用量。

2. 了解药品的合理服用时间。

案例 10-24 患者男,54 岁,个体医生,主诉:发热、咳嗽、咯痰、气短两周。自认为是肺炎,以氨茶碱注射液、复方甘草片、阿奇霉素注射液及 APC 治疗 1 d 不见好转,第 2 天私自增加 1 倍氨茶碱用量,结果心律失常、血压下降,到某大医院抢救无效死亡,尸检结果:肺癌、氨茶碱中毒。

案例 10-25　患者男,62 岁,乙型肝炎肝硬化 5 年,乏力、纳差、恶心、呕吐、腹胀、尿黄、眼黄 1 周住院。化验肝功能明显异常,乙型肝炎病毒量高,病毒复制活跃,大夫为其用上拉米夫定片抗病毒等综合治疗两个月后病情基本稳定出院,在家期间患者因经济困难间断服用,2 d 或 3 d 服用 1 片,半年后患者病情再次复发并加重,检验结果为乙型肝炎病毒变异,对拉米夫定耐药,病情急剧进展,抢救无效死亡。

📋 课堂互动

★ 药物的用量、用法是怎么确定下来的?
★ 为什么一定要按规定的用法和用量使用药物?
★ 药物的服用时间和药物作用有关系吗?

📖 知识链接

凡能产生药物治疗作用所需的用量,称为剂量或药用量。一般所说的剂量,是指成人一次的平均用量。如果少于这个量,就可能产生不了治疗效果。如果超过这个量到一定程度,就可能引起中毒现象。

不同的药物在体内的吸收和消除的速度不相同,在体内的停留时间和蓄积程度也不相同。根据药物的生物半衰期确定重复用药的间隔时间,是合理用药非常关键的环节。大多数药物是每日 3 次(每日按 24 h 计,尽可能每 8 h 服用 1 次,保持血药浓度比较平稳)。在体内消除快的药物服用次数可略有增加,在体内消除慢的药物,可每日 2 次、1 次,甚至 3~5 d 服用 1 次。长期服药,要警惕药物蓄积中毒。

表 10-14　常用药品的合理用药时间

药品类型	人体生物节律	用药时间
糖皮质激素类	分泌节律,峰值在 7:00~8:00	长期使用:7:00~8:00 每日或隔日一次
抗高血压药	血压波动节律,峰值在 9:00~10:00 和 16:00~19:00,峰谷在 2:00~3:00	7:00 和 14:00 每日两次
抗心绞痛	心绞痛、心肌梗死、急性心肌缺血发作时间:清晨和上午	三硝酸盐和二硝酸盐类:6:00~12:00
强心苷类	患者敏感性:4:00 左右最高	甲基地高辛:8:00~10:00
降糖药	对胰岛素敏感性:4:00 左右最高。患者空腹血糖和尿糖节律:峰值在早晨	胰岛素:早晨;甲基磺丁脲:8:00~9:00 和 15:00~16:00

续表 10-14

药品类型	人体生物节律	用药时间
抗肿瘤药	正常组织的细胞周期节律:骨髓细胞的 DNA 合成在 8:00~20:00 最多,0:00~4:00 最少;直肠上皮细胞 DNA 合成在白天多,晚上少	午夜给予化疗药
解热镇痛、抗风湿药	关节炎患者的疼痛:多在早晨	吲哚美辛:夜间或早晨疼痛严重者,晚上服用疗效最好;下午或晚上疼痛较重者,早晨或中午服药疗效最佳。阿司匹林:早晨服用疗效高
抗生素	庆大霉素和异帕米星肾毒性:14:00 最强。青霉素皮试阳性率:7:00~11:00 最低,23:00 最高	多数抗生素,应在餐前空腹服用。抗结核药早晨一次服用比分次服用疗效更好
滴眼药	眼睛吸收量:14:00 最大	
抗酸药	胃酸分泌:餐后分泌,夜间有一高峰	餐后 1~2 h,18:00~22:00 加服 1 次

📖 知识拓展

(一)药效学常用术语

治疗指数 TI(therapeutic index):TI = 半数致死量 LD_{50}/半数有效量 ED_{50}。

安全指数(safety index):安全指数 = 最小中毒量 LD_5/最大治疗量 ED_{95}。

安全界限(safety margin):安全界限 = $(LD_1 - ED_{99})/ED_{99} \times 100\%$

(二)时辰药理学

时辰药理学(chronopharmacology)是研究与时间相关的机体对药物的生理反应,包括药理效应与毒性、药动学和生物利用度等依时间而发生变化的规律。

时辰药理学是研究药物与生物周期性相互关系的一门科学。依据时辰药理学确定药物最佳给药方法,对提高疗效,减少不良反应,最大限度发挥药效具有特殊意义,常用药品的合理用药时间见表 10-14。随着研究的不断深入以及大量临床资料表明:人体的生理和病理变化有昼夜节律性波动现象,而药物的作用受近日节律、近周节律、近月节律和近年节律的影响,在药物的药动学(吸收、分布、代谢、排泄)、药效学、不良反应等方面都表现出明显差异。

第六节 个体化给药

【学习目标】

1. 了解影响药物作用的个体差异因素。

2. 了解个体化给药的原则。

活动一 不同年龄和性别的用药区别

案例 10-26 患者女,2 岁,全身浮肿、尿少 6 个月。化验肾功能提示:肾衰竭。既往经常因感冒服用复方磺胺甲噁唑。多次肾透析效果不佳,行肾移植术后病情稳定。

案例说明:小儿的肾脏功能发育尚不十分完善,药物在肾脏排泄缓慢,复方磺胺甲噁唑服用后未同时大量饮水,以至引起肾脏损害,乃至肾功能衰竭。

案例 10-27 患者女,24 岁,孕 37 周时生下一个男婴,新生儿出生后呕吐频繁,角弓反张,心动过速。追问产妇病史:慢性支气管炎 18 年,长期服用氨茶碱 10 余年。

案例说明:氨茶碱对胎儿的影响,对不同性别给药需要考虑其不同影响。

课堂互动

★ 幼儿、老人及孕产妇用药时应考虑哪些因素?

★ 能举出多少种影响胎儿发育的药物?

知识链接

(一)老年人用药

老年人身体结构成分有所变化,如总体水分和肌细胞减少,脂肪比例相对增加,血浆蛋白减少,重要器官功能如肝功能、肾功能逐渐衰退,对药物的吸收、排泄、代谢、分布及其作用与年轻人有较大差异,对药物的耐受性也较差,又往往患有多种疾病,用药种类多,药物的不良反应比青壮年高 2~3 倍,因此,老年人用药必须十分谨慎。

1. 用药种类尽量简化。老年人同时可患多系统疾病,出现多种症状,几种药同时应用,药物之间会发生相互协同的拮抗作用,致使不良反应发生率骤增。因此,老年人用药应尽量简化,在同一时间内抓住主要疾病,兼顾次要疾病,精细选择,慎重使用。能用一种药物有效时,就不必用两种药物。千万不可"多多益善",结果事与愿违,增加不必要的不良后果。

2. 应采用最小的有效剂量。因老年人吸收功能下降,药物与血蛋白结合减少,加上血流量下降,血流速度缓慢,老年人常发生药物在体内分布不均,加上老年人肝的酶活性和肾的排泄能力都有下降,致使药物分解变慢,体内蓄积增加,易产生不良反应。根据体重、年龄、疾病轻重,老年人用药量一般可按成人的1/2～3/4计算。给老年人用药时,宜从最低剂量开始使用,通常开始剂量可以是成人常规剂量的1/3～1/2,以后逐步增加到3/4。只有抗菌药物是例外,由于老年人机体抵抗力下降,感染常难以控制,故常将两种抗菌药物并用,而且在短时间内剂量可高于成年人,但待病情控制后应及时减量或停药,不可长期应用。

(二)小儿用药

药物在小儿体内分布有异于成人,他们与成人在细胞通透性、蛋白结合率、体液分布上均有显著差异。而且,小儿肝细胞酶系统发育尚不成熟,肾功能不完善,其肾有效血流量与肾小球滤过率均较成人低,肾小管分泌、尿浓缩、钠离子交换和酸碱平衡功能也差,年龄愈小愈不完善,出现与成人不同的各种药物反应,应严格控制用药的剂量。

(三)女性用药

成年女性在生理上具有月经、妊娠、分娩、哺乳等几个特殊的生理周期,在上述特殊生理周期用药时必须给予高度的注意,应谨慎用药,以免导致不良反应或毒副作用发生(表10-15)。

表10-15 女性用药

生理周期	慎用药物	原因
月经期	1.影响凝血功能类药,如消炎痛、布洛芬、阿司匹林等 2.激素类药,如强的松、地塞米松、己烯雌酚、孕酮等 3.过寒过热中草药,如石膏、生地、金银花、附子、当归等	增强或抑制凝血功能,增加或减少月经量,甚至打乱月经周期,导致月经过多、月经减少等月经不调症状
妊娠期	1.抗生素类药,如青霉素、庆大霉素等 2.激素类药,如雌、孕激素等 3.镇静类药,如安定、鲁米那等 4.降糖类药,如达美康、消渴丸等 5.抗癌类药,如环磷酰胺、柔红霉素等 6.抗甲状腺药,如他巴唑等	影响孕妇身体,而且还影响胎儿生长发育,甚至导致流产、早产、畸形、死胎等的药物
临产前	1.镇痛药,如扑热息痛、吲哚美辛等 2.呼吸抑制药,如吗啡、哌替啶等 3.中枢兴奋药,如洛贝林、尼可刹米等 4.补益类中草药,如人参、党参、北芪等	可抑制或兴奋新生儿的生理功能,导致新生儿呼吸中枢抑制,或导致新生儿中枢过度兴奋,甚至出现惊厥、抽搐等急症,危及生命。还可导致新生儿智能落后,以后学习困难

续表 10-15

生理周期	慎用药物	原因
哺乳期	1. 氨基糖苷类药,如庆大霉素、小诺霉素、链霉素等 2. 喹诺酮类药,如氟哌酸、环丙沙星等 3. 抑制乳腺分泌的中草药,如麦芽等	药物可通过乳汁进入新生儿、婴幼儿体内,起到口服、注射上述药物同样作用,引起不良反应。氨基苷类可导致听力下降、耳聋、肾功能损害等;喹诺酮类可导致骨生长发育不良等;抑制乳腺分泌的中草药则抑制乳汁分泌,导致新生儿、婴幼儿营养不良

活动二　临床药物检测

案例 10-28　患者女,65 岁,慢性支气管炎 20 年,心慌、胸闷、气短两天。患者呼吸困难,口唇发绀,满肺干湿啰音,心率 123 次/min,肝大、双下肢浮肿。诊断:肺心病、肺部感染,立即毒毛旋花子苷 K 注射液强心、吸氧、抗感染,由于临床医师经验不足,毒毛旋花子苷 K 的用量没减,以至抢救 2 h 时出现室性心律失常,毒毛旋花子苷 K 中毒的典型表现,立即给予利多卡因抢救,最后病情才得以稳定。

案例 10-29　患者女,16 岁,1 型糖尿病。口干、多饮、多尿 1 周,到医院诊断后给了胰岛素治疗,病情稳定后患者因事外出,鉴于胰岛素携带不方便,患者自行停药,3 d 后患者昏迷在外地,紧急化验血糖 32 μmol/L,诊断为糖尿病酮症酸中毒,积极抢救 3 d 后脱险。

课堂互动

★ 临床可以进行哪些药物监测? 举例说明。
★ 临床药物监测的意义是什么,哪些药物需要严格监测?

知识链接

多年来的药物动力学研究表明,药物进入体内符合一定的动力学过程;药物的动力学过程存在着明显的个体差异;药物的动力学过程受到病人生理病理的影响;药物疗效和毒性的产生与血浆中药物浓度有关。因此,临床上对下列几种情况的药物进行治疗药物监测(TDM):

1. 治疗指数低,安全范围窄,毒副作用强的药物,如地高辛、茶碱、毒毛旋花子苷 K 等。

2. 在治疗剂量范围内药物的药动学是零级过程,机体对药物的消除功能已达饱和状态,随着剂量增大,血药峰浓度不呈比例地猛增,伴以消除半衰期明显延长,如苯妥英。

3.药物动力学的个体差异很大,如普鲁卡因胺的乙酰化代谢。

4.中毒症状容易和疾病本身的症状混淆的药物,如苯妥英中毒引起的抽搐与癫痫发作不易区别。

5.一些需要长期使用的药物,血药浓度可能会因各种原因发生变化,引起毒性反应。

6.患有肾、肝、心、胃肠道疾病时,常会引起动力学参数的显著变化。

7.合并用药时,由于药物的相互作用而引起药物的吸收、分布或代谢的改变,通过监测,可以有效地指导用药。

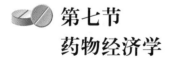 **知识拓展**

药历,是临床药师在为患者提供药学服务过程中,以合理用药为目的,采集临床资料,通过综合、分析、整理、归纳而书写形成的完整记录,是为患者进行个体化药物治疗的重要依据,是开展药学服务的必备资料。药历的基本内容包括:患者的一般情况、既往用药史、药物过敏史、病例摘要、现病用药史(包括治疗药物类型、名称、给药剂量、给药途径、给药时间间隔、疗程、治疗结果等)及应用临床药学知识对药物治疗进行的合理用药评价等。临床药师通过药历了解患者疾病的发病和药物治疗过程,为医护人员和患者提供必要的药物咨询,指导个体化用药,提高药物疗效,减少药品不良反应,降低药物治疗费用,促进合理用药。

在欧美国家,为了防止不安全用药给人们带来的危害,推广实行了药历制度。美国临床药师协会推荐的药历书写格式是 SOAP 药历模式:S(subjective),即主观性资料,包括患者的主诉、病史、药物过敏史、药品不良反应史、既往用药史等;O(objective),即客观性资料,包括患者的生命体征、临床各种生化检验值、影像学检查结果,血、尿及粪培养结果,血药浓度监测值等;A(assessment),即临床诊断以及对药物治疗过程的分析与评价;P(plan),即治疗方案,包括选择具体的药品名称、给药剂量、给药途径、给药时间间隔、疗程以及用药指导的相关建议。

第七节
药物经济学

【学习目标】

1.了解药物经济学的概念。

2.了解药物经济学基本评价方法。

案例 10-30 患者男,59 岁。咳嗽、流涕、发热、咽痛 3 d,到一家大医院就治,医生给患者体格检查后让患者化验血常规、红细胞沉降、尿常规、痰查结核菌、胸片、肺部 CT,排除肺结核、肺癌和肺炎,然后诊断为上呼吸道感染,给予头孢曲松钠抗感染,胸腺肽增强免疫,干扰素抗病毒等综合治疗 1 周后病愈,总费用 3 500 元。

案例 10-31　某孕妇,25 岁,临产,胎盘老化,脐带绕颈 3 周,胎心率 160 次/min,羊水破裂,存在宫内窘迫,立即行手术,母子平安,费用 1 800 元。

案例 10-32　某肝硬化患者,男,56 岁,发热、腹胀、双下肢浮肿 2 个月。体温 38 ℃,腹部压痛,腹水化验有感染,当地医生给予磷霉素治疗 1 周无效,改为头孢哌酮抗感染又 1 周,病情加重,转到一家大医院时已经是昏迷,血压偏低,诊断是:感染性休克,肝硬化失代偿,立即应用亚胺培南抗感染并积极抢救休克,最后抢救过来,但花费上万元。

课堂互动

★ 考虑药物经济学的前提是什么?
★ 在保证药物安全、高效的前提下,如何降低用药的成本?

知识链接

我国药品费用近年来急剧上涨,几乎达到国家整个卫生费用的一半。开展药物经济学研究,应用经济学原理、方法和分析技术评价临床治疗过程,是开展临床合理用药、做好药品资源优化配置、做好临床药学服务、使药物治疗达到最好价值效应的重要内容。

对于临床药物治疗方案的评价,只考虑效果,不顾成本消耗是不可取的,只考虑成本,不考虑效果也是无意义的,问题关键在于平衡成本与效果,寻求一个最佳点。在多个治疗方案中, 个治疗方案即使成本较高,但临床效果显著,仍不失为较佳的治疗方案。成本效果最佳的治疗方案未必是实现特定治疗目标费用最低的。所以我们在选用药物经济学成本效果分析法时,要综合考虑效果与成本在临床治疗方案评价中的作用,使成本效果分析更加科学化。

药物经济学是药物学和经济学相结合的一门边缘学科,是将经济学的原理、方法和分析技术应用于评价临床药物治疗过程的一门学科。在保证药物安全、高效的基础上,通过对不同药物间,或不同药物与其他医疗措施间,以及药物的不同给药途径和不同剂型间的比较,从中选择比较经济有效的治疗方案。药物经济学的基本评价方法有最小成本法、成本-效果分析法、成本-效益分析法、成本-效用分析法。

实操训练

实训 10-1　药品分类技术

【实训目的】
1. 熟悉常用药品的适应证。
2. 能根据药品的功效对药品进行分类。
【实训场所】
模拟药店。

【实训用品】

1.收集常用的 6~10 类药品的外包装与说明书,每类约 20 种药品。

2.调剂台、坐椅。

【实训内容】

1.每组 4 名学生,每组认识 4 类药品共 20 种。

2.掌握每种药品的名称、适应证。

3.根据药品的功效将药品分类(表 10-16)。

表 10-16 常用药品分类

序号	药品名称	适应证	药品类别
1			
2			
3			
4			
5			
6			
7			
8			
9			
10			

4.以组为单位,根据药品分类表进行点评,写出实训报告。

【考评标准】

1.工作态度(分值 20%):严谨、认真、细致,衣着整洁、仪表大方。

2.药品识别、分类(分值 40%):药品名称准确规范、分类正确无误。

3.实训结果(分值 40%):药品分类表填写正确、字迹清晰工整,药品名称书写规范。

实训 10-2 合理用药分析技术

【实训目的】

1.熟悉合理用药的基本要素。

2.能根据药品的使用情况进行用药合理性分析。

【实训场所】

模拟药店。

【实训用品】

1.准备医院常见疾病,如高血压、糖尿病、消化道疾病等治疗用处方约 100 张。

2.调剂台、坐椅。

【实训内容】

1.每组4名学生,每组分析处方10张。

2.结合处方中药品的使用情况,根据合理用药的要求进行评价(表10-17)。

表10-17 合理用药评价表

序号	临床诊断	处方	用药合理性分析
1			
2			
3			
4			
5			
6			
7			
8			
9			
10			

3.以组为单位,根据合理用药评价表进行点评,写出实训报告。

【考评标准】

1.工作态度(20%):严谨、认真、细致,衣着整洁、仪表大方。

2.合理用药评价(40%):药品使用合理性分析正确,能发现不合理用药现象。

3.实训结果(40%):合理用药评价表填写正确,字迹清晰工整,书写规范。

目标检测

一、**判断题**(对的打"√",错的打"×")

1.根据我国《药品管理法规定》,药品包括食品、人用药品和动物用药品。 ( )

2.凡规定有用法、用量、适应证或功能与主治的商品都是药品。 ( )

3.用于治疗疾病的才是药品。 ( )

4.硝酸甘油采用舌下给药的原因是其有显著的首过效应。 ( )

5.联合使用的药物越多,不良反应的发生率越高。 ( )

二、**单项选择题**(每题选择一个最佳答案)

1.下列对药物副作用的特点描述正确的是 ( )

  A. 发生快,后果严重   B. 发生慢,后果不严重

　　C. 较轻,停药可逆转　　　　　　　　D. 较重,但可逆转

2. 合理用药应当包括的要素是　　　　　　　　　　　　　　　　（　　）

　　A. 科学性、有效性、安全性、适当性

　　B. 安全性、有效性、经济性、方便性

　　C. 安全性、经济性、适当性、规律

　　D. 安全性、有效性、经济性、适当性

3. 影响合理用药的因素包括　　　　　　　　　　　　　　　　　（　　）

　　A. 医师、药师和护师因素　　　　　B. 医师、药物和环境因素

　　C. 药师、药物和病人因素　　　　　D. 人员、药物和政策因素

4. 酸性中药山楂和磺胺类药物配伍使用会导致　　　　　　　　　（　　）

　　A. 疗效提高　　　　　　　　　　　B. 扩大适应证

　　C. 相互不影响　　　　　　　　　　D. 磺胺类药的肾毒性增加

5. 抗结核治疗"标准 6 个月方案"采用异烟肼、利福平和吡嗪酰胺联合用药的主要目

　　的是　　　　　　　　　　　　　　　　　　　　　　　　　　（　　）

　　A. 防止耐药性发生　　　　　　　　B. 标本兼治

　　C. 扩大适应证　　　　　　　　　　D. 降低毒副作用

6. 确定重复用药的间隔时间的依据是　　　　　　　　　　　　　（　　）

　　A. 药物的生物半衰期　　　　　　　B. 生物利用度

　　C. 安全指数　　　　　　　　　　　D. 人体的生物节律

7. 根据人体生物节律,抗高血压药不宜服用的时间为　　　　　　（　　）

　　A. 早上 7:00 左右　　　　　　　　B. 下午 14:00 左右

　　C. 晚上睡前　　　　　　　　　　　D. 凌晨 3 点

8. 根据老年人的生理特点,服用药物的剂量应为　　　　　　　　（　　）

　　A. 从成人剂量开始渐增　　　　　　B. 从最低有效剂量开始

　　C. 从最大剂量开始　　　　　　　　D. 由大到小

9. 下列药物中,哺乳期妇女应慎用的药物是　　　　　　　　　　（　　）

　　A. 21 金维他　　　　　　　　　　　B. 钙加锌口服液

　　C. 氟哌酸　　　　　　　　　　　　D. 西洋参片

10. 有关药物经济学的正确含义是　　　　　　　　　　　　　　（　　）

　　A. 最满意疗效　　　　　　　　　　B. 成本/效果尽可能小

　　C. 使用廉价药品　　　　　　　　　D. 创造收入

三、多项选择题(每题选两个或两个以上答案,少选、多选均不得分)

1. 药品的作用包括　　　　　　　　　　　　　　　　　　　　　（　　）

　　A. 人体功能、机制的调节　　　　　B. 身体的保健

　　C. 疾病的预防　　　　　　　　　　D. 疾病的诊断

　　E. 清洁洗涤

2. 促进合理用药的措施有　　　　　　　　　　　　　　　　　　（　　）

　　A. 推行基本药物政策　　　　　　　B. 开展用药监护

C. 加强药品上市后的再评价工作　　　D. 发挥执业药师的作用

E. 进行流行病学研究

3. 不合理用药产生的后果是　　　　　　　　　　　　　　　　（　　）

A. 延误疾病治疗　　　　　　　　　　B. 浪费医药资源

C. 产生药物不良反应　　　　　　　　D. 发生药源性疾病来源

E. 酿成药疗事故

4. 合理选择药物应根据　　　　　　　　　　　　　　　　　　（　　）

A. 病因　　　　　　　　　　　　　　B. 疾病的特点

C. 药物的特点　　　　　　　　　　　D. 综合衡量治疗作用和不良反应

E. 药品的生产企业

5. 药物联合应用积极的方面包括　　　　　　　　　　　　　　（　　）

A. 提高疗效　　　　　　　　　　　　B. 扩大适应证

C. 延缓耐药性的发生　　　　　　　　D. 标本兼治

E. 缩短疗程

目标检测参考答案

第一章 药房基本结构与工作规程

一、判断题
1. √ 2. × 3. × 4. √ 5. × 6. √ 7. √ 8. × 9. × 10. √
11. √ 12. × 13. × 14. √ 15. × 16. √ 17. √ 18. × 19. √ 20. √

二、单项选择题
1. B 2. A 3. C 4. A 5. B 6. D 7. D 8. C 9. A 10. C

三、多项选择题
1. ABCDE 2. ABC   3. ABCDE 4. ABCD 5. ABCD
6. ACDE   7. ABCDE 8. ABCDE 9. ABCD 10. ABCD

第二章 处方的应用

一、判断题
1. × 2. √ 3. √ 4. × 5. √ 6. √ 7. √ 8. √ 9. √ 10. ×

二、单项选择题
1. C 2. C 3. C 4. B 5. A

三、多项选择题
1. ADE 2. BCDE 3. ABCD 4. ACD E 5. ABDE

第三章 药品包装与说明书的使用

一、判断题
1. √ 2. √ 3. × 4. √ 5. × 6. √ 7. × 8. × 9. √ 10. √

二、单项选择题
1. C 2. D 3. A 4. D 5. B

三、多项选择题

1. ABCE　2. ABCD　3. ABCD　4. ABCE　5. ABCD

第四章　药品的剂量及用法

一、判断题

1. √　2. ×　3. √　4. √　5. √

二、单项选择题

1. D　2. B　3. A　4. B　5. C

三、多项选择题

1. ABE　　2. CDE　　3. BC　　　4. ABD　　5. BCD

第五章　中药配伍及处方应付常规

一、判断题

1. ×　2. √　3. ×　4. √　5. √　6. ×　7. ×　8. √　9. √　10. ×

二、单项选择题

1. C　2. D　3. D　4. A　5. B　6. B　7. A　8. D　9. B　10. C

三、多项选择题

1. ABCDE　2. ABCE　3. BCDE　　4. ACDE　5. AB

6. ABCD　　7. ABCDE　8. ABCE　　9. BCD　　10. ACD

第六章　药品调配操作常规

一、判断题

1. ×　2. ×　3. ×　4. √　5. √　6. ×　7√　8. ×　9. ×　10. √

二、单项选择题

1. C　2. D　3. C　4. D　5. C　6. C　7. B　8. A　9. B　10. D

三、多项选择题

1. ABCD　　2. ABCD　　3. ABD　　4. ABC　　5. ACD

6. ABCD　　7. ABCD　8. ACD　　　9. ABC　　10. BC

第七章　中药煎煮技术

一、判断题

1. √　2. ×　3. √　4. ×　5. √　6. ×　7. √　8. ×　9. √　10. ×

二、单项选择题

1. C　2. D　3. B　4. A　5. B　6. A　7. B　8. B　9. E　10. D

三、多项选择题
1. ABCD　　2. ABCDE　3. ABCD　　4. ABD　　　5. ABCDE
6. ABCDE　7. ABDE　8. ABC　　9. ABCDE　10. ABD

第八章　特殊药品的调剂使用

一、判断题
1. √　2. ×　3. √　4. ×　5. √

二、单项选择题
1. D　2. B　3. A　4. D　5. B　6. B　7. C　8. C　9. D　10. C

三、多项选择题
1. AB　　　2. BC　　　3. ABCDE　4. ABCDE　5. AE

第九章　常用非处方药的使用指导

一、判断题
1. ×　2. √　3. √　4. √　5. ×　6. ×　7. ×　8. √　9. √　10. √

二、单项选择题
1. C　2. D　3. C　4. C　5. D

三、多项选择题
1. ABCE　　2. ABDCE　3. ABDE　　4. ABDCE　5. ABDC

第十章　药品的合理应用

一、判断题
1. ×　2. ×　3. ×　4. √　5. √

二、单项选择题
1. C　2. D　3. D　4. D　5. A　6. A　7. C　8. B　9. C　10. B

三、多项选择题
1. ABCD　　2. ABCD　　3. ABCDE　4. ABCD　　5. ABCDE

参考文献

[1]杜明华.医院与药店药品管理技能[M].北京:化学工业出版社,2006.

[2]高荣哲.中药调剂与制剂技术[M].北京:人民卫生出版社,2008.

[3]国家食品药品监督管理局执业药师资格认证中心,劳动和社会保障部中国就业培训技术指导中心.中药调剂员国家职业资格培训教程[M].北京:中国中医药出版社,2003.

[4]曹俊玲,孙洪胜,唐洪海.三级中医医院评审标准(2017年版)解读[M].北京:人民卫生出版社,2018.

[5]孙师家,杨群化.药品购销员实训教程[M].北京:化学工业出版社,2007.

[6]韦超.药品调剂技术[M].北京:中国医药科技出版社,2009.

[7]刘友平.实验室管理与安全[M].北京:中国医药科技出版社,2014.

[8]孙丽水.医药商品经营与管理[M].北京:化学工业出版社,2006.

[9]周小雅.药品店堂推销技术[M].北京:中国医药科技出版社,2007.

[10]朱红,马景霞,刘雅洁.药店经营与管理[M].济南:山东科学技术出版社,2003.

[11]申俊龙,熊季霞.中药资源与环境经济学[M].北京:科学出版社,2016.

[12]魏锋.名贵中草药快速识别图本[M].北京:人民卫生出版社,2017.

[13]蔡锦芳.济世中医本草解析[M].北京:中医古籍出版社,2019.

[14]杨思进.医院文化建设与管理:西南医科大学附属中医医院文化建设纪实[M].北京:科学出版社,2018.

[15]任真.双人核对模式联合精细化模式、强化管理在门诊药房药品调剂管理中的应用效果及对退药情况的影响[J].临床合理用药杂志,2021,14(29):152-154.

[16]林东兰,陈健达,邝植雄,等.自动包药机优化药品调剂模式的实践分析[J].海峡药学,2021,33(08):193-195.

[17]程慧霞.智能药物管理系统对ICU药品调剂模式的改进[J].中医药管理杂志,2021,29(09):65-66.

[18]陈钱,姚绅,陈毅芳,等.条形码管理技术在急诊药品调剂中的应用[J].中医药管理杂志,2020,28(21):203-205.

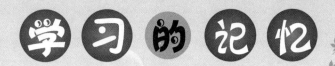

小事拾遗： ....

....

....

....

....

....

....

....

学习感想： ....

....

....

....

....

....

....

　　学习的过程是知识积累的过程，也是提升能力、稳步成长的阶梯，大家的注释、理解汇集成无限的缘分、友情和牵挂，请简单手记这一过程中的某些"小事"，再回首时定会有所发现、有所感悟！

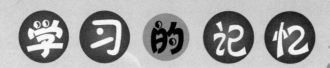

姓名：_____

本人于20____年____月至20____年____月参加了本课程的学习

```
┌ ─ ─ ─ ─ ─ ─ ─ ─ ─ ┐
│                   │
│                   │
│                   │
│                   │
│     此处粘贴照片     │
│                   │
│                   │
│                   │
│                   │
└ ─ ─ ─ ─ ─ ─ ─ ─ ─ ┘
```

任课老师：_____ _____   班主任：_____

班长或学生干部：_____ _____ _____

我的教室（请手写同学的名字，标记我的座位以及前后左右相邻同学的座位）